主 编 王凤玮

中西医结合肿瘤防治与康复

百问百答

INTEGRATED CHINESE TRADITIONAL AND WESTERN MEDICINE FOR CANCER PREVENTION AND REHABILITATION——Q&A

U0339610

天津出版传媒集团

天津科技翻译出版有限公司

图书在版编目(CIP)数据

中西医结合肿瘤防治与康复百问百答 / 王凤玮主编
. —天津:天津科技翻译出版有限公司, 2018.11
　　ISBN 978-7-5433-3872-2

　　Ⅰ.①中… Ⅱ.①王… Ⅲ.①肿瘤—中西医结合疗法
—问题解答 Ⅳ.①R730.59-44

　　中国版本图书馆 CIP 数据核字(2018)第 173536 号

出　　　版:天津科技翻译出版有限公司
出 版 人:刘　庆
地　　　址:天津市南开区白堤路 244 号
邮政编码:300192
电　　　话:(022)87894896
传　　　真:(022)87895650
网　　　址:www.tsttpc.com
印　　　刷:北京诚信伟业印刷有限公司
发　　　行:全国新华书店
版本记录:710×1000　16 开本　17.5 印张　240 千字
　　　　　2018 年 11 月第 1 版　2018 年 11 月第 1 次印刷
　　　　　定价:58.00 元

编者名单

主　　　编　　王凤玮

副　主　编　　王华庆　姚　嫱

其他编者　　蔡玉梅　张文华　张　龙　张　泰　霍瑞雪

　　　　　　崔瑞雪　郑程程　王倩妍　孙　振　崔　宇

审　　　校　　朱思伟

插图及题字　　薛志强　李明强

序 一

  王凤玮教授经过长期思考、认真钻研、仔细推敲,写出了这部与中西医结合防治肿瘤有关的 117 条问答新著。本书通俗易懂,问得清楚、答得明白。既有丰富的科普内容,又涉及不少肿瘤研究的新成果,在一定程度上为患者起到排忧解难的作用。鉴于我国肿瘤患者人数的不断增加,临床疗效尚不理想,出版与防治肿瘤有关的著作,特别是中西医结合的科普读物十分迫切。各类防治肿瘤著作可为医者扩大知识面,提高对肿瘤类疾病的认识,有利于治疗方法与药物的选择;对于患者有利于正确认识自己之所病与所苦,坚持必胜的信心,排除干扰,坚持治疗,争取最佳治疗效果。

  近年来,国内外报告了不少防治肿瘤的新观点与新治疗方法,提倡"用真相终结恐慌"。对于中晚期肿瘤也应选用损伤较小的治疗,有效地采用中医药治疗,扶正培本。有的医院提出肿瘤的"绿色治疗",部分患者取得了较长期生存与明显减轻痛苦的疗效;有的医院强调增强免疫治疗,从中药中筛选出具有增强免疫功能的药物用于中晚期肿瘤患者,取得了令人鼓舞的疗效。

  感谢本书作者为我们正确认识以及治疗肿瘤提供了许多科学认

识,让更多的人能正确认识癌症的真相,不断提高中西医结合治疗的优势,更好地为不同患者提供更有效的治疗。

国医大师
中国工程院院士　　吴咸中
2018 年 10 月

序　二

癌症已成为当前危害人类生命健康的常见多发病。据统计,当前癌症死亡率占我国城市居民死亡率的24%。

"谈癌色变"闻癌心惊是因为人类尚没有很好的办法去控制癌症的发生和发展,然而,物极必反。人类与疾病的斗争史一再证明一个真理,当某种疾病严重危害人类之日,就是它开始被人类征服之时。19世纪前,天花猖獗流行,有"死亡之神"的别名,矛盾的激化,必将推动矛盾的解决,天花被人类征服了,癌症也终将逃脱不了这一命运。

世界卫生组织专家通过调查分析提出了"预防癌症3个1/3的观点",表明有1/3癌症可通过消除或避免接触致癌病因而降低其发病率,也称一级预防;第二个1/3癌症可通过早发现、早诊断、早治疗而提高其治愈率,降低死亡率,也称二级预防;最后1/3癌症可通过应用现代的各种有效手段进行治疗,减轻患者的痛苦,提高患者的生活质量,延长患者生存期。

我国正处在建成全面小康社会阶段,需要在全社会不断加强健康保健教育的力度、广度和深度,让大众更多地了解和掌握卫生保健知识,避免和预防疾病,防患于未然,推荐科学、健康、文明的生活方式。

本书旨在帮助人们认识病症，了解病情，引导人们树立正确的自我健康，内容上"贴近现实、贴近生活、贴近群众"，创作手法上有所创新，使广大群众能真正读得懂，认识到科学、健康、文明的生活方式对促进健康的重要意义。欣闻本书即将出版，愿广大读者能从中获益。

　　　　天津市人民医院中西医结合肿瘤科首席专家

　　　　　　博士生导师

　　　　　　2018 年 10 月

前　言

在日常的临床工作中,会遇到早期的肿瘤患者,经规范治疗后,出现早期复发或转移,预后不良;也会遇到多发转移非常晚期的患者,经常规化疗后肿瘤却完全消失,长期随访无瘤健康生活。虽然肿瘤的诊治已进入分子生物学时代,但仅就当前科技发展水平而言,我们对肿瘤的了解仅为冰山一角,面对人类,肿瘤露出的仍是不屑而深奥的表情。

面对尚有无数疑问的肿瘤,我们并非无所适从,在与自然抗争的数千年的历史中,具有朴素实践意义及独特宇宙观及哲学思想的中医,一直起到维护中华民族健康与繁衍生殖的重责,其在疾病预防与治疗上有着独特之处。尽管中医理论上已有完整体系,且在实践中屡有奇验,但是现代科技的滞后性,使许多中医的概念尚无法完全展现在人们面前。其中就包括中医肿瘤的防治观念,如老子曰:"道生一,一生二,二生三,三生万物。万物负阴而抱阳,冲气以为和。"如张景岳释内经:"惟天藏德,不自为用,故日月显明以表造化。使天不藏德而自露其光明,则日月无以藉之生明,大明见者小明灭矣。……此所以大明之德不可不藏也,所喻之意,盖谓人之本元不固,发越于外而空窍疏,则邪得乘虚而害之矣。"是故圣人不治已病治未病,不治已乱治未乱。天地阴阳相辅相成方能和谐统一。天之强则地必弱也,阴气过则阳不振。阴阳相生相约得以构成整体,这也是中医肿瘤防治的大则。

因本人识陋学博,因而难免有许多的偏颇贻笑大方,还请同仁不吝赐教。在本书写作过程中得到各级领导的关怀,诸多老师的教诲与指导,同事、朋友的支持与帮助,以及天津科技翻译出版有限公司的多位师友,尤其是李金荣编辑的策划整理修改,对于本书的出版,贡献良多,在此一并感谢!

王凤玮

2018 年 10 月

目　录

第二章　中医防治肿瘤常识

第三章　中医食疗与肿瘤预防

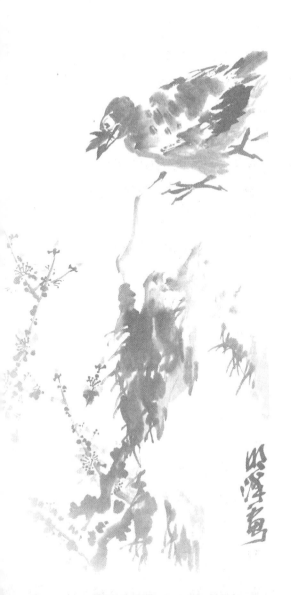

第一章 肿瘤常识

▦▶ 什么是癌症？

在医学上，癌症系起源于上皮组织的恶性肿瘤，是恶性肿瘤中最常见的一类。起源于间叶组织的恶性肿瘤统称为肉瘤。有少数恶性肿瘤不按上述原则命名，如肾母细胞瘤、恶性畸胎瘤等。一般人们所说的"癌症"习惯上泛指所有恶性肿瘤。

肿瘤是机体在各种致瘤因素的作用下，局部组织细胞在基因水平上失去对其生长的正常调控，导致异常增生与分化而形成的新生物。肿瘤是基因疾病，致瘤因素使体细胞基因突变，导致基因表达紊乱，从而影响细胞的生物学活性和遗传特性，形成了与正常细胞在形态、代谢与功能上均有不同的肿瘤细胞。新生物一旦形成，不会因病因消除而停止生长，其生长不受正常机体生理调节，而是破坏正常组织与器官，这一点在恶性肿瘤体现得尤为明显。与良性肿瘤相比，恶性肿瘤生长速度快，生长呈浸润性，易发生出血、坏死、溃疡等，并常伴有远处转移，造成人体消瘦、无力、贫血、食欲缺乏、发热以及严重的脏器功能受损等，如果得不到有效的治疗往往最终导致患者死亡。

传统上人们认为恶性肿瘤的特点为局部生长浸润和远处转移，其特点如下。

● 生长快。肿瘤细胞倍增时间较短，可快速增殖，并通过血管将原料源源不断地供给肿瘤细胞，其会大量消耗人体自身营养而导致身体乏力、贫血和消瘦等。如肿瘤位于口腔、口咽、食道、胃及肠道，会进一步影响营养的摄入与消化而加剧上述表现。恶性肿瘤到终末期会表现为全身衰竭，医学上称为恶病质，如极度消瘦、乏力及衰弱。

● 易浸润及远处转移。恶性肿瘤可向邻近部位生长浸润，并产生局部压迫及疼痛。如头颈部肿瘤可累及眼眶、颅底、呼吸道、食道及颈椎等，肺癌会累及肺和支气管等。远处转移可破坏所转移的五脏六腑，造成功能性损害,严重者会危及生命。

● 恶性肿瘤不易根治。因恶性肿瘤生长较快、早期症状往往不明显及人们医疗保健知识相对匮乏,恶性肿瘤难以早期发现。一旦肿瘤已向深部浸润或转移,临床根治则较为困难。

在过去的几十年间,人们仅仅关注于癌症本身,而对癌细胞生长、迁移起重大作用的肿瘤细胞外基质有所忽略。目前人们认为,癌症具有分子遗传和表型的异质性,对治疗的敏感性也存在较大差异,而且部分患者存在原发性耐药。归纳来说,癌症具有以下特点。

● 自足的生长/增殖信号:肿瘤本身具备自身的生长增殖信号传导系统,导致肿瘤不受机体控制。

● 生长抑制信号抗拒:肿瘤细胞与正常细胞不同,生长不受调控,除非受到外界的干扰。

● 凋亡受阻:正常细胞内遗传物质发生异常后,如果无法修复,正常细胞往往凋亡。而肿瘤细胞凋亡不完善。

● 无限复制潜能:肿瘤细胞端粒酶活性使得肿瘤细胞具有无限复制的潜能。

● 持续血管生成:肿瘤细胞持续分泌刺激血管内皮增殖的细胞因子,从而形成新生血管。

● 浸润/转移性能:肿瘤本身分泌多种蛋白,使得肿瘤细胞具有浸润/转移特性。

● 免疫逃逸:肿瘤本身可产生对抗人体免疫力的物质,从而达到免疫逃逸的目的。

● 应激反应

代谢应激:乳酸形成。

蛋白质毒性应激:热休克蛋白反应促肿瘤生长。

有丝分裂应激:染色体不稳定。

氧化应激:自由基形成。

DNA 损伤应激:DNA 双链断裂等。

● 基质促肿瘤作用:肿瘤基质会产生各种因子,部分因子会促进肿瘤生长。

● 炎性介质促使肿瘤增殖。

▌▌▶ 癌症的种类有哪些?

根据恶性肿瘤的细胞类型,分为癌和肉瘤两大类。皮肤、消化道和呼吸道的黏膜、肝脏、肾脏等上皮细胞发生的恶性肿瘤称为癌。癌的组织学类型分为以下 3 大类:鳞状上皮癌发生于皮肤、食管、肺、子宫颈、阴道、外阴、阴茎等部位;腺癌发生于消化管、肺、子宫体、乳腺、卵巢、前列腺、甲状腺、肝、肾、胰腺、胆囊等部位;未分化癌既不是鳞状上皮癌,也不是腺癌,往往起源于神经内分泌细胞,是分化程度较低的一类癌。

癌的名称根据发生的部位来命名,如胃癌、食管癌、肺癌等;根据发生的细胞种类来分类,如胃腺癌、食管鳞状细胞癌及胰腺癌等。多数组织中鳞状细胞癌、腺癌和未分化癌均可发生。鳞状上皮癌、腺癌和未分化癌各自生物学特性不同,所以治疗原则也各不相同。

肉瘤是上皮细胞以外的细胞发生的恶性肿瘤,如发生于肌肉细胞、骨、结缔组织、脉管、神经的纤维细胞的恶性肿瘤。白血病被称为血液的恶性肿瘤。

多重癌是指同时或相继发现组织学来源不同的两种或两种以上的恶性肿瘤,可在同一个器官中发生,也可同时在两个及以上的器官中发生。一处肿瘤治好了,新的部位又出现肿瘤,这就是多重癌。多重癌不是转移癌,转移癌由原发部位恶性肿瘤经过血液或淋巴系统转移至其他部位,其肿瘤细胞性质仍然为原发部位细胞。多重癌有增加的趋势,据报道,多重癌约占癌症患者的 6%。多重癌在较容易治好的乳腺癌、喉癌、口咽癌、甲状腺癌等中比较多见。

▌▶ 肿瘤发病症状有哪些?

恶性肿瘤因其性质、发生部位和发展程度的不同,呈现出多种多样的临床表现。一般恶性肿瘤早期症状很少或不典型,发展到一定阶段后才逐渐表现出一系列的症状和体征。

恶性肿瘤的表现分为局部表现、全身性症状和系统功能紊乱3个方面。

(1)局部表现

肿块是肿瘤细胞异常增殖所形成的。如发生于体表,可发现表浅组织,器官出现肿胀包块;如发生于深部,则形成肿块,可引起相应组织器官功能障碍及出现压迫症状。良性肿瘤所形成的肿块生长较慢,表面光滑,界限清楚,活动度好;恶性肿瘤一般生长较快,表面不平且呈结节感,边界不清楚,质地较硬,不易推动。

压迫症状常见于颅内、颈部、纵隔、腹膜后、椎管内等肿瘤。如颅内肿瘤压迫脑实质引起颅内压增高,可引起头痛、恶心、呕吐和视觉障碍。甲状腺肿瘤可压迫喉返神经,出现声音嘶哑,若压迫气管或食管,可引起咳嗽、呼吸或吞咽困难。纵隔肿瘤压迫上腔静脉,可出现头颈部肿胀、气促、浅表静脉怒张等上腔静脉压迫综合征。腹膜后肿物压迫输尿管,可造成排尿困难、肾盂积液,压迫肠管可造成肠梗阻等。椎管内肿瘤压迫脊髓可引起截瘫。

阻塞症状常发生于空腔脏器。如支气管肿瘤可引起呼吸困难,食管肿瘤可引起吞咽困难,大小肠肿瘤可引起肠梗阻症状,胆管、胰头肿瘤可引起黄疸等。

由于引发肿瘤的原因不同,因而发生疼痛的早晚及性质也有所不同。某些来源于神经的肿瘤及生长较快的肿瘤,如骨肉瘤,常在早期出现疼痛。而某些晚期的肿瘤,由于包膜紧张、脏器破裂、肿瘤转移或压迫、浸润神经造成的疼痛则出现较晚。肿瘤引起的疼痛开始多为隐痛或钝痛,夜间明显,以后逐渐加重,疼痛难忍、昼夜不停,且疼痛部位常伴有明显压痛。

溃疡是肿瘤组织坏死所形成的,呈火山口状或菜花样,不一定伴有疼痛,有时因并发感染而使表面有恶臭的血性分泌物,此时可伴有溃疡部疼痛。

出血通常是由于肿瘤破裂或侵犯血管所导致的。若肿瘤在体表,出血可直接发现;若肿瘤在体内,出血可表现为血痰、血尿、黏液血便或血性白带等。大量出血可表现为咯血、呕血或便血,且反复不止。

其他如骨肿瘤或肿瘤骨转移可导致病理性骨折,肺癌可引起胸水,肝癌可引起腹水。

(2)全身性症状

乏力和消瘦是由于肿瘤生长快、消耗能量多,同时肿瘤患者往往食欲不佳,患者进食量下降,主要是因消化不良所造成。

发热是由于肿瘤供血不足,发生坏死或合并感染而引起的。

贫血是由于肿瘤生长过快导致消耗过多、反复出血、造血障碍或造血物质吸收不足而引起的。

恶病质是肿瘤患者晚期出现的全身衰竭的表现。

(3)系统功能紊乱

肿瘤组织可引起所在器官的系统和生理功能紊乱。例如,颅内肿瘤除引起头痛外,还能引起视力障碍、面瘫、偏瘫等神经系统症状;肝癌除有肝大或肝区疼痛外,还可引起食欲缺乏、腹胀等胃肠功能失调的表现;功能性内分泌瘤如胰岛瘤、嗜铬细胞瘤、甲状旁腺瘤,可引起相应的内分泌异常症状。

以上症状在某一个肿瘤患者身上不一定都出现,即使出现,其早晚和程度也因人而异。

▌▌▶ 哪些身体信号需要警惕肿瘤?

除了癌前疾病或癌前病变外,癌症有没有其他的先兆症状呢?回答是肯定的。只要认真做好个人自我检查和重点人群或高危人群的普查,早期发现癌症并不是不可能的。

1972 年世界卫生组织提出的几个恶性肿瘤的警告信号

- 可触及的硬结或硬块,如乳腺、皮肤等。
- 疣或黑痣发生明显的变化。
- 持续性消化不良。
- 持续性嘶哑、干咳、吞咽困难。
- 月经期不正常的大量出血,经期以外的出血,特别是性交后阴道出血。
- 耳、鼻、膀胱、肠道原因不明的出血。
- 经久不愈的伤口,久不消退的肿胀。
- 原因不明的体重下降。

我国肿瘤防治办公室提出的常见肿瘤的 10 大警告信号

- 乳腺、皮肤、舌及身体其他部位有可触及的、久不消退的肿块。
- 疣(赘瘤)、黑痣明显变化(如颜色加深、迅速增大、瘙痒、脱毛、渗液、溃烂、出血等)。
- 持续性消化不良。
- 吞咽时有哽噎感、疼痛、胸骨后闷胀不适。
- 耳鸣、听力减退、鼻塞、鼻出血、回涕带血、头痛、颈部肿块。
- 月经期不正常的大出血,经期外或绝经后不规则的阴道出血、接触性出血。
- 声音持续嘶哑、干咳、痰中带血。
- 原因不明的大便带血及黏液,腹泻、便秘交替,原因不明的血尿。
- 久治不愈的伤口、溃疡。
- 原因不明的体重减轻。

除了上述 10 条警告信号之外,对以下先兆症状也要引起高度警惕

- 单侧持续性加重的头痛、呕吐、视觉障碍,特别是原因不明的复视。
- 原因不明的口腔出血、口咽部不适、异物感或口腔疼痛。
- 持续加重的黄疸。
- 乳头溢液,特别是血性液体。
- 男性乳腺增大。
- 原因不明的疲乏、贫血和发热。
- 原因不明的全身疼痛、骨关节疼痛。
- 排便或排尿习惯改变。

▌▌▶ 早期发现癌症的方法有哪些?

早期发现癌症的目的是在癌症最小或者最早阶段将它检查出来,最好能在尚无症状时就检查出来,因为很多癌症在早期没有明显的独特症状,一旦出现症状和体征,肿瘤往往发展较大。早期发现不仅依靠大范围的人群普查,也有一些简单易行的方法有助于癌症的早期发现。下面介绍一些常用的早期发现癌症的方法。了解自己的病史和体检史(体检和化验报告),加上对机体健康状况的功能检查,可以建立一份健康档案,供医护人员参考。自我检查是早期发现癌症的方法之一,通过自我身体检查,可以看看自己身体有无异常肿块、痣和皮肤改变等。检查部位包括口腔、皮肤、乳腺等。定期进行体检和做有针对性的专门检查,可以掌握自己的健康状况,也能早期发现肿瘤。有时为更好地明确是否患有某种肿瘤,还需进行一些特殊检查,如 B 超、内镜、X 线等。在日常生活中警惕这些不良的征兆,一旦出现应尽快到医院检查,以确定是否由于肿瘤引起。

▌▌▶ 癌症可以治愈吗?

尽管癌症可防可治的观念已有一定普及,但癌症的高发仍在公众中造成了一些恐慌,特别是一部分人对癌症缺乏了解,将所有癌症都看作是不治之症,导致人们"谈癌色变"。事实上,多数癌症只是诸多慢性病的一种,需要公众理性对待。

癌症没有人们想象的那么可怕。其实,与同为慢性病的一些末期高血压、糖尿病、心脏病等相比,很多癌症患者的生存率还要高些。但在现实中,一个得知自己被确诊为癌症的患者比一个罹患中度心脏病的患者要恐惧得多。这主要是因为癌症的威胁在社会中被过度解读。

(1)癌症并不是不治之症

早期的癌症大多有很高的治愈率。目前高发的肺癌、食道癌、结直肠癌、头颈部肿瘤、乳腺癌及宫颈癌等早期癌症的治愈率大多在80%以上。但目前在医院就诊的肿瘤患者的病期大部分处于中晚期,这直接影响了治疗效果。因此,提高早诊率是目前最行之有效的治疗癌症的方法。

(2)癌症是一种"慢性病"

即使是中晚期,通过有效的治疗,很多患者也都会延长生存期及提高生活质量。譬如,目前进展迅速的靶向治疗因其副作用小,可以长期治疗,从而使很多无法根治的患者获得长期"带瘤生存"的机会。晚期肿瘤患者并不能刻意追求根治,延长生存期及提高生活质量是治疗的主要目的。

▮▮▶ 癌症治疗手段有哪些?

随着医学不断发展和对肿瘤认识的不断深入,治疗癌症的手段也相应得到提高。目前,传统的手术、放疗及化疗仍为治疗肿瘤的主要手段,其他手段如免疫治疗、中医治疗、介入治疗、靶向治疗等也在不断发展和完善,并在治疗中发挥着相应的作用。科学的综合治疗更是较大提高了临床的治愈率。因此,可以说人们在癌症面前已不再束手无策。早期肿瘤大多数均可治愈,即使晚期肿瘤通过综合治疗也能明显延长生存期。

(1)手术治疗

目前对大多数早中期的局限肿瘤,手术治疗是首选方法。在临床上有超过一半的肿瘤以手术为主要治疗手段,同时部分肿瘤采用手术作为诊断及分期的工具。手术切除肿瘤不受生物学特性的限制,无潜在的致癌危险,对大部分尚未扩散的肿瘤有治愈可能,同时术后亦可了解肿瘤的病理,得到正确的肿瘤分期,有利于后期的辅助放化疗方案的制订。

手术在肿瘤的诊疗中有以下几方面的目的。

● 肿瘤预防的外科干预:对于一些有恶变可能的肿瘤,外科可以做预防性的切除,以防止将来发展成为恶性肿瘤。这样的病变有睾丸未降、溃疡性结肠炎、结肠息肉、多发性内分泌增生症、黏膜白斑、乳腺小叶增生、黑痣、胃息肉等。

● 手术用于肿瘤的诊断:对于一些没有经病理证实的病变,可通过外科获得肿瘤组织供病理检查。常用的方法有针吸、切取和切除活检。

● 根治性手术:肿瘤的根治性手术是指对原发灶及其周围淋巴结转移区域广泛的整体切除。1890 年 Halsted 创立了乳腺根治术,即全乳腺、胸大小肌连同腋下脂肪、淋巴组织整块切除。当时收到了良好的效果,之后作为典型的肿瘤手术原则,广泛用于其他肿瘤的手术,如子宫颈癌根治术、直肠癌根治术等。根治性手术有助于减少局部复发或远处转移,也有助于提高机体的免疫功能及综合治疗的应用。

● 肿瘤的姑息性手术:肿瘤的姑息性手术是指对原发灶或其转移灶不能行根治性的手术,但为了防止危及生命和对脏器功能的影响,消除某些不能耐受的症状,或防止和解除一些可能发生的症状,提高患者的生存质量,或为其他治疗减少肿瘤细胞负荷而实施的肿瘤切除。例如,消化道肿瘤的姑息切除或改道术可防止出血、穿孔、梗阻或由肿瘤引起的疼痛；巨大的卵巢肿瘤及伯基特淋巴瘤的切除可为放疗创造良好的治疗条件。

● 重建与康复手术：为了提高患者的生存质量，对一些患者可进行重建或康复手术，如乳腺癌根治术后的乳房重建等。

（2）放射治疗

随着 X 线及镭元素的发现，以及对"放射敏感性与细胞的增殖能力成正比，与分化程度成反比"概念的认识，20 世纪初开始了对放射线治疗恶性肿瘤的尝试，并看到了肿瘤放射治疗的曙光。此后，由于对放射物理特性的进一步掌握，放射设备的改进，加上放射生物学、肿瘤学及其他有关学科的发展，使放射肿瘤学也得到了持续的发展，放射治疗在肿瘤治疗中的地位也逐渐受到重视。目前，在临床上大约 70% 的癌症患者需要接受放射治疗，一些较局限地对放射线较敏感的肿瘤，放疗已作为首选的治疗方法，并在应用中收到了良好的效果。

放射治疗肿瘤的原理是放射线产生的电离辐射能够导致细胞 DNA 或 RNA 的双螺旋链断裂、单链断裂及碱基损伤，使细胞增殖周期延长或分裂延迟，某些细胞丧失分裂能力，细胞死亡以及繁殖能力丧失。

简单来说，放射治疗肿瘤的基础主要在于癌细胞群体由于繁殖能力强而比正常细胞群体对放射线更敏感，但对放射损伤的修复能力较差。因此，在癌细胞被杀伤的同时，也保留了正常组织。

根据治疗所能达到的目的，肿瘤的放射治疗可分为根治性放疗、姑息性放疗和辅助放疗。

（3）化学治疗

肿瘤的化学治疗是利用化学药物治疗肿瘤的方法。自从 1942 年 Gilman 等首次用氮芥治疗淋巴瘤获得成功以来，化学药物治疗肿瘤的研究逐渐得到重视。1948 年 Farber 又成功地应用叶酸类似物氨甲蝶呤治疗 1 例小儿急性淋巴细胞性白血病获得缓解，开创了抗代谢药物治疗肿瘤的历史。此后,新的抗癌药物不断被发现。现已发现 50 多种作用机制不同的有效药物。随着治疗方案的改进和完善,利用化疗治愈肿瘤已成现实。目前,化疗可以治愈或控制的癌症有绒毛膜上皮癌、睾丸癌、霍奇金病、急性淋巴细胞性白血病、中度和高度恶性的非霍奇金淋巴瘤、肾母细胞瘤、尤文肉瘤、神经母细胞瘤、胚胎性横纹肌肉瘤、小细胞型肺癌、卵巢癌、急性粒细胞性白血病等。

化学治疗的方式有以下几种。

● 晚期或播散性癌症的全身化疗:在这种情况下,往往一开始就化疗,并作为主要治疗手段。

● 辅助化疗:指在采用手术或放疗后,主要针对可能存在的微小转移灶,为防止复发或转移而进行的化疗,如乳腺癌术后化疗、肺癌术后化疗等。这种辅助化疗可提高患者的生存率,延长无瘤生存期。

● 新辅助化疗:指对临床表现为局部的肿瘤,在手术或放疗前实施的化疗。该疗法可使局部肿瘤缩小,减少手术或放疗范围,清除和抑制可能存在的微小转移灶,从而改善预后。新辅助化疗可减小肛管癌、膀胱癌、乳腺癌、喉癌、骨肉瘤以及软组织肉瘤的手术范围。

● 特殊途径的化疗:胸腔、腹腔和心包腔内化疗(常用);通过腰椎穿刺鞘内给药治疗脑膜白血病或淋巴瘤;动脉插管化疗,如颈外动脉分支插管用于头颈癌及颅内肿瘤的治疗;肝动脉插管治疗原发性肝癌或肝内转移癌等。

(4)其他治疗方法

其他治疗方法还有生物免疫治疗、分子靶向治疗、中医中药治疗、微创治疗、介入治疗等。

(5)肿瘤的综合治疗

肿瘤的综合治疗就是根据患者的机体状况、肿瘤的病理类型、侵犯范围(病期)和发展趋向,有计划并合理地应用现有的治疗手段,以期较大幅度地提高治愈率,改善患者的生存质量。

▮▮▶ 外科手术在肿瘤治疗中的作用是什么?

外科手术在肿瘤诊治中起重要作用,尤其是早期恶性肿瘤通过手术绝大多数可获得根治;中期及偏晚期肿瘤往往需要手术与放疗、化疗或靶向治疗联合以尽量达到根治;晚期肿瘤即使采用外科手术切除,往往疗效差,不推荐采用手术切除,宜采用以放化疗、靶向治疗为主的治疗手段。

外科在肿瘤治疗中的作用

- 预防肿瘤发生:外科手术切除癌前病变,如胃肠息肉、消化道黏膜上皮不典型增生、皮肤黑痣、重度乳腺增生等,可以预防肿瘤的发生。
- 明确肿瘤诊断:不管用什么先进的检查手段,部分肿瘤始终无法最终确定其性质。此时,采用外科活检手术可以很快明确诊断,从而选择正确的治疗方向。
- 彻底根治肿瘤:对于多数早期肿瘤,合理的外科手术可望根治肿瘤。
- 姑息切除肿瘤:对于发现较晚的肿瘤,姑息性切除可以减轻疼痛、缓解压迫梗阻症状,减少带瘤负荷,从而提高生存质量,延长生存时间。
- 治疗并发症:肿瘤晚期常出现梗阻、穿孔、肿瘤破裂出血等十分危险和紧急的并发症,外科手术通常能够在危难时刻迅速挽救患者的生命。
- 复发癌切除:再次切除仍有希望治愈癌症复发,适用于单个或者局限的病变。
- 二期切除术:首次就诊时无法切除,经过各种综合治疗,肿瘤缩小后可望再次获得手术切除。

▮▮▶ 放疗在肿瘤治疗中的价值?

(1)放疗在肿瘤治疗中的地位

恶性肿瘤是一种多发病、常见病,已严重威胁着人类的健康。从20世纪70年代以来,恶性肿瘤的发病率一直呈上升趋势。据WHO报告,1990年全世界癌症新发病例数约807万, 比1975年的517万增加了

37.4%；1997年全球的癌症死亡数约620万。如果依照目前趋势,至2020年随着人口达到80亿,全球将有2000万新发病例,其中死亡率将达1200万。据统计,目前我国癌症总发病率约为1/500,癌症总死亡率约为11/10000。

目前肿瘤的治疗手段已越来越多,但手术、放疗和化疗依然是三种最有效的主要治疗手段。放射治疗因其适应证宽、疗效较好,在肿瘤的治疗中占据着无可置疑的重要地位。据国内各大肿瘤防治中心统计,大约70%的患者需要接受放疗,而在国外如美国、日本等,接受放疗的患者占当年新发病例的50%～60%,目前仍有上升趋势。

随着技术的发展,肿瘤的治愈率也在逐渐提高。据WHO公布,目前三大治疗手段结合总体治愈率为45%,其中手术占22%,放疗占18%,化疗占5%。在55%未治愈的患者中,18%是局部未控制,37%是远处转移。而在这些未控和远处转移的病例中,绝大部分病例在某一阶段需要放疗。由此可见,肿瘤放疗作为一种重要的治疗手段,其贡献是不言而喻的。

(2)放疗的基础

从肿瘤治疗的角度来说,放疗作为一种治疗手段,对肿瘤的治疗效果主要体现在以下3个方面

- 放疗可以直接引起肿瘤细胞损伤,包括致死损伤、亚致死损伤和潜在致死损伤。
- 放疗可以抑制肿瘤血管的再生及封闭细小血管和淋巴管。
- 放射可以引起受照射部位的炎性反应,诱导免疫细胞进入受照区域,增强对肿瘤细胞的吞噬作用。

(3)放疗的方式

放疗方式可分为两大类:外照射和内照射。外照射又分为常规外照射和精确外照射。常规外照射一般是从二维方向上进行照射,而精确放疗则是从三维方向上进行剂量分布的控制,使高剂量区和治疗靶区相

吻合。目前精确放疗除三维适形调强放疗外,还有各种"刀",例如"γ刀""X刀""中子刀""质子刀"等。

内照射包括后装治疗、粒子插植、同位素治疗等,主要指放射源在体内进行照射的放疗方式。

(4)放疗的临床应用

● 根治性放疗。以放射治疗作为主要根治手段来达到治愈肿瘤的目的。根治性放疗主要用于皮肤癌、鼻咽癌、声门癌、食管癌、非小细胞肺癌、宫颈癌和某些脑瘤(如垂体瘤)等。

● 姑息性放疗。顾名思义,放疗的目的只是姑息治疗。分为高姑息和低姑息两种。前者是为了延长生命,经治疗后患者可带瘤生存多年乃至正常工作(如局部晚期食道癌、晚期宫颈癌);后者主要是为了减轻痛苦,往往达不到延长生命的目的,多用于止痛(如骨转移)、解除或缓解压迫(如脊髓压迫)、梗阻(如食管癌、胃癌)、出血(如宫颈癌)以及脑转移症状等。

● 综合治疗。指放疗与其他治疗手段相结合以达到最有效治疗肿瘤的目的。综合治疗是目前肿瘤治疗的大势所趋,特别是随着各种肿瘤治疗手段日趋科学和成熟,对综合治疗的探索越来越广泛,也越来越有经验。

(5)与手术的结合

包括术前、术中、术后放疗,但多为术前和术后放疗的结合。

● 术前放疗。优点是可以提高肿瘤的切除率,减少远处转移和局部复发率,更重要的是术前放疗可保留某些器官的功能,例如,术前放疗能增加低位直肠癌的保肛率而不增加局部复发率,大大提高了患者的生活质量。

过去不少外科医生担心术前放疗可能延误手术时间,也可能造成手术困难,增加手术难度,甚至认为放疗可使患者免疫力下降,促进转移。目前,这种观念已基本改变,因为大量的基础与临床研究发现,术前放疗不仅能使肿瘤缩小,形成假性包膜使肿瘤易于切除,而且能使肿瘤的血流减少;术中出血减少,同时放疗还能使肿瘤细胞的活力下降,使肿瘤降级、降期,以降低局部复发率和远处转移率。另外,现已证明,对于较小面积的低剂量放疗,放疗剂量40Gy左右不会引起免疫功能的明显下降。当然,应注意术前放疗与手术的间隔时间,一般以2~4周为宜。

术前放疗常用于中晚期头颈部肿瘤、食管癌、子宫内膜癌、直肠癌、较晚期的乳腺癌等。

● 术后放疗。

优点是减少局部复发率和区域淋巴结转移率。术后放疗一般主张尽早进行,最好在术后2~4周内开始。

术后放疗目前较为普遍,各种肿瘤只要病期较晚、切缘不尽或怀疑有残留,均需行术后放疗。例如中晚期的子宫内膜癌、乳腺癌、肺癌等都常规行术后放疗。

● 术中放疗:指在手术中行一次性大剂量照射,使受照靶区有相对较高剂量而正常组织受照较小。一般术中放疗适用于手术不能完全切除的病例,在瘤床区采用特别的限光筒一次照射鳞癌需30~35Gy,腺癌需30~40Gy。

术中放疗原则上适用于很多肿瘤,但因为需要一定的设备条件,目前国内开展不多,且多限于胃癌、大肠癌。

(6)与药物的结合

这些药物包括化疗药物、放射增敏剂、生物反应调节剂、基因治疗药、中药等,其中在放疗与化疗药物、中药的结合方面发展最快。

● 与化疗药物配合:化疗与放疗配合有两种形式,一种是定期使用小剂量化疗药以增敏放疗,另一种是采用足量化疗与放疗交替或同时进行,目的是产生协同作用。

目前,放化疗结合研究已在肺癌、乳腺癌、鼻咽癌、食管癌、大肠癌、淋巴瘤等肿瘤中广泛开展,并获得了很好的经验。

● 与中药的结合:现阶段,中药的作用主要有 3 个方面:一是增强放射敏感性,二是减轻放疗反应,三是与放疗有协同抗肿瘤作用。

● 其他:生物反应调节,剂如白介素、干扰素,坏死因子等,可增强抗肿瘤作用及患者的免疫功能。

(7)与热疗配合

高温(高于 43℃)可杀伤肿瘤细胞,放疗不敏感的 S 期细胞对高温最敏感,而且高温也能杀伤对射线抗拒的乏氧细胞,与放疗有互补作用。

(8)急症放疗

在肿瘤患者的病程中,有时出现的一些急性情况必须立即处理。对于如下一些急症,放疗是最有效的缓解手段之一。

● 出血:因肿瘤坏死引起的出血,往往用常规止血方法效果不佳,只有在肿瘤消退后才能自然止血。例如宫颈癌、肺癌的大出血,用一般药物和压迫只能暂时止血,而放疗有很好的止血效果。

● 上腔静脉综合征:肺癌和纵隔肿瘤易引起上腔静脉综合征,患者就诊时面颈部肿胀,颈静脉、胸壁皮肤静脉怒张,严重者呼吸困难。这时,虽然化疗有一定疗效,但大都没有放疗效果直接、明显。

● 肺不张:因肺癌压迫所致的大范围肺不张,急诊放疗可使呼吸困难明显改善,而且如果治疗及时,肺不张的复张率可高达 80% 以上。

● 颅内高压或椎管内压迫:因原发性或转移性肿瘤所致的颅内高压或脊髓压迫症,放疗是目前公认的最有效的治疗方法之一。

● 止痛:因肿瘤直接侵犯或骨转移引起的剧烈疼痛,放疗是相当好的治疗方法之一,止痛有效率高达 80% 以上。

● 解除肿块压迫和梗阻:如食管癌引起吞咽困难、髓外浆细胞瘤、喉癌引起的咽喉部阻塞等均可用放疗进行缓解。

(9)放疗中需注意的几个问题

● 禁忌证问题。放疗的绝对禁忌证很少,只要身体条件许可,都可以放疗,但严重恶病质的濒死患者仍是绝对禁忌证。

以前合并大量胸、腹水也是绝对禁忌证,但现在可以行低剂量全胸或全腹放疗;以前不主张全肝、全胃放疗,但现在也可根据情况进行。全胃放疗胃淋巴瘤患者,化疗加全胃低剂量放疗3000cGy可取得很好的疗效而且反应也可耐受。

(10)放疗的副作用

放疗作为一种治疗肿瘤的手段,自然回避不了其对正常组织的副作用的问题。总的来说,放疗反应分为急性反应(即时反应)和慢性反应(延迟性反应)两类。

急性反应是在放疗期间出现的反应,可因人、因放疗部位而异。值得注意的是,放疗合并化疗、热疗等手段时,必须综合考虑两者的副作用,尽量不要让具有相同副作用的两种治疗手段同时进行,如确实需要,也应考虑剂量问题。

慢性反应是指放疗后数周甚至数年才出现的反应,也称延迟性反应,包括早发性延迟反应和晚发性延迟反应。早发性延迟反应指在放疗后数周至3个月左右出现的反应。如中枢神经系统放疗后3~4个月内可出现中枢神经症状和体征,如头晕、嗜睡、脑脊液中的白细胞增多等,还有部分放射性肺炎也是在放疗后1~3个月出现。晚发性延迟反应指放疗后数月至数年出现的反应。如放射性脊髓炎多在放疗后数月~1年出现,放射性骨髓炎、骨坏死多在放疗后2~3年出现。

▶▶▶ 化疗在肿瘤治疗中的价值?

在恶性肿瘤治疗的诸多手段中,化疗作为一种全身性的治疗方法,目的为最大限度地杀灭患者体内的肿瘤细胞。随着医学的发展,化疗已经不再是单纯起到姑息性治疗作用的手段,它正在从姑息向根治过渡。1998 年世界卫生组织指出:使用化疗在部分肿瘤(恶性滋养细胞肿瘤、急性淋巴细胞白血病、霍奇金淋巴瘤、非霍奇金淋巴瘤、睾丸癌、急性粒细胞白血病、肾母细胞瘤、胚胎性横纹肌肉瘤、神经母细胞瘤、小细胞肺癌和卵巢癌等)的治疗中已成为可以治愈肿瘤的根治性治疗手段(单独或综合治疗)。经辅助化疗后可能治愈的肿瘤有乳腺癌、成骨肉瘤、大肠癌、骨肉瘤、Ewing 肉瘤、神经母细胞瘤、视网膜母细胞瘤、软组织肉瘤及肾母细胞瘤等。化疗在部分晚期肿瘤,如胃癌、食管癌、非小细胞肺癌、头颈部肿瘤、肾癌、黑色素瘤、前列腺癌、子宫内膜癌等中起到姑息性治疗作用,如延长患者生命、减轻症状和减少痛苦。

尽管化疗在恶性肿瘤的治疗中占有非常重要的地位,但是在临床实践中,化疗结果往往不尽如人意。目前临床上通常的做法是:根据国际肿瘤临床试验的循证研究结果,得知不同的化疗药物对不同肿瘤的治疗敏感性不同,即每一种肿瘤有相应有效的化疗药物敏感谱,从而选择疗效最高的化疗单药或多种药物组成的联合方案进行治疗。

但在临床上经常碰到这样的情况,经循证研究公认为对某种肿瘤有效的治疗方案,对有些患者却毫无效果。如阿霉素对浸润性乳腺癌是一种具有里程碑意义的治疗药物,但仍有 50% 的浸润性乳腺癌患者对这种药不敏感。又如吉西他滨公认对非小细胞肺癌疗效明显,但也有 60% 以上的患者疗效并不明显。这是因为肿瘤是一个异质性、多形态、分化程度不等的细胞群体。肿瘤对各种化疗药物的敏感性存在着明显的个体差异。即不同的肿瘤类型或同一类型的不同患者,甚至同一患者在不同的发病阶段,对化疗的敏感性并不完全相同,治疗效果的差别也很大。至今还没有一种化疗药物或几种化疗药物的联合应用,能对某一种肿瘤 100% 有效。

药敏试验指导下肿瘤个体化用药的临床优势从 20 世纪 50 年代开

始,此后,国外相继创建了一系列体内、外预测肿瘤化疗药物敏感性的方法。近年来,由于分子、细胞生物学的发展,国内外学者在不断寻找简便易行、准确可靠的化疗药物敏感性检测方法。目前已发展为体内和体外两大系列10多种药敏试验,并且逐步从动物实验转向体外,从昂贵、费时转向简便、快速。

▌▶靶向治疗适合哪些肿瘤患者?

肿瘤内科50年来在药物研制中的发展都集中于细胞毒性的药物。虽然继蒽环类(阿霉素、表柔比星)、铂类(顺铂、卡铂)之后又有很多强有力的化疗药物如紫杉醇、多西他赛、伊立替康、奥沙利铂、吉西他滨等问世,并在不同的肿瘤中发挥着重要的作用,但其性质仍然属于不能分辨肿瘤细胞和正常细胞的药物,临床应用受到诸多因素的限制。科学家们在不断探索癌症的分子生物学发病机制时,就意识到如果能够针对癌症的特异性分子改变给予精准的打击,将会大大改善治疗效果,而不会对正常组织造成明显的损伤。这将引发肿瘤治疗理念的变革。最近几年,新型分子靶向药物在临床实践中取得了显著的疗效,实践已证明了分子靶向治疗理论的正确性与可行性,从而把癌症的治疗推向了一个前所未有的新阶段。

分子靶向治疗之所以受到密切关注,并引起研究者不断探究的兴趣,是因为它以肿瘤细胞的特性改变为作用靶点,在发挥更强的抗肿瘤活性的同时,可减少对正常细胞的毒副作用。这种有的放矢的治疗方法为肿瘤治疗指明了新的方向。

根据药物的作用靶点和性质,可将主要分子靶向治疗的药物分为以下几类。

● 小分子表皮生长因子受体(EGFR)酪氨酸激酶抑制剂,如吉非替尼、埃罗替尼、厄洛替尼、奥西替尼等,主要治疗EGFR突变的非小细胞肺癌。

● 抗 EGFR 的单抗,如西妥昔单抗,主要治疗头颈部肿瘤、大肠癌等。

● 抗 HER-2 的单抗,如曲妥珠、帕妥珠单抗等,主要治疗 Her-2 基因过表达的乳腺癌、胃癌等。

● Bcr-Abl 酪氨酸激酶抑制剂,如伊马替尼,主要治疗胃肠间质瘤、白血病等。

● 血管内皮生长因子受体抑制剂,如贝伐单抗、阿帕替尼、恩度等,主要用于大肠癌、肺癌、肾癌、胶质母细胞瘤等。

● 抗 CD-20 的单抗,如利妥昔单抗,主要用于淋巴瘤。

● IGFR-1 激酶抑制剂,如 NVP—AEW541,主要用于肾癌、肝癌等。

● mTOR 激酶抑制剂,如 CCI—77、依维莫司等,主要用于肾癌、肝癌等。

● 泛素－蛋白酶体抑制剂,如硼替佐米。

● 细胞周期依赖性激酶抑制剂,如帕博西尼、阿贝西尼等,主要用于乳腺癌、肉瘤等。

● PARP 抑制剂,如奥拉帕尼等,主要用于乳腺癌、卵巢癌等。

● ALK 基因抑制剂,如克唑替尼、色瑞替尼、阿来替尼等,主要用于肺癌／白血病。

● PD-1 及 PD-L1 抗体,目前已在多数肿瘤中发挥一定作用,如黑色素瘤、肾癌、肺癌、乳腺癌、泌尿系统肿瘤、头颈部肿瘤等。

● 其他,如 Aurora 激酶抑制剂,组蛋白去乙酰化酶(HDACs)抑制剂等。

● 多靶点靶向药,如索拉菲尼、舒尼替尼、乐伐替尼等,主要用于肾癌、肝癌等。

进入 21 世纪后的抗肿瘤药物研发战略是,在继续深入发展细胞毒性药物的基础上,同时逐渐引入分子靶向性药物的开发。迄今为止,很多靶向药物已经在临床中发挥着较为重要的作用。有些已经按照循证医学的原则进入了国际肿瘤学界公认的标准治疗方案和规范。更多、更有希望的药物也在快马加鞭地研制和处于早期临床试验中。所有这些都使我们有理由相信,目前肿瘤的药物治疗正处于从单纯的细胞毒性药物到分子靶向药物与细胞毒性药物共存的阶段,靶向治疗值得期待。

为达到这一目的,我们需要更多地了解靶向药物及其治疗的分子生物学基础,了解大多数实体肿瘤都有多靶点、多环节调控过程的特点,了解目前的转化性研究还远远未能解释所发生的一切临床现象,了解各个民族、性别,各种环境、条件都可能对治疗产生不同的反应。

▮▮▶免疫治疗有用吗?

免疫治疗是指针对机体低下或亢进的免疫状态,人为地增强或抑制机体的免疫功能以达到治疗疾病目的的治疗方法。免疫治疗的方法有很多,适用于多种疾病的治疗。肿瘤的免疫治疗旨在激活人体免疫系统,依靠自身免疫功能杀灭癌细胞和肿瘤组织。与以往的手术、化疗、放疗和靶向治疗不同的是,免疫治疗针对的靶标不是肿瘤细胞和组织,而是人体自身的免疫系统。

免疫治疗有多种类型。

(1)分子治疗

分子治疗是指给机体输入分子制剂,以调节机体的特异性免疫应答。

● 抗体包括多克隆抗体、单克隆抗体和基因工程抗体。

● 分子疫苗包括重组载体疫苗、合成肽疫苗和 DNA 疫苗,可作为肿瘤和感染性疾病的治疗性疫苗。

细胞因子

- 外源性细胞因子,可用于肿瘤、感染、造血障碍等疾病的治疗。
- 细胞因子拮抗疗法,通过抑制细胞因子的产生、阻止细胞因子与相应受体结合或阻断结合后的信号传导,来阻止细胞因子发挥生物学效应。

(2)细胞治疗

细胞治疗是指给机体输入细胞制剂,以激活或增强机体的特异性免疫应答。

● 细胞疫苗包括肿瘤细胞疫苗(如灭活瘤苗、异构瘤苗等)、基因修饰的瘤苗和树突状细胞疫苗等。

● 干细胞移植。干细胞具有自我更新能力和多种分化潜能,在适当条件下可被诱导分化为多种细胞组织,如脐带血、外周血、骨髓等。

● 过继免疫细胞治疗。取自体淋巴细胞经体外激活、增殖后回输给患者,直接杀伤肿瘤或激发机体抗肿瘤的免疫效应。

(3)免疫调节剂治疗

● 生物应答调节剂通常对免疫功能正常者无影响,但对免疫功能异常,特别是免疫功能低下者有促进或调节作用。主要包括:①微生物制剂,如卡介苗、短小棒状杆菌、伤寒杆菌脂多糖、链球菌低毒菌株、短棒菌苗等;②激素,如胸腺素、胸腺生成素等。

● 免疫抑制剂能抑制机体的免疫功能,常用于自身免疫疾病的治疗以及防止移植排斥反应的发生。包括:①化学合成药物,如糖皮质激素、环磷酰胺、硫唑嘌呤等;②微生物制剂,如环孢素、他克莫司、西罗莫司、吗替麦考酚酯等。

免疫治疗在肿瘤治疗中发挥一定作用,细胞因子如干扰素、白细胞介素-2在恶性黑色素瘤、肾透明细胞癌及白血病中的治疗作用,利妥昔单抗在B细胞淋巴瘤中的应用价值。目前,最引人注目的为PD-1及PD-L1抗体和CAR-T。

▍▶为什么多学科综合治疗是最佳的治疗模式?

患者和家属应该知道,很多癌症需要综合治疗才能获得满意疗效。中国人往往把手术看成是治疗癌症的唯一有效手段,而对化疗、放疗知之甚少,这是对放、化疗的不了解造成的。诚然,手术仍是治疗肿瘤的主要方法,但是这些年来,肿瘤治疗水平的提高,很大程度上是放疗、化疗的进展带来的。随着科学技术的进步,放、化疗的副作用已经明显减轻,其在治疗中的地位日益提升。

通过手术、放疗、化疗、生物治疗、中医中药等治疗方法的综合应用,癌症患者的生存期和生活质量正在逐渐提高。以上所述及的各种疗法,由于治疗方式、作用机制和环节的不同,使它们各自具有不同的优点和缺点。手术可使某些较局限的肿瘤达到根治,但它不能保证清除亚临床的浸润灶和转移灶,因而不能防止以后的复发和转移,同时手术为有创手段也限制其使用。放疗虽能根治多种肿瘤,但也存在部分肿瘤对放疗敏感性较低、不能杀死可能转移癌细胞的缺陷。化疗原则上可作用于全身的肿瘤细胞,但化疗只对少部分肿瘤有根治作用,大多数肿瘤只有短期缓解作用;另外其毒副作用大也影响其疗效的发挥。中药作用温和、副作用小,对改善全身情况有独到之处,但对肿瘤的局部控制尚难评定。生物免疫疗法原则上是通过调整和提高机体的免疫功能而达到治疗肿瘤目的的,并且无明显的副作用,但单靠免疫效应只能杀死一定数量的癌细胞,对于晚期带有较多癌组织,特别是实体瘤患者,相对作用较差,且价格昂贵影响其使用。如果将这些疗法合理地、有计划地结合起来应用,就可扬其长而避其短,达到较满意的治疗效果。三十多年的临床实践表明,综合治疗已使许多肿瘤的治愈率得到了提高,患者的生活质量得到了改善。

▮▮▶肿瘤的发病原因有哪些？

（1）生理内在因素

● 遗传因素。大量研究证实，多数肿瘤的发生是环境与遗传因素共同作用所致，只是在不同的个体二者所占比例不同。在接触的致癌物质个体中只有少数人患肿瘤，这是因为肿瘤的发生有别于各种急性化学、物理损伤及传染性疾病的最重要特点，个体的易感因素在发病过程中起到重要作用，如乳腺癌、胃癌等。

● 内分泌因素。雌激素、孕激素与乳腺癌、子宫内膜癌有关，生长激素可以刺激结直肠癌的发展。糖尿病及其他内分泌疾病导致自身免疫调节紊乱，机体免疫功能下降，而发生躯体实质性肿瘤，如结肠癌、直肠癌、胃癌、肝癌、胰腺癌等。垂体肿瘤导致的尿崩症患者占 1/3 以上。

● 免疫因素。肿瘤发生和发展的始末，一直与免疫系统存在着相互关系。已知多种肿瘤与病原体感染有关，如：HBV 或 HCV 感染与原发性肝癌，HPV 感染与宫颈癌，血吸虫感染与膀胱癌和结肠癌，幽门螺旋杆菌感染与胃癌等。这些病原体的共同特征是能引起持续性炎症，不能彻底被清除，提示慢性炎症可能引起与其相关肿瘤。实际上，没有明显的感染，慢性炎症也能激发肿瘤的形成，如溃疡性结肠炎、克罗恩病都是胃肠道炎症。这些疾病增加了结肠癌的发生危险，提示免疫应答与肿瘤发生之间存在复杂的关系。

（2）生理外在因素

● 化学因素。①烷化剂，此类物质为基因毒类，其共同特点是具有烷化性能及活泼的化学反应性，直接与 DNA 相互作用。这类致癌物包括抗癌化疗药物，如苯丁酸氮芥、白消安、米尔法兰、硫芥等。②多环芳烃化合物，由多个苯环缩合而成的化合物及其衍生生物或称稠环芳烃，来源于各种有机物的不完全燃烧，特别是类固醇类物质燃烧更易产生化学致癌物质,不完全燃烧脂肪、煤炭、石油及直接用烟熏制鱼、肉等均能产生多环芳烃化合物。③芳香胺和偶氮染料类,如联苯胺等芳香胺类染料均为强致膀胱癌染料,还有4-氨基联苯、联甲胺苯等化合物,而芳香酰胺类化合物如N-2-乙酰胺为杀虫剂,可引起多种动物不同器官如肝、乳腺、外耳及膀胱等癌症。④亚硝基化合物在工业上广泛被用作溶剂,与橡胶、染料、润滑油、炸药、杀虫剂工业有关,食物、烟草、饮料中也含有该类物质。亚硝胺可以引起40多种动物肿瘤,故也作为化学致癌研究的常用物质。⑤植物毒素经致癌实验证明有致癌作用的常见植物有蕨菜、香菜、烟草、大麻、植物油、铁树中的成分苏铁素,草药千里光、细辛及饮料类植物如红茶、咖啡等。

● 物理因素。①电离辐射。电离射线是明确的致癌因素,可诱发多种恶性肿瘤,最常见的肿瘤为皮肤非黑色素肿瘤、白血病、甲状腺癌和肺癌等,大剂量放射治疗后可导致骨肉瘤和直肠癌。②异物刺激。已发现多种物质如玻璃纸、涤纶、尼龙、电木、聚氯乙烯植入大鼠组织内可引起肿瘤发生。③慢性损伤。很多癌前病变,如食管上皮重度增生、萎缩性胃炎、胃息肉、溃疡性结肠炎等,这些癌前病变可由于物理、化学或慢性炎症的刺激因素持续作用,从而最终导致病变。

● 生物因素。主要是病毒。RNA病毒的致癌能力来源于RNA病毒能够捕获并改变细胞内的生长调控基因,而与DNA病毒癌基因不同的是病毒来源,并在复制过程中必不可少。目前我们已知6种肿瘤病毒(EBV、HBV、HPV、HTLV-1、HCV、KSHV)导致世界上10%~15%的癌症,死于癌症的患者每年约有130万。

(3)心理社会因素

● 负性情绪。据近年研究,恶性肿瘤、心血管疾病等均与负性情绪关系密切。太平洋西北基金研究会的弗农·T·赖利博士和他的同事进行了一项动物对比试验,即将两组小鼠都注射一种会引起乳腺癌的致癌物。13 个月后,受到保护免于情绪极度波动的小鼠仅有 7%患癌;而留在不断引起紧张情绪环境里的小鼠却有 60%致癌。赖利博士说,情绪紧张会使癌症容易发生,还容易造成从发病部位扩散到全身。当今有关负性情绪与恶性肿瘤的研究不少,国外研究者对 35 名已经转移的乳腺癌患者进行观察,发现情绪愉快者的平均生存期为 22.8 个月,而出现负性情绪者的平均生存期仅为 8.6 个月,生存期前者为后者的 2.3 倍。负性情绪为何致癌或加速癌症的恶化呢?因为出现负性情绪时,血液里所含的激素和因焦虑分泌的其他化学物质的量比正常状态大量增加,而抵抗疾病的白细胞数目却大大减少。另外,处于紧张状态下的免疫器官,如胸腺、脾和淋巴结等免疫器官功能明显下降。这就是说,情绪紧张会使全身的防御能力降低,在致癌因素的作用下,有可能促进癌症的发生和发展。因此,人们将良好情绪称为抗癌良药是有一定道理的。

● 个性。C 型性格指那种情绪受压抑的抑郁性格,表现为害怕竞争,逆来顺受,有气往肚子里咽,爱生闷气。C 就是取 Cancer(癌)的第一个字母,预示具有这种性格特征的人易患癌症。心理研究表明,愤怒和长期受到压抑不能发泄出来,将导致慢性愤怒与紧张,高血糖素、胰岛素系统变化。这种长期而严重的应激状态,通过神经、体液系统降低免疫功能,影响免疫系统识别力,为肿瘤的发生创造条件。

● 生活事件。负面生活事件能够使个体处于紧张状态,从而抑制人的免疫系统,导致恶性肿瘤的发生。国内外不少研究发现,肿瘤患者发病前的生活事件发生率较高,其中以家庭不幸等方面的事件为多,例如丧偶、近亲死亡、离婚等。Leshan(1966)指出,肿瘤症状出现前最明显的心理因素是对亲密人员的感情丧失。在一组接受心理治疗的肿瘤患者中,大多数患者在发病前半年至 8 年期间曾遭受过亲人(配偶、父母、子女)丧亡的打击。这些都证明,负面生活事件与肿瘤的发生有关系。

（4）其他因素

● 吸烟。吸烟是诱发肿瘤的重要原因。肿瘤发生的诱因中，35%的患者与长期吸烟的不良习惯有关。吸烟可破坏鼻腔、喉、支气管黏膜、黏液腺，细胞呈现不同程度的异型增生，并失去正常分层结构，易发展为癌前病变，最终导致癌症发生。英国一项历时50年的追踪报告表明了吸烟的量和肺癌的发生率、死亡率密切相关。即使中年戒烟，也可以减少肺癌的发病率和死亡率。当前很多烟民对戒烟有一些错误的观念，说吸烟以后突然戒烟不好。事实上，我们有确凿的证据证明，只要戒烟，就会降低相关疾病的患病率，甚至一些与吸烟相关的癌症、心脑血管疾病也会随之减少。

● 饮食。肿瘤的发生与饮食习惯有很大关系。人类的食管癌、肝癌及鼻咽癌具有明显的地区分布，且与饮食习惯及食物中亚硝基化合物的含量有关。例如，河南省林州地区是食管癌的高发区，当地居民喜欢吃盐腌酸菜，其中所含的亚硝胺及前体硝酸盐、亚硝酸盐和仲胺均较高。N-亚硝基化合物对食品的污染以鱼类食品为最高，其次是肉类制品和发酵食品等。动物实验证明，N-亚硝基化合物是致癌性强的一类化合物。潮汕地区是广东食管癌高发地区，这与他们长期饮用工夫茶有一定的关系。工夫茶又热又浓，快速饮用，对食管造成物理刺激与损伤，久而久之，就会演变成食管癌。广东又是鼻咽癌高发地区，在某种程度上，与当地居民长期喜食腌鱼有关。相反，饮食也有利于预防肿瘤的发生，有一些提高免疫功能的食物，真菌类食物中的多糖有提高人体免疫功能的作用，如香菇多糖、蘑菇多糖、云芝多糖等。此外，大枣、枸杞等亦有提高免疫功能的作用。

● 年龄。不同年龄组癌症的发病率差异很大。就大多数恶性肿瘤来说，随着年龄的增长，发生肿瘤的危险性也愈大。各个部位恶性肿瘤年龄发病曲线均具有其各自的特征，如食管癌、胃癌、肺癌等为外界因素作用很显著的肿瘤，人的一生均受其影响，因而曲线会随年龄持续上升。一般恶性肿瘤最高发病率常见于 55~70 岁的人。近年来,一些肿瘤的发病年龄有下降趋势,即年轻化趋势。乳腺癌、胃癌、肺癌已不完全是老年人发病了,有些肿瘤患者的年龄愈年轻,肿瘤的恶性程度愈高。

● 职业因素。职业因素对肿瘤的发生也有一定的影响,全世界公认长期接触有毒物质会导致癌症的发生。李晓凤等人对包头等地 891 例恶性肿瘤患者调查研究也表明,职业因素与癌症的发生有关,与对照组相比,从事矿山职业的公认发生肺癌的危险度为 3.12,从事放射线工作的人患肺癌的危险度为 1.63。

▎▎▶ **癌症可以预防吗?**

癌症是可防可控的。

世界卫生组织(WHO)提出,1/3 的恶性肿瘤可以预防,1/3 的恶性肿瘤可以治愈,1/3 的恶性肿瘤可以治疗。20 世纪 50 年代起,西方发达国家开始采取各种预防恶性肿瘤的控制策略和措施。经过 40 年的努力,美国在 1990—2007 年的恶性肿瘤死亡率,男性下降了 22%,女性下降了 14%,肺癌、结直肠癌、女性乳腺癌、前列腺癌、白血病等癌症的死亡率也在逐年下降。这些实践有力地证明了癌症是可以被防控的。于河南省林县进行的食管癌预防实验,采用口服维生素及多种矿物质,可明显降低食管癌的发病率。因而,肿瘤预防在肿瘤防治中起到了重要作用。

▎▎▶ **肿瘤预防的"三阶梯"是什么?**

恶性肿瘤并不像想象的那样可怕,如何更加有效地进行肿瘤的防治呢? 一般情况下,肿瘤可以通过三级预防来实现。

(1)一级预防

又称病因学预防,是消除或减少可能致癌的因素,防止癌症的发生。如控制吸烟,控制乙肝、人类乳突病毒(HPV)、幽门螺旋杆菌等可以引发癌症的感染源,以及对饮食习惯、营养、职业危害的干预。

健康的生活方式,可减少致癌因素

- 一是不吸烟,因为吸烟可以导致肺癌、口腔癌、喉癌、食道癌等,危害极大。
- 二是不酗酒,过量饮酒会伤害人的胃肠道和肝脏,导致胃癌和肝癌。
- 三是不吃高脂、高糖、高热量的食物,保持正常体重。不吃发霉、变质的食品,少吃腌制的食品。
- 四是尽量避免暴晒,减少皮肤癌的发生。
- 五是要坚持锻炼身体,保持乐观的情绪。健康豁达,对预防肿瘤十分重要。

80%以上的癌症是环境及生活方式所致。因此,健康的生活方式、良好的生活习惯是个人应对癌症最为有效的武器。宫颈癌、肝癌、胃癌等是由于慢性感染等疾病造成的癌症,人们可以通过疫苗、抗生素、先进的医学措施、掌握简单的干预方法等来减少感染,从而预防相关癌症的发生。人体所患的恶性肿瘤约有75%以上发生在身体易于查出和易于发现的部位。多种肿瘤都可以通过健康检查、肿瘤普查以及定期的随访而早期发现,早发现、早诊断、早治疗是提高癌症治愈率、降低死亡率的关键。

(2)二级预防

又称临床前预防或"三早预防",即通过早发现、早诊断、早治疗等有效手段来降低癌症患者的死亡率。40岁以上的成年人应该每年体检一次。癌症如能早发现、早诊断、早治疗,疗效好,远期生存率高,大多数患者可以获得根治。因此,及时体检是一种有效而经济的健康投资。

世界卫生组织专家提出了恶性肿瘤的"十个"早期征兆,提醒公众注意。即:身体出现硬结或肿块,食道有异物感,持续性消化不良,干咳或痰中带血,原因不明的大便带血,无痛性血尿,不规则阴道出血,久治不愈的溃疡,原因不明的体重减轻或低热,这"十个"早期征兆都是癌症的早期信号。如果发生这些症状应高度警惕,并立刻检查治疗。留心自身发出的"报警信号",同样可以达到"早"期发现。

(3)三级预防

又称临床预防或康复性预防，是指以延长生存期或以提高生活质量为目的而进行的积极综合治疗,并预防癌症复发和转移,防止并发症和后遗症。即对已经确诊的癌症患者进行积极的医学治疗,争取获得最佳疗效。即使是晚期患者,也可以帮助他们减轻痛苦,提高生活质量,延长生存期。

癌症中的三分之一是可以预防的,三分之一是可以治愈的,三分之一是可以缓解症状、延长寿命的。我们不但提倡"三早",而且提倡"三前"(癌前发现、癌前诊断、癌前治疗)。通过科学防癌,我们的生活一定会更加美好。

▌▶ 预防癌症应注意哪些事项?

肿瘤的发生是机体内因与外因共同作用的结果。越来越多的研究显示,遗传基因不能单独导致癌症的发生,环境因素作用于机体存在的易感基因, 则是癌症发生与发展的关键。阻断那些明确的后天致癌因素,可以降低肿瘤的发病率。

(1)改善饮食习惯

WHO 提出通过合理的饮食习惯预防癌症
● 避免动物脂肪。
● 增加粗纤维。
● 减少肉食。
● 增加新鲜水果和蔬菜。
● 避免肥胖。

(2)尽量少接触有害物质

如石棉、苯胺染料、离子射线和大量的紫外线等。吸烟是生活中危害严重、可预防的危险因子,与肺癌、头颈部肿瘤、膀胱癌、胰腺癌的发病关系密切,所以提倡全民戒烟。

（3）心态平和，学会减压

从理论上，人体无时无刻不在产生癌细胞，而人体免疫系统可对其识别和清除。精神过度紧张，或者过于劳累，机体免疫功能就会下降，癌细胞便得以在人体内生长，发展到一定程度就成为肿瘤。因此要有一个良好的心态，生活规律，工作有张有弛，加强身体锻炼。

（4）了解有关肿瘤的知识，及时治疗癌前病变

癌症的出现是一个由量变到质变的过程。如乳腺的囊性增生、慢性萎缩性胃炎、胃溃疡、家族性多发性大肠息肉、口腔白斑、慢性迁延性肝炎、宫颈糜烂、某些部位经久不愈的溃疡等，本身不是癌，但演变为癌症的概率比较高，如果能及时有效地治疗，阻断其演变过程，就可以大幅度降低一些肿瘤的发病率。

（5）定期体检，早期发现癌症的蛛丝马迹

肿瘤的表现在很多时候没有特异性，要重视身体的异常信号。

（6）注意饮食

● 粗：粗粮、杂粮、粗纤维类食物。食物中缺乏植物纤维是近年来癌症越来越多的重要原因之一。植物纤维具有"清洗肠道"的功能，它可以促进肠道蠕动，缩短肠内容物通过的时间，减少致癌物被人体吸收的可能，尤其能预防大肠癌的发生。粗粮中还含有丰富的钙、镁、硒等微量元素和多种维生素，其中硒是一种抗癌物质，能结合体内各种致癌物，通过消化道排出体外。

● 淡：少吃高脂肪食品，以天然清淡果蔬为宜，适当控制盐的摄入。美国国家科学院报告指出，所有饮食的构成要素中，脂肪与癌症关系最密切，特别是乳腺癌、大肠癌与前列腺癌。少吃脂肪也是有技巧的，比如选低脂或脱脂鲜奶，以豆制品取代部分肉类，把肉皮、肥肉外层的油炸裹粉去掉，不吃蛋糕的奶油，烹调时用蒸煮烤卤取代煎炸。

世界癌症研究基金会曾发布一项防癌忠告，其中"多吃蔬菜少吃

肉"得到了防癌专家的广泛认可。专家建议,对于爱吃肉的人,每周红肉的摄入量要少于 50 克,尽可能少吃加工的肉制品;每天食用白肉最好限制在 50~100 克以内,每周只吃 2~4 次。

另外,食盐和盐腌食物可能增加胃癌的发生率,每人每天进盐量最好不超过 5 克。尤其要小心身边的"隐形盐"。比如,超市食品中,薯片、泡面的含盐量最高。

● 素:多吃新鲜蔬菜和水果。目前已证实,足量的蔬果纤维,可预防结直肠癌,并减少乳腺癌、食道癌等数种癌症的发生率。世界癌症研究基金会科学项目经理蕾切尔·汤普森博士推荐了几种最有效的防癌蔬果:西红柿可降低患前列腺癌的危险;西蓝花、卷心菜和豆芽能降低患消化系统癌症的概率;草莓、洋葱、大蒜中都含抑制肿瘤生长的成分。美国农业部、美国癌症协会和国家癌症研究院联合建议,6 岁以下儿童,每天应摄取 5 份新鲜蔬果（1 份蔬菜约为 100 克，水果约为 150 克）,6 岁~13 岁之间的儿童及女性每天要吃 7 份蔬果,13 岁以上的青少年及男性成人则应每天摄食 9 份蔬果。

● 杂:食谱宜杂、广。预防肿瘤,并不需要什么灵丹妙药,也不需要名贵药材,关键在于平衡饮食,不挑食,荤素搭配,忌燥热及过分寒凉食物。只要配合得好,红、黄、白、绿、黑等有色彩的食物都是"抗癌药"。美国癌症研究协会曾明确表示:没有任何一种单一的食物能够保护人们不得癌症。

● 少:食物摄入总量及糖、蛋白质、脂肪的摄入量均应有所节制。日本东京一研究成果指出,吃得太饱,会增加患癌的风险。研究人员发现,"每顿都吃得很饱"和"基本上只吃八分饱"的人相比,前者患癌的概率更大。暴饮暴食的同时,如果还酗酒、吸烟,也导致患食管癌、胃癌、胰腺癌等消化系统肿瘤的概率上升。

● 烂:除新鲜水果、蔬菜外,其他食物应煮烂、煮熟。意大利一项研究发现,胡萝卜素、番茄红素和叶黄素根本不怕煮,反而比生吃更能保护身体免于癌细胞的侵袭。尤其是富含类胡萝卜素的胡萝卜、西红柿,以及西蓝花和十字花科蔬菜等。

▌▶ 为什么老年人容易得癌症?

随着年龄的增加,免疫及抗衰老修复系统功能会下降,有免疫功能的细胞对一些突变细胞的监视和清除能力下降,使其有机会进一步转化为癌细胞;人体组织细胞的衰老,也增加了对致癌物质的"易感性",因而造成老年人更容易患肿瘤。

(1)致癌的机会增多了

在癌症的病因中,80%来自外界致癌因素,其中大部分是化学性致癌因素。年龄愈大,接触时间愈长的人,导致患癌症的危险愈大。

(2)越过"致癌潜伏期"需要一个漫长的过程

这个过程可长达10~40年,这一阶段为"致癌潜伏期"。譬如与煤焦油、沥青经常接触的工人,发生皮肤癌的"潜伏期"一般为20年;从事染料工业,经常与β-萘胺接触,发生膀胱癌者需要10~20年时间,最长达38年。这样,人们在参加工作时,如20~30岁开始接触致癌物质,往往到40~50岁甚至以后才发病,这就自然形成了年龄大的人患癌症多的现象。

(3)"免疫监视"及抗衰老修复系统功能下降

随着年龄的增加,衰老过程逐渐降临时,"免疫监视"功能也逐渐降低。如细胞免疫中起重要作用的T淋巴细胞,到了老年,其在血液循环中的绝对数目明显减少。这种老年性"免疫监视"功能下降,形成了该阶段肿瘤的发生和发展。同时,随着年龄增加,体力抗衰老修复系统功能下降,也使突变细胞不能被清除,从而增加肿瘤的发生。

(4)组织细胞的"易感性"增高

随着组织细胞的衰老,增加了对致癌物质的"易感性"。

❚❚▶ 青少年预防肿瘤有什么具体措施？

从青少年起就要注意饮食结构和营养的合理搭配，做到不挑食、不偏食，多吃绿色蔬果、粗粮、豆类等食物；对饮食要有节制，适可而止，既防止营养过剩，又要免于营养不足；对油煎食品、熏制食品应尽量少吃，不吃霉变、腐烂或不新鲜的食物；养成吃早餐的习惯，并且重视早餐摄入的能量和营养的合理搭配。

青少年易发生贫血，特别是女孩以缺铁性贫血最为多见，这将影响到青少年的生长发育，降低机体对肿瘤的免疫监控能力。

❚❚▶ 患肿瘤的高危人群包括哪些？

一般来讲，肿瘤发生的高危人群可包括以下几组人群。

(1)老年人群

尽管肿瘤可能发生于任何年龄，但肿瘤的发病高峰在 50 岁以上，肿瘤发病风险随着年龄增加而增大。65 岁的人患肿瘤的机会是 25 岁年轻人的 50 倍。50 岁以上的人中，1/10 到 1/5 的疾病是肿瘤。因此，50 岁以上的人，应视为发生肿瘤的危险人群。需定期体检以早期发现肿瘤。

(2)接触致癌物质的人群

这主要是与职业相关的肿瘤，如放射线工作者、铀矿及反应堆工作人员、石棉工人等。在致癌物质环境中工作的人若吸烟、饮酒，势必加重对致癌物质的刺激。这一组人一定要定期检查，加强劳动保护。

(3)遗传因素造成的高危人群

肿瘤是个体遗传基因异常与环境中致癌物质相互作用的结果。某些肿瘤有家族聚集性和遗传易感性，就是说有肿瘤家族史的人比一般人患肿瘤的机会要高。对于有遗传基因和患肿瘤家族史的人，要积极进行预防肿瘤的宣传，落实预防措施，定期检查，及早治疗与肿瘤相关的疾病。

（4）治疗后的肿瘤患者

如果得到根治，肿瘤患者中一部分会患有重复癌。治疗后要定期复查随诊，以便早期发现新的病灶或另一种肿瘤。

（5）有癌前病变的患者

肿瘤发病之前，可能会发生某种良性疾病，最终在致癌因素作用下变为肿瘤。应当了解和防治这些癌前病变，制止癌前病变的演绎。

预防肿瘤，在临床上应当重视这几组人群，因为他们之中有一部分人可能会成为恶性肿瘤患者。

▌▌▶恶性肿瘤会遗传吗？

恶性肿瘤是否遗传是肿瘤患者及家属非常关注的问题。如果可以遗传，肿瘤患者后代能否通过遗传学对肿瘤进行早期干预呢？

大量医学实践发现，遗传因素在癌症的发生过程中确实起到了一定作用。与遗传关系最密切的癌症是儿童视网膜母细胞瘤，这种患者的兄弟姐妹中，往往有一半是视网膜母细胞瘤的患者。另外，少部分乳腺癌、大肠癌、胃癌、食管癌也与遗传有一定关系。

那么，癌症的家族遗传现象是怎么产生的呢？目前认为是由染色体畸变及抑癌基因异常造成的。正常人体每个细胞有 23 对染色体，各种致癌因子可以引起染色体畸变，使得染色体在数目和形态上均与正常细胞不同。这种染色体的畸变有时会遗传给后代，使其下一代具有患癌的可能性。具有患癌可能性的人并不一定会患有癌症，只是患癌症的机会比普通人高。如我国有很多烟民，但只有其中很少一部分是肺癌患者，除与吸烟时间长短有关外，还与个人体质和患癌的其他因素有关。

▐▐▶ 与遗传有密切关系的肿瘤有哪些?

● 完全由遗传基因决定的遗传性肿瘤,如儿童肾母细胞瘤、视网膜母细胞瘤,均属遗传性疾病,由异常的基因决定。

● 具有遗传倾向的肿瘤,由遗传性发育障碍引起,如家族性结肠息肉、遗传性免疫缺陷综合征。家族性结肠息肉病,如不给予治疗,容易发展为结肠癌;遗传性免疫缺陷综合征患者免疫功能低下,容易患淋巴网状系统肿瘤,如白血病、淋巴瘤等。

● 家族性肿瘤确切的致癌基因和染色体等遗传证据,但其发病有时表现出明显的家族聚集性,即某一家族中的多名成员具有"癌症体质",家族中多代或一代中多人患同样的癌症。如胃癌、大肠癌、乳腺癌、子宫癌、肝癌、肺癌等都有所谓"高癌家族"的报道。胃癌患者的一级亲属(即父母和兄弟姐妹)患胃癌的危险性比一般人群平均高3倍;乳腺癌、子宫癌、肝癌和食管癌也具有一定的遗传性。

● 还有一类是没有发现遗传的物质基础,但是有明显的遗传倾向,即有所谓"癌症体质"的癌症。

▐▐▶ 有家族性肿瘤遗传倾向时能预防吗?

如果家族中有人患肿瘤,评估后代发生肿瘤的可能性及概率的方法如下

- 是否有血缘关系:如果婶婶、姑夫、舅妈、姨夫、姐夫、嫂嫂等为肿瘤患者,则无关;如果是爷爷、奶奶、姥姥、姥爷、父亲、母亲、叔叔、姑姑、舅舅、姨、叔舅兄弟姐妹、姑姨兄弟姐妹为肿瘤患者,则有相关性和考虑的必要,其中越直接,如父母、兄弟、姊妹,越值得警惕。
- 发生同一肿瘤的数量和类型:如相关亲属中有一个癌症患者时,并不能说明有遗传性;有两个或两个人以上时,尤其发生的是同一种肿瘤,则需注意有家族性肿瘤易感性的问题。
- 发生肿瘤的时间:肿瘤患者发生在六七十岁及以上的亲属,如爷爷或奶奶80岁患癌,由环境因素诱发的可能性大,遗传给后代的概率很小;如发生癌症的时间在中年或儿童期,则遗传性因素更大一些,值得关注。

- 是哪一类肿瘤:如是视网膜母细胞瘤、白血病、结肠癌、神经母细胞瘤、皮肤基底细胞癌等遗传倾向大的癌症,值得警惕。
- 到医院进行遗传检测:要到肿瘤医院咨询和进行检测,以明确是否为易感个体,如是,则应采取一定防范措施。

　　凡经检测证实有遗传缺陷属于易感肿瘤个体,则有发生癌变的倾向和可能,可采取相应的预防措施。若直系亲属患结肠息肉性癌,则后代应检测有无肠息肉。如证实有 Rb 基因突变,则对环境和饮食中的有害因素应特别防范,也应安排合理的生活方式等。

　　总之,癌症和遗传具有一定关系,有癌症家族史的人,一方面要认识到自己虽然可能因遗传而有易患癌症的体质,但并不意味着肯定会患癌症,不必恐惧;另一方面要注意防癌,争取做到早预防、早发现、早诊断和早治疗。

▌▌▶肿瘤患者如何提高自身机体的免疫力?

　　● 对于如何提高人体的免疫力,尤其是癌症患者的免疫力,涉及很多方面。提高免疫力不能单纯地采用某一种方法,对于癌症患者而言,一定要保持良好的心理状态,树立战胜疾病的信心。现在很多的安慰疗法、幽默疗法、信心疗法都是基于癌症患者的心理治疗方面。

　　● 要注意调节饮食,癌症患者在康复期要设法增进食欲。强调均衡营养,注重扶正补虚,食疗的目的就是保证癌症患者有足够的营养补充,提高机体的抗病能力,促进患者的康复。

　　● 要合理地选用补药。补药治疗肿瘤是中医药的主要治疗法则之一。即扶正培本法,现代科学方法研究补药发现,许多补药都有增强机体免疫功能的作用,所以国内外都运用补法治疗肿瘤,达到遏制肿瘤生长和扩散的目的。但是补药并不是单一一味药物的补充,而是根据患者的体质合理采用中医辨证论治的方法进行调理,否则,会产生损不足而补有余的现象,甚至可能会加速肿瘤的发展。

● 过度的免疫治疗并无明确益处。肿瘤的发生发展与肿瘤的免疫逃逸有关,对大多数恶性肿瘤而言,一般的细胞免疫因子及细胞成分治疗并没有明显的疗效。相对而言,中医具有西医不具备的整体观,通过调理使机体达到阴阳均衡,更有益于患者免疫状态的恢复与维持。

▐▐▶ 目前世界公认的防癌饮食原则是什么?

通过大量的实践经验,目前通常人们认为预防癌症饮食的原则如下。

(1)合理安排饮食

在每天的饮食中,植物性食物如蔬菜、水果、谷类、豆类应占 2/3 以上。植物性食物可以帮助预防癌症。多吃各种蔬菜,以葡萄干或其他干果作为零食,不吃或少吃含高脂肪、高盐、高糖的炸薯片和饼干。

(2)控制体重

避免体重过轻或过重,在成年后体重增幅不应超过 5 千克。科学家们用体质指数(BMI)来衡量个人的健康体重。BMI 小于 20,体重不足;BMI 为 20~25,理想体重;BMI 为25~30,轻微超重;BMI 大于 30,严重超重。超重或过度肥胖的妇女,患子宫内膜癌的危险性高;超重的绝经后妇女发生乳腺癌的危险性高。体重超重者患肾癌、肠癌的危险性高,并可能增加患其他肿瘤的危险性。

(3)坚持体育锻炼

如果工作时很少活动或仅有轻度活动,每天应有 1 小时的快走或类似的运动量。每星期至少要进行 1 小时的剧烈运动。

(4)多吃蔬菜水果

每天应吃 400~800 克的各种蔬菜、水果,可以使患癌症的危险性降低20%。科学家们的研究发现:蔬菜和水果的保护作用是由其中的维生素、矿物质、纤维和植物与化学物质之间的相互作用产生的。在蔬菜和水果中,被认为与防癌有关的抗氧化剂有胡萝卜素、番茄红素、次胡萝卜素、叶酸、叶黄素、黄色素等,它们普遍存在于各种蔬菜和水果之中。

(5)淀粉类食物

每天吃600~800克的各种谷物、豆类、植物根茎,加工越少的食物越好,少吃精制糖。在自然界中,全麦面粉和其他谷类、豆类、块茎类(土豆)植物等,含有重要的维生素、微量元素和食物纤维,这些物质对身体健康和预防癌症是十分重要的。食物中的淀粉被认为有预防结肠癌和直肠癌的作用,而高纤维的食品可能有预防结肠癌、直肠癌、乳腺癌和胰腺癌的作用。

(6)不提倡饮酒

饮酒可增加人类患癌症的危险,尤其是口腔癌、咽喉癌、食道癌、肝癌、结肠癌、直肠癌和乳腺癌。如果饮酒再加上吸烟,两者协同作用,则患癌的危险更大。

(7)肉类食品

每天吃红肉(牛肉、羊肉、猪肉或制品)不应超过90克。最好以鱼、家禽以代替红肉。如果每日摄入超过90克的红肉,可能会增加患结肠癌、直肠癌、胰腺癌、肾癌、前列腺癌、乳腺癌、子宫内膜癌的危险。吃鱼不会增加患癌的危险,可尝试每周至少吃两次鱼。尽管红肉含铁量较高,但豆类、蔬菜和全谷类饮食同样可以提供足够的铁。

(8)脂肪

少吃高脂食物,特别是动物性脂肪,选择恰当的植物油并节制用量。

饱和脂肪酸含量高的膳食会增加患肺癌、结肠癌、直肠癌、前列腺癌、乳腺癌和子宫内膜癌的危险。健康饮食要求将脂肪的总摄入量减少到低于每日所需总热量的 25%。

(9)少吃盐

少吃腌制食物,盐的每日消耗量应少于 6 克(约一茶匙)。

应避免习惯性地在烹调时加太多盐,在餐桌上可用新鲜的黑胡椒粉代替盐,少吃腌制的咸肉、火腿及咸花生、咸土豆片、咸饼干等。

(10)食物贮藏

不要食用在常温下存放时间过长、可能受真菌毒素污染的食物。

真菌毒素最主要的是黄曲霉毒素,它可引起原发性肝癌。不要买有真菌污染的坚果、谷类和豆类。

(11)易腐烂

用冷藏或其他适宜方法保存易腐烂的食物。各种食物有不同的保质期,按照食品包装上的说明妥善保存食物,既可保存其营养成分,又可防止各种病菌的污染和食品变质。

(12)食品中的添加剂、污染物

食品中的添加剂、污染物及残留物食品中的添加剂、污染物及残留物的水平低于国家规定的限量即是安全的,但乱用或使用不当可能影响健康。尽管蔬菜水果中可能有少量化学残留物,但在食用前仔细清洗,就可以去除细菌和杂物。

(13)注意食物烹制

不吃烧焦的食物,直接在火上烧烤的鱼或肉、腌肉及熏肉只能偶尔食用。常吃烤肉、烤鱼会增加患胃癌的危险性。烹调时避免把食物烧焦,如果烧焦,食前应去除烧焦部分。烹调最好煮、蒸、炒而不要烤、炸、熏食物。

(14)不食用营养补充剂

对于饮食基本遵循以上建议的人来说,一般不必食用营养补充剂。

营养补充剂对减少癌症的危险可能没什么帮助。如果认为必须用营养补充剂,最好先去找医生,以确定身体状况是否需要。

▌▌▶ **癌症患者护理的三原则是什么?**

癌症较难治愈,除了治愈率评价治疗效果外,提高癌症患者的生活质量非常重要。癌症患者,特别是晚期的患者,影响生活质量的因素较多,如疼痛、疲乏、失眠、食欲缺乏、便秘或腹泻等。

(1)饮食护理

癌症是一种消耗性疾病,尤其在进行手术、放疗、化疗时,做好适当的饮食护理是保证治疗顺利进行的必要条件。应根据病情及消化吸收能力分别供给普通饭、软饭、半流质与流质饮食。接受放射治疗和化学治疗的患者,可能有食欲不好或味觉异常,保证其营养,并适当增加调味品。

在住院治疗期间,可根据患者病情,选择不同的补给营养途径。口服使用经口膳食,鼻饲使用鼻饲膳食。经胃或肠造瘘口管饲,食物可以比鼻饲者稠厚。静脉营养适于胃肠衰竭,或喂养不足者。患者情况各异,不宜强求一律,应根据具体情况,咨询医生、护士、营养师的意见,保质保量给予恰当的饮食。

(2)疼痛护理

疼痛产生的原因不同,处理方法也不同,有的可放疗,有的需手术,有的需药物治疗。患者如果过度紧张和焦虑常会使疼痛加重,因此还要通过镇静等方法达到减痛效果。也可通过听音乐、看电视来分散注意力,去除患者的烦躁和忧虑。冷湿敷法、热湿敷法也是可用的辅助止痛方法。看护患者时在病床边多逗留,用热水擦一下脸,更换一下患者的体位,都是对患者精神上的安慰,可减轻疼痛。必要时可使用止痛药物。

肿瘤引起疼痛的原因很多,可能与下列因素有关

- 肿瘤生长迅速,造成器官包膜紧张牵拉。
- 肿瘤压迫神经根、神经干或神经丛。
- 肿瘤引起空腔脏器梗阻。
- 消化道肿瘤破裂引起出血及穿孔。
- 肿瘤本身破溃感染并引起周围组织坏死。
- 肿瘤浸润血管,局部缺氧。
- 放疗或手术的后遗症。

同时也要注意预防褥疮:如有晚期患者合并营养不良,或身体有肠瘘、尿瘘,或合并水肿等情况,睡觉时长期压迫身体某一部位,很容易发生褥疮。

(3)心理护理

要加强心理护理,给予患者心理安慰,帮助建立积极情绪,使患者消除焦虑、恐惧、不安的情绪,避免其不必要的精神压力,以正常的心理状态配合诊断、治疗,锻炼坚强意志,对生活充满希望,这是战胜癌症的重要精神支柱。多和患者接近,谈心交流是最好的疏导方式。医生、护士与家属都应掌握语言交流和非语言交流。

温馨提示

首要的是具有同情心,语言亲切,创造一种良好的气氛。使患者感到周围的人,对其同情和理解。让患者愿意说出自己的真实想法,不愿交谈的患者或当时不愿交谈时,不要勉强。有些晚期患者,具有害怕被人冷漠和抛弃的孤独感,在这种情况下可允许家属陪伴。任何时候,要保持患者的尊严,尽可能提高生存质量。要理解患者的家属为了患者也很辛苦,也承受着痛苦,因此在可能时安排家属适当休息和饮食。

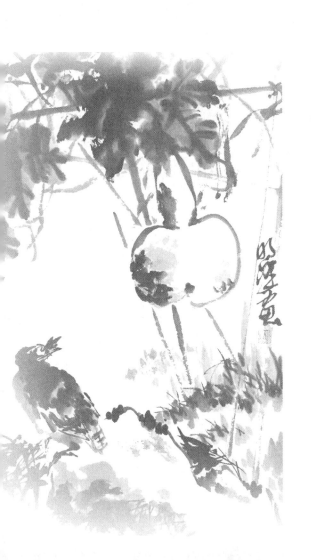

第二章　中医防治肿瘤常识

▐▌▶ 为何中医学是中华文化宝贵的财富？

中医文化是中国传统文化的缩影，中医学不仅是医疗的宝库，在其发展过程中，也吸收和体现了中国传统文化多方面的内容和特点。中医学在思想、理论、观点，甚至具体内容上，都体现了中国传统文化的特点。中医药学术体系是我国优秀传统文化的杰出代表，它为中华民族的繁衍生息做出过不朽的贡献，在现代医学较为发达的今天，仍然在为维护人类健康发挥着重要的作用。

在中医形成的漫长历史过程中，它具备双重内涵，一个就是它的人文科学属性，它是一种哲学医学模式，它讲整体观、天人合一、阴阳平和，和现代科学认为人体和任何一个生命体的内稳定保持平和完全是异曲同工。

中医还有它的自然科学属性。中医学来源于实践经验，包含人们对自然、人体功能的认识、药物的药理、疾病的病理发生、发展等自然科学内容。它也明确地阐述人的心、肝、脾、肺、肾功能的表现。它对人的心、肝、脾、肺、肾都有非常好的功能界定。中医是一种最原始的又符合现代科学的实践医学。

中医是自然科学和人文科学相结合的临床医学科学，是我国独特的一种科学体系。因为中医到现在仍有独特的疗效，其更强调的是功能，维持机体正常运转、融合数项西医功能特点的机能。

中医学经过三千多年的孕育、形成和发展，经过无数医学家的努力，形成诸多学说。就其理论基础而言，包括阴阳五行学说、藏象学说、气血学说、经络学说、五运六气学说、病因学说、诊法学说、治则学说、中药性能学说、方剂学说和养生学说。这些学说环环相扣，纵横贯通，从而形成了一个庞大、完整、严密的理论体系。

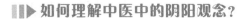

如何理解中医中的阴阳观念？

中医理论最核心的东西是阴阳。《素问·阴阳应象大论》的开首即说："阴阳者，天地之道也，万物之纲纪，变化之父母，生杀之本始，神明之府也，治病必求于本。"《素问》的这段话对阴阳做了高度的浓缩和概括。《素问》强调："阴阳者，数之可十，推之可百；数之可千，推之可万，万之大不可胜数。然其要一也。""知其要者，一言而终；不知其要，流散无穷。"这个"数之可十，推之可百；数之可千，推之可万"其实就是讲显现，是从现象上讲。而这个不可胜数的显现，就其实质而言却只是一个。知道了这个实质，就可以一言而终，就可以"能知一，万事毕"，而不知道这个实质，则必会流散无穷。

阴阳辨证在疾病辨证中占有重要地位。明确阴阳可以避免临床上的错觉诊断。阴阳既能概括整个病情，又能用于一个症状的分析，最重要的是可以应用于疾病治疗。《素问·阴阳应象大论》中说："阳病治阴，阴病治阳。"张仲景将伤寒病分为阴证、阳证，以三阴、三阳为总纲。明代医家张景岳也强调："凡诊脉施治，必先审阴阳，乃为医道之纲领。"

阴证和阳证区分如下。

● 凡病在里、在血，属寒，正气不足，机体反应多呈衰退的表现均属阴证的范畴。其症状为精神萎靡、面色苍白、畏寒肢冷、气短声低、口不渴、便溏、尿清、舌淡苔白、脉沉迟微弱等。其病因病机为年老体弱或内伤久病，或外邪内传脏腑等导致正气衰弱、阳虚阴盛。

● 凡病在表、在气，属实、属热，正气未伤，机体反应多呈亢盛的表现均属阳证的范围。其症状为心情烦躁、面赤身热、气壮声高、口渴善冷饮、呼吸气粗、腰痛拒按、大便秘结、尿短赤、舌红绛苔黄、脉浮洪或滑数有力等。其病因病机为邪气入侵，邪盛而正气亦强，正邪激争所致。

养生的目的，是健身防病和延年益寿。阴阳学说主张顺应自然养生,做到春夏养阳,秋冬养阴,精神内守,饮食有节,起居有常,法于阴阳,以保持机体内部以及机体与外界环境之间的阴阳相协调。人体的阴阳变化与自然界四时阴阳变化协调统一, 就可以达到预防疾病和延年益寿的目的。

▌▶中医中藏象学说及五运六气指什么?

(1)藏象学说

"藏象"二字,首见于《素问·六节藏象论》。藏指藏于体内的内脏,象指表现于外的生理、病理现象。藏象包括各个内脏实体及其生理活动和病理变化表现于外的各种征象。藏象学说是研究人体各个脏腑的生理功能、病理变化及其相互关系的学说。它是历代医学家在医疗实践的基础上,在阴阳五行学说的指导下,概括总结而成的,是中医学理论体系中极其重要的组成部分。

藏象学说的形成,主要有3个方面。一是来源于古代的解剖知识。如《灵枢·经水》中说:"若夫八尺之士,皮肉在此,外可度量切循而得之,其死,可解剖而视之。其脏之坚脆,腑之大小,谷之多少,脉之长短,血之清浊……皆有大数。"二是长期对人体生理、病理现象的观察。例如因皮肤受凉而感冒,会出现鼻塞、流涕、咳嗽等症状,因而认识到皮毛、鼻窍和肺之间存在着密切联系。三是长期医疗经验的总结。如从一些补肾药能加速骨折愈合的认识中产生了"肾主骨"之说。

藏象学说是一种独特的生理病理学理论体系。其中脏腑不单纯是一个解剖学的概念, 更重要的则是概括了人体某一系统的生理和病理学概念。心、肺、脾、肝、肾等脏腑名称,虽与现代人体解剖学的脏器名称相同,但在生理或病理的含义中,却不完全相同。一般来讲,中医藏象学说中一个脏腑的生理功能, 可能包含着现代解剖生理学中的几个脏器的生理功能;而现代解剖生理学中的一个脏器的生理功能,亦可能分散

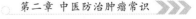

在藏象学说的某几个脏腑的生理功能之中。

（2）以五脏为中心的整体观

以五脏为中心的整体观，是整体观念在藏象学说中的体现。它认为人体是一个极其复杂的有机整体，人体各组成部分之间在形态结构上不可分割，在生理功能上相互协调，在物质代谢上相互联系，在病理变化上相互影响。这种人体自身的整体性主要体现在以下3个方面。

一是，人体五脏、六腑、形体官窍通过经络的联络、气血的贯通连接作用及功能的配合隶属关系，构成五大功能系统。

二是，五大功能系统之间又通过五行的生克制化，相互助长和制约，维持着整体生命活动。在五大功能系统之中，五脏藏蓄精气，主持气化，居于核心地位，六腑的功能从属于五脏，奇恒之腑贮藏的精气也源于五脏。五脏功能健旺，人体其他器官活动才能正常，身体才能强壮。在五脏中，心又为一身之大主，在心的主导下，全身脏腑器官的功能活动才能达到协调统一。

三是，五脏的生理活动与人的心理活动密切相关。藏象学说认为，人体的心理活动是由心主宰，而分属于五脏。"心藏神，肺藏魄，肝藏魂，脾藏意，肾藏志。"情绪变化对应于五脏，心在志为喜，肝在志为怒，脾在志为思，肺在志为忧，肾在志为恐，五脏共同维持着心理活动的正常进行。

以五脏为中心的五大功能系统又与外环境相连通，主要通过五脏的功能活动，调节着体内外环境的协调平衡。总之，藏象学说是以五脏为中心，将人体的内脏、形体诸窍和心理活动都归属于五脏，以五脏的功能活动及其相互关系来阐释人体内环境及其与外环境的协调统一。

（3）五运六气

五运六气包括五个方面，即司天、客气、中运、主气、在泉，是中医天人合一思想的具体体现。

五运六气学说不是中医理论的一个分支，而是中医理论的源头，是五脏六腑、三阴三阳、六经、十二经络等中医概念形成的基础。

以木、火、土、金、水为代表符号的"五行"说，是对万物之象的概括。《黄帝内经》中的五运六气，代表了黄帝文化天人的相应思想。中医药学之所以能成为打开中华文明宝库的钥匙，与其中的五运六气学说有很大关系。

五运六气反映的是宇宙基本规律。中医强调"天人相应"，认为要把握和顺应自然规律才能达到强身健体的目的，这就离不开五运六气了。

天干地支大都比较熟悉，但五运六气却是隐晦难懂。天干地支与阴阳五行相得益彰，是一种以立春作为一年开始的阴历纪年方法。五行最初来源于五方，代指金、木、水、火、土五种物质，配合二十八星宿，始作十天干，分别是甲、乙、丙、丁、戊、己、庚、辛、壬、癸，十二地支也就是十二生肖：子、丑、寅、卯、辰、巳、午、未、申、酉、戌、亥，两者按固定顺序互相搭配组成干支纪年法，它是阴阳五行的另一种形式，阐明了有事于天则用日，有事于地则用月的道理。

五运六气是中国古代研究气候变化及其对人体健康和疾病关系的总说，在中医学里占有比较重要的地位。它是在中医整体观念的指导下，以阴阳五行学说为基础，运用天干地支等符号作为演绎工具，来推论气候变化对人的影响。简单来说，天有五运，地有六气，地之五行与天之六气相配，是三阴三阳之六气与天之六气的结合。三阴三阳对应人体六条经脉：厥阴、少阴、太阴、少阳、阳明、太阳。天之六气包括风、寒、热、暑、湿、燥、火。这种配属的方法最早来源于《素问五运行大论》，是古人对于五运六气最初的理解。天干化五运，分别是甲、己化土运；乙、庚化金运；丙、辛化水运；丁、壬化木运；戊、癸化火运。地支化六气，其中子、午属少阴君火司天，阳明燥金在泉；丑、未属太阴湿土司天，太阳寒水在泉；寅、申属少阳相火司天，厥阴风木在泉；卯、酉属阳明燥金司天，少阴君火在泉；辰、戌属太阳寒水司天，太阴湿土在泉；巳、亥属厥阴风木司天,少阳相火在泉。年之所加,气之盛衰,虚实之所起,所有疾病的发生和发展都与五运六气有关,不可能单一存在,必定有一荣俱荣,一损俱损的关系。

▌▶ 脏腑间相生相克关系是怎样的?

中医认为,人体是一个有机的整体,各脏腑、组织、器官的功能活动不是孤立的,而是相互关联的,是整个机体活动的一部分。它们以经络为通道,在各脏腑组织之间,相互传递着各种信息,在气血津液环周全身的情况下,形成一个非常协调的统一整体。中医学根据五行互藏而形成了五脏互藏理论,即五脏的网络调节机制。人体内脏器官之间,不但有结构上的某种联系,而且在功能上也是密切联系、相互协调的。某一生理活动的完成,往往有多脏器的参与,而一个脏器又具有多方面的生理效能。内脏之间的这种相互联系是人体内脏生理活动的整体性的表现。因此内脏发生病变后会相互影响。

(1)脏与脏之间的关系

● 心与肺。心主血、肺主气。人体脏器组织功能活动的维持有赖于气血循环输送的养料,血的正常运行虽然是心所主宰,但必须有赖于肺气的推动;而积存于肺的宗气,要贯注到心脉,才能畅通全身。

● 心与肾。心肾两脏互相作用,互相制约以维持生理功能上的相对平衡,称为"心肾相交"。如果肾阴不足,心火过盛,失去协调,称为心肾不交,而出现健忘、失眠、心悸、遗精等症状。心与肾的另一种生理病理关系,就是心阳和肾阳的相互作用,相互促进。心的阳气足,表现为血液循环通畅旺盛;如果肾的元阳衰微(命门火衰),可以导致心阳不足;心阳不足也可以影响肾阳的不足。

● 心与肝。心为一身血液循环的中心,肝是贮藏血液的一个重要器官。所以心血旺盛,肝血也就贮藏充盈,就可以营养筋脉,促进人体及四肢屈伸的各种活动。如果血液不足,损耗过度,以致血亏肝虚,血不养筋,则出现手足痉挛、抽搐等症状。这说明心血过耗,肝失所养造成的病理变化。

● 心与脾。脾的运化功能,需要心阳的推动,而心血的生成,又必须依赖于脾所吸收相转输的水谷精微。心主血而脾统血,脾的功能正常,才能很好地统摄血液;若脾阳不振,就要导致血不循经等疾病。

● 肝与脾。肝藏血,脾主运化营养,化生血液。如脾虚,影响血的生成,则肝血不足,在临床上表现为头晕眼花、视物模糊等。肝胆帮助脾胃消化运输,但当肝气不调,也可导致肝脾不和,出现胁痛、腹胀、满闷不舒、厌食吞酸等症状。如肝气横逆,肝气犯脾,可出现腹痛、腹泻等症状,特别是脾虚的时候,更容易发生这种现象。所以有"见肝之病,知肝传变,当先实脾"的说法。

● 脾与肺。肺气的强弱依赖于水谷之后天的供给,水谷之气与脾的运化是密切相关的,故脾虚影响到肺时,常出现面色苍白、懒言、少食、消瘦、咳嗽、便稀等症状。治疗上常用"补脾益肺"的方法。又如慢性咳嗽,痰多而稀白,身倦气促,食欲缺乏等症状,病变虽在肺,而病本在于脾,必须用健脾化痰的方法,才能奏效。所谓"肺为贮痰之器,脾为生痰之源",由此就可以体现脾与肺的关系。

● 脾与肾。脾阳依靠肾阳的温养才能发挥运化作用。肾阳不足可致脾阳虚弱,运化失职,出现腹胀、消化不良、大便泄泻或水肿、腹水等肾虚症状。治疗必须用健脾补肾的方法。

● 肺与肝。肝火盛时可以灼肺,出现干咳或痰血、胸胁痛、易怒等症状;肝气上逆又可影响肺气失降,而见胸胁胀满不舒等。

● 肾与肝。肾藏精,肝得肾精的滋养,可维持肝脏的功能正常。如肾阴不足,肝失滋养,就会引起肝阴不足,肝阳上亢,或肝风内动的疾病,如头昏眼花、耳鸣、肌肉跳动、肢体麻木、下肢无力等。常常是肝肾同治,采用滋肾养肝的方法而获得疗效。

● 肾与肺。①从水液代谢方面来说,肾的经脉上连于肺,管理三焦,上靠肺的通调,下靠肾的开合,中靠脾的运化,故肺、脾、肾三脏对全身水液代谢都有密切关系,一脏功能失职,均会使水液滞留而发生水肿。②从气的关系来说,肺主呼吸而肾主纳气,二脏有协同维持人身气机出入升降的功能。腑与腑之间的关系:六腑是传导饮食的器官,它们既分工又协作,共同完成饮食的受纳、消化、吸收、传导和排泄过程。如胆的疏泄胆汁,助胃化食;胃的受纳腐熟,消化水谷;小肠的承受吸收,分清泌浊;大肠的吸收水分和传导糟粕;膀胱贮存和排泄尿液;三焦是水液升降排泄的主要通道,它们之间的关系是十分密切,其中一腑功能失常,或发生病变,都足以影响饮食的传化,所以说六腑是泻而不藏,以通为用。六腑是传化食物的器官,它们即分工又协作,共同完成食物的消化、吸收、转输和排泄。如胆的疏泄胆汁,助胃化食;胃的受纳、消化、下灌肠道;小肠的承受吸收、分别清浊;大肠的吸收水分和排便,膀胱的贮存和排出尿液等;三焦则联系各部分的功能,协同蒸发气化,也是水液升降排泄的主要通道。它们的关系十分密切,一腑失职或病变,都要影响饮食正常的传化。

(2)脏与腑间的关系

● 脏与腑之间的关系:脏与腑是表里互相配合的,一脏配一腑。脏属阴为里,腑属阳为表。脏腑的表里由经络来联系,即脏的经脉络于腑,腑的经脉络于脏,彼此经气相通,互相作用,因此脏与腑在病变上能够互相影响,互相传变。脏腑表里关系是:心与小肠相表里;肝与胆相表里;脾与胃相表里;肺与大肠相表里;肾与膀胱相表里;心包与三焦相表里。

● 心与小肠。经络相通,互为表里。心经有热可出现口舌糜烂。若心经移热于小肠,则可兼见小便短赤、尿道涩痛等症状。

● 肝与胆。胆寄于肝,脏腑相连,经络相通,构成表里。胆汁来源于肝,若肝的疏泄失常,会影响到胆汁的正常排泄。反之,胆汁的排泄失常,又会影响到肝。故肝胆症候往往同时并见,如黄疸、胁痛、口苦、眩晕等。

● 脾与胃。在特性上,脾喜燥恶湿,胃喜润恶燥;脾主升,胃主降。在生理功能上,胃为水谷之海,主消化;脾为胃行其津液,主运化。二者燥湿相济,升降协调,胃纳脾化,互相为用,构成了既对立又统一的矛盾运动,共同完成水谷的消化、吸收和转输的任务。胃气以下行为顺,胃气和降,则水谷得以下行。脾气以上行为顺,脾气上升,精微物质得以上输。若胃气不降,反而上逆,易现呃逆、呕吐等症状。脾气不升,反而下陷,易现久泄、脱肛、子宫下脱等症状。由于脾和胃在生理上密切相关,在病理上互相影响,所以在临证时常脾胃并论,在治疗上多脾胃并治。

● 肺与大肠。经络相连,互为表里。若肺气肃降,则大肠气机得以通畅,以发挥其传导功能。反之,若大肠保持其传导通畅,则肺气才能清肃下降。例如:肺气壅滞,失其肃降之功,可能引起大肠传导阻滞,出现大便秘结。反之,大肠传导阻滞,又可引起肺肃降失常,出现气短咳喘等。在治疗上肺有实热,可泻大肠,使热从大肠下泄;反之,大肠阻滞,又可宣通肺气,以疏利大肠的气机。

● 肾与膀胱。经络相通,互为表里。在生理上一为水脏,一为水腑,共同维持水液代谢的平衡(以肾为主)。肾阳蒸化,使水液下渗膀胱,膀胱又借肾阳的作用,通过自身的功能而排泄小便。在病理上,肾阳不足,可引起膀胱功能减弱而出现小便频数或遗尿;膀胱湿热,又可影响肾脏而出现腰痛、尿血等。

● 心包与三焦。经络相通,互为表里。临床上热病中的湿热合邪,稽留三焦,出现胸闷身重,尿少便溏,表示病在气分;如果未能制止其发展,温热病邪,便由气分入营分,由三焦内陷心包,而出现昏迷、谵语等症状。内脏之间的联系很广泛,它们之间既有结构上的联络,更有功能上的联系。如脾的主要功能是主运化,为全身的营养来源;但脾的运化,除了胃为主要配合外,也要依靠肝气的疏泄。肺气的输布,心血的滋养,肾阳的温煦,胆亦参与其间。内脏之间的相互关系构成了人体活动的整体性,使得各种生理功能更为协调,这对于维持人体生命活动,保持健康有重要意义。脏腑学说就是研究人体的脏腑生理功能和病理变化及其相互关系的学说。脏,包括心、肝、脾、肺、肾,称为五脏。另外心包位于心脏的外围,附有络脉,是通行气血的径路,并有保护心脏的作用,故亦称为脏。腑,包括胆、胃、小肠、大肠、膀胱和三焦,称为六腑。脏腑是化生精血津液,促进新陈代谢,维持人体功能活动的主要器官。五脏是贮藏精气的(精气,指气血津液),六腑是主食物的受纳、消化、吸收、传导和排泄的。因而脏以藏为主,腑以通为用。脏腑之间无论是脏与脏、腑与腑,还是脏与腑都是互相联系的。五脏与"五体"等组织以及"五官""七窍"等器官,也都有密切的联系。五脏与五体的关系是:心主脉、肝主筋、脾主肌肉、肺主皮毛、肾主骨。五脏与五官七窍的关系是:心开窍于舌、肝开窍于目、脾开窍于口、肺开窍于鼻、肾开窍于耳和二阴(鼻、目和耳各有两个与口称为七窍,再加"前阴"与"后阴"二窍,又称九窍)。因为五脏与五体、五官七窍相关联,所以五脏的变化,常常反映到其所属的体表组织与孔窍。

脏腑在中医学里不但是一个解剖的概念,而且更重要的还是一个生理和病理的概念,所以祖国医学里"脏腑"的概念,与现代医学"脏器"的概念是不同的。中医学里的"心",并不完全等于现代医学的心脏,它除了在解剖上代表心脏以外,还在生理上包括了现代医学中循环系统和神经系统一些器官的功能。三焦脏腑之间通过经络的联系和气血的灌注,构成了一个有机的整体。在生理状态下,它们之间既分工又合作,构成复杂的生理活动。在病理状态下,也是互相影响的。因此它们之间的关系,可从生理和病理变化上反映出来。掌握这些脏腑关系的理论,对临床辨证施治,具有一定的指导意义。

▌▶ 天人合一思想有哪些重要性？

在中国传统文化体系中，"天人合一"是一个基本信念。国学大师季羡林先生对其解释为："天，就是大自然；人，就是人类；合，就是互相理解，结成友谊。""天人合一"思想指出了人与自然的辩证统一关系，体现了中华民族独特的世界观。

中医学认为，人的生命活动与天地、自然、宇宙之间有着非常密切而不可分割的关系；也具有共同的构成基础，即都是由气所组成，而且也都是按照阴阳消长、五行生克的关系运行。

因此，《黄帝内经·素问》特别强调："人与天地相参。"也就是说，人与自然相通相应，无论春夏秋冬、昼夜、不同的地域环境变化，都会对人体的健康和疾病产生不同程度的影响。《黄帝内经·灵枢》认为："智者之养生也，必顺四时而适寒暑，和喜怒而安居处，节阴阳调刚柔，如是辟邪不至，长生久视。"

《黄帝内经·素问》也说："圣人之治病也，必知天地阴阳，四时经纪。"就是说，无论养生还是治病，只要能够顺应四季气候等自然环境的变化，人体生理功能就能正常协调地运行，治疗也能取得更好的疗效。

(1)天人合一的含义

"天人合一"的内涵可以从以下3个方面来理解。

一是天人同体。人与大自然是统一的整体，宇宙自然相对于人来说是一个大天地，人则是一个小天地。因此，主张人道与天道的统一。

二是天人相应。人与大自然是相互联系的，人的生命活动要受到大自然季节、昼夜、气候变化的影响。如《黄帝内经·灵枢》所说："人与天地相参也，与日月相应也。"因此，人与自然必须保持和谐才能健康。

三是天人恒变。天道与人道永远处于不断变化之中，不能以一种固定的模式来处理所有问题，要根据实际情况灵活处理。

（2）人与自然的整体关系

中医学在"天人合一"观念的影响下，不仅强调人与大自然的整体性，人要顺应生存环境的变化，并认为人体也是一个小宇宙，同样具有整体性。因此，主张将人体内部的五脏、六腑、经络、气血等组织系统与人体生存的自然、社会环境等外部因素，以及昼夜四时变化的时间因素进行系统综合地把握和对待。

"天人合一"主张的物我一体的整体观思想，导致了以自我反思、自我体悟为中心的思维方式，因而并不在意从物质角度去认识和把握客体。

（3）人体内的整体关系

人的生命体系：中医学将人体生命活动分为三大功能体系

- 一是阴阳能量互动体系：脏腑、经络、气血、津液等生理运行以及四肢、躯体、头面结构，都可按阴阳模式予以阐述。
- 二是五行生克体系：以反映人体各脏腑经络之间的多通道的联系与制约。
- 三是气血运行体系：用气机的升降出入和血液循环情况，反映人体内外的物质、能量、信息等新陈代谢活动。

▶ 阴阳均衡协调对人体有哪些重要性？

人体的生长、发育及维持良好的生理功能，依赖于人体阴阳均衡协调。古人云，阴平阳秘、精神乃至，阴阳离决，精气乃绝。阴者藏精而起极也，阳者卫外而为固也。真阴要有收敛收藏阴精的作用，并能滋养真阳收敛真阳的作用。真阳要有生长生发抵御外邪，不让真阴外泄的作用。也即阴阳互根，阴阳在都能各司其职的情况下，才能做到精神内守、病安从来的境界。因而，阴阳均衡对人体非常重要。

中医从整体观念出发认为肿瘤是"全身为虚，局部为实"的全身性疾病。肿瘤的发生在于脏腑功能的紊乱，故中医药治疗不只是局限于缩小肿块、消灭肿瘤细胞本身，更是从调整人体脏腑功能相协调的全身情况来考虑的。相较而言,西医治疗中,医生和患者考虑的多是肿瘤是否能切掉,经过化疗或放疗后瘤体是否能缩小,生存期能否延长等问题。运用中医药治疗,通过调节人体的阴阳气血和脏腑经络的生理功能,去除了肿瘤发生的土壤环境,从而改善症状,提高生存质量,提高机体免疫功能,达到强身壮体、祛除病邪、抑制肿瘤发展、缓解病情、延长生存期的目的。

▌▶ 如何正确认识自身的中医体质?

是什么在冥冥之中决定了身体状况呢?这里我们就要引出中医体质这一概念。中医有"同病异治,异病同治"之说,说的是治病要辨清体质,强调因人而异的重要性。

人都是由父母孕育而生,体质就是由先天禀赋与后天获得共同形成的形态结构、生理功能和心理状态各方面综合的、相对稳定的固有特质。饮食习惯、居住环境、人与人的相互影响都会对体质施加影响。

中医对体质的论述始于《黄帝内经》。人群体质可划分为平和质、气虚质、阳虚质、阴虚质、痰湿质、湿热质、瘀血质、气郁质、特禀质9种基本类型。

平和质是中医认为最理想的人体体质。平和质的人,阴阳气血调和,体态适中、面色红润、精力充沛、体形匀称健壮、耐受寒热、睡眠良好、患病较少,对自然环境和社会环境适应能力较强。平和质的人养生的主要原则是,尽量保持平和质的状态,不让其往不利体质的方向转化。最重要的养生原则就是"不伤不扰,顺其自然"。

气虚质的人元气不足,容易疲乏、气短、自汗;平素语音低弱,气短懒言,容易疲乏,精神不振,易出汗,舌淡红,舌边有齿痕,肌肉表现为松软不实,易患感冒、内脏下垂等病,病后康复缓慢。气虚质的人养生应以培补元气,补气健脾为主。选用具有健脾益气、营养丰富且易于消化的食品。在运动健身方面,应当根据自己的体能,选择适当的运动量,循序渐进,持之以恒。如太极拳、太极剑、保健功等传统的健身方法。

阳虚质的人总体特征是阳气不足、畏寒怕冷、手足不温,"手冷过肘,足冷过膝",肌肉松软不实,喜热饮食,精神不振,舌淡胖嫩,脉沉迟,性格多沉静、内向,易患痰饮、肿胀、泄泻等病。调理原则是补肾温阳,益火之源。宜适当多吃温阳壮阳的食品,如羊肉、狗肉等;不适宜吃生冷黏腻的食品。阳虚质的人运动量以微微出汗,不感劳累为度,避免运动强度过大,大汗伤阳。

阴虚质的人,阴液亏少,口燥咽干,手足心热,体形偏瘦;鼻微干,喜冷饮,大便干燥,舌红少津,脉细数;易患虚劳、失精、失眠等病,耐冬不耐夏。阴虚质者重在滋补肾阴,壮水之主。慎食辛辣刺激性食品、煎炒的食物及脂肪、碳水化合物含量过高的食物。由于体内津液精血等阴液亏少,阴虚质者只适合做中小强度的锻炼,如经常打太极拳、八段锦、保健功等。不宜进行剧烈运动,避免大强度、大运动量的锻炼形式,避免出汗过多,损伤阴液。

痰湿质的人,痰湿凝聚,以形体肥胖、腹部肥满、口黏苔腻等痰湿表现为主要特征。面部皮肤油脂较多,多汗且黏,胸闷,痰多,口黏腻或甜,喜食肥甘甜黏,苔腻,脉滑。痰湿体质如同梅雨缠绵,保健应以健脾利湿,化痰泄浊为主。饮食方面,应多食一些具有健脾利湿、化痰祛湿的食物,对肥甘厚味,则不应多食。痰湿质者平时应多进行户外活动,以舒展阳气。另外应根据自己的具体情况循序渐进,长期坚持运动锻炼。

湿热质的人,湿热内蕴,以面垢油光、口苦、苔黄腻等湿热表现为主要特征,易生痤疮,口苦口干,身重困倦,大便黏滞不畅或燥结,小便短黄;男性易阴囊潮湿,女性易带下增多,舌质偏红,苔黄腻,脉滑数。性格方面,容易心烦急躁。针对这种体质,在调理方面,应当注意分消湿浊,清泻伏火。宜食用清热化湿的食品,如薏苡仁、莲子、茯苓、苦瓜等。忌食辛辣的食物。与上面提到的各种体质不同,湿热质的人,适合做强度大、运动量大的锻炼,如中长跑、游泳、爬山、各种球类、武术等,以消耗体内多余的热量,排泄多余的水分,达到清热除湿的目的。

瘀血质的人,总体特征是血行不畅,肤色晦暗、舌质紫黯,色素沉着,容易出现瘀斑,口唇黯淡,舌黯或有瘀点,舌下脉络紫黯或增粗,脉涩。易患癥瘕及痛证、血证等。瘀血质的人心情常不愉快,容易烦躁,容易生气,健忘。日常调理以活血化瘀,行气通络为主。瘀血质的人宜选用具有活血化瘀功效的食物。同时瘀血质的人也适合采用一些有益于促进气血运行的运动项目,如保健功、按摩、太极拳、徒手健身操等,达到改善体质的目的。不宜做强度大、负荷大的体育锻炼,应采用中小负荷、多次数的锻炼。

气郁质的人,往往气机郁滞,神情抑郁、忧虑脆弱,形体瘦者为多,舌淡红,苔薄白,脉弦,易患脏躁、梅核气、百合病及郁证。在调理方面应注重疏肝理气,开其郁结。选用具有理气解郁、调理脾胃功能的食物,如大麦、荞麦、高粱、萝卜等。气郁质的人应尽量增加户外活动、团队活动。促进人际交流,提高兴趣,达到理顺气机的作用。

特禀质的人,往往是先天失常,以生理缺陷、过敏反应等为主要特征。过敏体质者常见哮喘、风团、咽痒、鼻塞、喷嚏等。特禀体质的人调理应注重益气固表,养血消风。饮食宜清淡,避免食用各种致敏食物,减少发病机会。

通过以上的描述,大家可以简单地判断自己大体属于哪种体质,这样就可以根据自身体质,从改善体质入手,通过饮食调理和运动,以扬长避短,引强济弱。

▮▶ 不同中医体质的患者日常生活需要注意什么?

体质判断比较容易,简单地说,"体质寒"的人,产热能量降低,导致副交感神经兴奋,代谢率下降,也由于体内产热量减少,所以手足较冰冷。相反,"体质热"的人,产热能量增加,导致交感神经较兴奋,身体较有热感,脸色红赤,容易口渴舌燥,喜欢喝冷饮,进入冷气房就倍感舒适。

体质虚是生命活动力衰退所造成的,人的精神比较萎靡,心悸气短;体质实则容易发热、腹胀、烦躁、呼吸气粗,容易便秘。不仅如此,体质还有寒热虚实交替的可能。

虚性体质与寒性体质十分相似,其最大的特征就是会流冷汗,列举症状如下

- 体虚盗汗,手心常湿,晚上常流冷汗。
- 脸色苍白,行动无力。
- 元气不足,对病毒的抵抗力减弱,免疫力差。临床上,体弱多病者的病症多属虚证。

虚性体质的人应该常选择补性食物,可增进体力,恢复元气,如高丽参、红枣、栗子、山药、樱桃、芝麻、糙米、小麦、莲藕等。

实性体质受便秘之苦,可吃泻性食物。

实性体质的特征

- 身体缺乏排毒功能,即排便、排尿、排汗均有障碍。
- 内脏有积热,郁积大量废物。
- 有抗病力,对病邪有足够抗病能力。
- 体力充沛而无汗,经常便秘,尿量不多。

临床上,身体强壮者初期的病症多属实证。因实性体质的人体内有太多的废物,故必须吃泻性食物,对体内实施大扫除。泻性食物能帮助实性体质的人将病毒排出体外,改善便秘症状,如芦荟、芹菜、豆腐、芦笋、香蕉、西瓜、菠萝、蜜柑、甘薯叶、牛蒡等。

湿性体质的人不外乎有如下症状

- 体内水分过剩,身体水肿。
- 血压高。

- 多痰。
- 常腹鸣。
- 经常下痢腹泻。

这种体质就应该以祛湿食物为主,尽量少吃盐,水肿严重时甚至要禁盐。利尿食物有冬瓜、大黄瓜、红豆、薏仁、番茄、韭菜、石榴、葡萄、橘子、紫苏、西瓜、鱼腥草等。

燥性体质的人就是身体缺水,其特征如下

- 体内水分不足,口渴体燥。
- 妇女月经量少。
- 经常便秘。
- 干咳无痰。

燥性体质的人应该多摄取润性食物。润性食物具有保留体内水分的作用,如蜂蜜、甘蔗、橙子、茶、苹果、梅子、牛乳、桃、柚子等。

热性体质,其身体症状的表现如下

- 身体功能代谢活动过度,易兴奋紧张,指尖发抖,发烧,腺体亢进(如甲状腺功能亢进),严重时会心跳加速、眼睛凸出。
- 常口干舌燥,嗜喝冷饮。
- 颜面潮红,眼睛充血,身体易上火发炎。
- 常便秘,尿量少而色黄。
- 妇女生理周期常提前。

热性体质的人应该多摄食凉性食物。凉性食物对生理功能具有镇静及清凉消炎作用,适合热性体质者吃,可改善其失眠、肿胀及发炎等症状,如绿豆、海带、西洋参、梨、菱角、芒果、菊花、车前草、丝瓜等,大多数蔬菜水果以及青草类均属凉性。

寒性体质的身体症状如下

- 身体功能代谢活动衰退,抵抗力减弱。
- 体温不足,手脚常冰冷。

- 脸色苍白,贫血怕冷。
- 精神萎靡,行动无力。
- 常腹泻下痢。
- 喜喝热饮,尿量多而色淡。
- 妇女生理周期常延迟。

　　寒性体质的人应该多吃温性食物。温性食物能使身体生热,功能兴奋,增加活力,适合寒性体质者;温性食物可改善其衰退沉滞、贫血萎缩的功能,如荔枝、当归、姜、龙眼、大蒜、葱白、杏仁、花生等。

▌▌▶ 不同中医体质患肿瘤有哪些倾向?

　　癌症是现今社会死亡率最高的疾病之一,已成为当今一个巨大的公共健康问题。虽然世界医疗卫生水平不断提高,但癌症预防和治疗仍是困扰人类的一大难题。因此,从各种途径深入探究癌症,降低癌症的死亡率,提高患者的生活质量非常重要。现代医学研究显示,癌症的发病倾向与体质密切相关,癌症患者不同的体质有不同的倾向性,因此,开展癌症与中医体质相关性的研究,将会对中医药预防控制治疗癌症有深远的影响。

　　● 癌症的发病与中医体质。中医认为中医体质的主要生理特征是由正气盛衰来反映和表现的。疾病发生与否,主要取决于体质上正气的盛衰。正气强盛则御外能力强,患病概率低;正气虚弱则御外能力弱,患病概率高。中国一般人群中医体质流行病学调查研究显示,平和质占32.14%,偏颇体质占67.86%。而偏颇体质中,又以气虚质、湿热质和阳虚质为多见,分别占13.42%、9.08%和9.04%。体质在病程中决定着机体对某些致病因素或疾病的易感性和倾向性。有研究显示在肿瘤患者中,更普遍地存在着偏颇体质,居前3位的是气虚质、阳虚质和气郁质。

　　● 癌症的预防与中医体质。"治未病"是中医学重要的防治思想。

"治未病"一词,首见于《素问·四气调神大论》,其言道:"圣人不治已病治未病,不治已乱治未乱。"癌症的发生也与体质偏颇可能密切相关。把握发病因素,在癌症形成前,通过体质的研究探索不同体质类型的人发生癌症的倾向性,辨别出高风险人群体质类型。张向农等发现,胃肠癌患者中,居于前两位的是阳虚质(23.98%)和气虚质(23.39%),可见阳虚及气虚体质的胃癌癌前病变者,更容易发生由不典型增生向胃癌的转化。气虚质是鼻咽癌的敏感体质且贯穿于鼻咽癌发生的全过程。肺癌患者中,气虚质居于首位,较其他偏颇体质类型有明显差异。而在132例乳腺癌患者研究中发现,气郁质患者最多,总数过半,其次是气虚质患者,说明这两种体质是乳腺癌的易患体质类型。针对这些高风险体质类型,我们要加强癌前病变监测,并进行积极干预。"正气存内,邪不可干",纠正病态偏颇体质,强壮体魄,培养人体正气,提高人体对环境的适应能力和抗邪能力,而降低相关人群的癌症发病率,实现中医里的"未病先防"的目的。

● 癌症的治疗与中医体质。在癌症的治疗中,根据不同体质辨体论治,应采用不同方法有针对性地治疗,这体现了中医里的既病防变思想。对于早、中期患者,若选择进行手术、化学或者放射治疗,治疗前分析其体质,因人制宜,服用相对应的中药,调理身体,改善体质,使机体有足够的能量去抵御治疗对人体的伤害。而在治疗期间,也需密切注意体质的变化并调整用药,优化体质,守护正气。癌症晚期,恶性肿瘤组织,能有效攫取并吸收人体内大量供应正常组织的营养物质,而人体的正常组织长期与肿瘤争夺营养,使得人体正气不断被消耗,体内组织器官虚衰,功能失调,导致大部分癌症患者都处于一种整体虚弱的体质状态。因此,在这个阶段我们应将治疗重点放在改善体质、提高生活质量上,主张通过攻补兼施、以调为主的中医中药方法来积极治疗。

总之,癌症的发生是综合因素引起的,其中和人的体质有密切的关系。

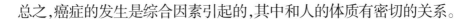 **中医学疾病诊断思维是怎样的?**

传统的辨证方法体系,是中医学几千年的积淀,具体的辨证方法体系有很多,如八纲辨证、气血津液辨证、脏腑辨证、六经辨证、卫气营血辨证、三焦辨证等,各种辨证方法从不同角度对疾病的症候进行概括。

中医传统的各种辨证方法是由不同的医学家在不同的时代、不同的文化环境中,以不同的思维方式、为不同的目的创建的。所以这些辨证方法,其抽象的程度不同。八纲辨证的抽象程度很高,阴阳二纲可以概括所有的生理病理概念及疾病症候;而六经辨证抽象程度比较低,更多存在着的是具体的方证对应。而且这些辨证方法的使用范围不一样。例如:一般认为八纲辨证是总纲,脏腑辨证用于内伤杂病,六经辨证用于伤寒,卫气营血辨证用于温热病,三焦辨证用于湿热病等。

八纲辨证是中医学中各种辨证方法的最基本方法,它能够归纳和概括所有疾病的基本特点,找出疾病带有普遍性的矛盾,指明疾病的治疗方向,因此,它也是各种辨证的纲领。在八纲中,阴阳又是总纲,它可以概括其他六纲,如:表、热、实属阳;而里、寒、虚属阴。八纲辨证,是从阴阳、表里、寒热、虚实四对矛盾中不同的八个方面去认识、分析和归纳病证规律性的诊断方法。

(1)寒热

寒热是辨别病证属性的纲目。辨明寒热是指导临床用寒凉药或温热药的依据。辨寒热主要是根据患者口渴与否,大小便情况,四肢冷热,舌质舌苔以及脉象等进行识别。

(2)虚实

虚实是辨别正气强弱和邪气盛衰的纲目, 为确定采用补虚扶正或泻实祛邪的治法提供依据。辨别虚实主要从患者体质、病理、脉象、舌象等几个方面进行识别。

（3）阴阳

阴阳是八纲辨证的总纲。阴阳辨证在临床辨证诊断上有着重要的意义，正如《内经》所说："善诊者，察色按脉，先别阴阳。"临床上，一般里证、寒证、虚证可属于阴证的范围；而表证、热证、实证可属于阳证的范围。

▌▶中医肿瘤的脏腑辨证是怎样的？

脏腑辨证是根据脏腑生理功能、病理表现，对疾病证候进行分析归纳，是借以推究病机，判断病变的部位、性质、正邪盛衰等情况的一种辨证方法。肿瘤疾病的病变复杂，证候多种多样，因而脏腑病辨证的内容是极其丰富的。现仅将肿瘤临床上比较常见、比较典型的证候归纳如下。

● 肺阴虚：由肺阴亏虚，虚热内生所表现的证候，多见于晚期肺癌、支气管肿瘤等患者，肺内毒热蕴照日久，耗伤肺阴所致；或见于鼻咽癌放疗后，癌毒已除，肺阴已伤的证候。临床表现为干咳少痰，或痰黏不易咯出，或痰中带血，胸中隐痛，口燥咽干，或鼻内干燥，形体消瘦，午后潮热，五心烦热，或气息短促，声音嘶哑，舌红少苔，或舌红嫩光亮无苔，脉细数。

● 痰热证：肺由痰邪与热邪交杂，内窒于肺所表现的证候，主要见于中晚期肺癌素体强壮者，或其他肿瘤并发肺部感染所致痰热内盛之证候。临床表现为咳嗽吐痰，痰黏色黄，胸部灼痛，发热口渴，气喘息粗，小便短赤，大便秘结，舌红苔黄，脉数。

● 痰湿阻肺：由痰与饮邪留滞于肺所表现的证候，多见于肺癌患者脾气素虚，或肺癌久治不愈，损及肺脾，致脾肺亏虚，输布失常，致水湿凝聚成痰所致。临床表现为咳嗽痰多，色白易出，胸闷胸痛，气促气短，纳食少，神疲乏力，面色㿠白，舌质淡胖有齿印，苔白腻，脉濡滑。

● 大肠湿热：是指湿热毒邪侵袭大肠所表现的证候，多见于大肠癌患者体质较强者。临床表现为腹痛拒按，或腹内肿块，部位固定，推之不移,下病粪质黏稠,里急后重,小便短赤,身热口渴,肛门灼热,或便下鲜血,舌红苔黄腻,脉滑数或濡数。

● 大肠虚寒:是指大肠气弱,寒湿内盛所表现的证候,多见于大肠癌晚期体弱者。临床表现为腹痛隐隐,绵绵不休,大便溏泄,或便时艰涩,肛门下坠,肢体不温,神倦无力,小便清长,苔白,脉沉弱。

● 脾气虚弱:是指由脾气不足,失其健运而表现的证候,见于各种肿瘤体虚者及肿瘤放疗、化疗、手术后。临床表现为腹胀纳少,食后胀甚,大便溏薄,精神疲乏,肢体倦怠,气短懒言,形体消瘦,面色萎黄,苔白色淡,脉缓弱。

● 脾不统血:是指由脾气亏虚不能统摄血液,而致血溢脉外为主要表现的证候。见于多种中晚期癌症患者因体弱出血者,尤以血液系统肿瘤、消化系统肿瘤及妇科肿瘤较为常见。临床表现为便血、尿血、肌衄、鼻衄、齿衄,或妇女月经过多,崩漏等,常伴有食少便溏,神疲乏力,少气懒言,面白无华,舌淡脉弱。

● 中气下陷:又称脾气下陷、脾虚气陷等,是指由脾气亏虚,升举无力而反下陷所表现的证候,多见于晚期胃癌、大肠癌、肛门癌、子宫癌等及晚期癌性低热患者。临床表现为脘腹重坠作胀,食后益甚,或便意频数,肛门重坠;或子宫坠出;或长期低热,伴见气短乏力,神疲倦怠,声低懒言,动则气坠,头晕目眩,食少便清,舌淡苔白,脉缓弱。

● 寒湿困脾:又称寒湿中阻,湿困脾阳等,是指由寒湿内盛,阻困中阳所表现的证候,多见于胃癌、肝癌、胰腺癌患者。临床表现为上腹胀闷,口腻纳呆,泛恶欲呕,口淡不渴,腹痛淋泄,或身体水肿,或身目发黄而黄色晦暗,小便短少,或胸胁疼痛,舌胖苔白腻或白滑,脉濡缓。

● 脾胃湿热:又称湿热蕴脾、中焦湿热、湿热下注等,是指由湿热内盛,或停留于中焦,或下注于胞中所表现的证候,多见于胃癌、肝癌等消化系统肿瘤及子宫癌等患者。临床表现为上腹痞闷,呕恶纳呆,肢体困重,大便清泄腥臭,小便短黄,或面目肌肤发黄,或身热起伏,汗出身热不解,或白带色黄,量多,舌红苔黄腻,脉濡数或滑数。

● 胃阴不足:是指由胃之阴液不足,胃失濡润和降所表现的证候,多见于胃癌及癌症放疗后。临床表现为口燥咽干,饥不欲食,胃部隐痛,干呕呃逆,大便干结,小便短少,舌红少津,脉细而数。

● 肝气郁结:是指肝失疏泄,气机郁滞所表现的证候,多见于肝癌、食道癌、胃癌等消化道肿瘤及乳腺癌、卵巢癌等生殖系统肿瘤早中期者。临床表现为胁肋或少腹胀痛,窜痛,纳食呆滞,胸闷易怒,或乳房胀痛,月经不调,甚则闭经,或咽部梗死,或胁下痞块,或颈项瘤结,苔薄白,脉弦等。

● 肝火内盛:又称肝胆火盛、肝胆热毒等,是指由肝胆火(毒)热内盛,或上逆,或横逆,或伤血络,血热妄行所表现的证候,多见于白血病、肝癌等体质较盛者。临床表现为胁肋灼痛,烦躁易怒,大便秘结,口干口苦,小便短赤,发热,或吐血、便血,血色鲜红量多,舌红苔黄,脉弦数。

● 肝胆湿热:是指湿热毒邪蕴结于肝胆所表现的证候,多见于肝癌、胆癌、胰头癌及男女生殖系统肿瘤。临床表现为胁肋胀痛,或胁下肿块,或身目发黄,黄色鲜明,纳呆腹胀,口苦口干,大便不爽,小便短赤,或睾丸肿胀,或妇女带下黄臭,苔黄腻,脉弦数或滑数。

● 肾阳虚:是指由肾阳亏虚、失于温煦、气化无权所引起的证候,多见于各种肿瘤的晚期患者。临床表现为面色暗黑,形寒肢冷,腰膝以下尤甚,或性欲低下,小便频而清长,夜尿多,或一侧或全身肢体水肿,舌质淡胖,舌边有齿痕,舌苔白滑,脉弱。

● 膀胱湿热:是指由湿热毒邪侵袭膀胱,引起小便异常为主的证候,多见于膀胱癌、前列腺肿瘤、输尿管肿瘤等。临床表现为尿血鲜红,或伴有尿频、尿急、淋漓不尽,或有尿道灼痛,或尿黄赤短少,口干口苦,或身热,苔黄腻,脉数。

● 肺胃阴虚：是指由肺胃阴液不足，虚热内盛所表现的证候，多见于鼻咽癌、舌癌、口腔癌、喉癌等放疗后损及津液者。临床表现口干咽燥，舌干唇焦，或鼻内干燥、或鼻浊黏稠、难出，纳食少，大便结，小便短赤，舌红嫩，光亮少苔，脉细数。

● 肝肾阴虚：是指由肝肾两脏阴液不足，虚热内盛所表现的证候，多见于肝癌、膀胱癌、前列腺癌及妇科肿瘤等晚期患者。临床表现为五心烦热，盗汗，或胁肋隐痛，头晕目眩，耳鸣健忘，失眠多梦，或月经量少，形体消瘦，或有胁下及腹部结块，舌红少苔，脉细而数。

● 肝胃不和：是指由肝失疏泄，胃失和降所引起的证候，多见于肝癌、胃癌、食道癌、胰腺癌等患者化疗后。临床表现为胁肋或胃腹胀满疼痛，或为窜痛，喜嗳气，食纳减少，性急易怒，呃逆，恶心欲呕，苔薄黄，脉弦。

● 脾肾阳虚：是指由脾肾两脏阳气不足所表现的证候，常见于多种肿瘤患者晚期。临床表现为形寒肢冷，面色苍白，腰膝或腹部冷痛，大便泄泻，完谷不化，或肢体一侧或全身水肿，小便不利，或腹胀如鼓，舌质淡胖，或淡嫩，苔白滑，脉弱或沉迟无力。

● 心脾两虚：是指心脾气血不足，机体失养所表现的虚弱证候，多见于血液系统肿瘤及其他各种肿瘤手术、放、化疗后体弱者。临床表现为倦怠无力，心悸怔忡，失眠多梦，眩晕，食少腹胀，月经量少色淡，淋漓不尽，面色萎黄，便溏，舌淡嫩，脉细。

● 脾胃虚寒：是指由中焦脾胃阳气失于温运而表现的虚寒证候，多见于消化系统肿瘤晚期。临床表现为腹胀纳少，腹痛隐隐，喜温喜按，畏冷，四肢不温，口淡不渴，大便溏薄清稀，或见肢体水肿，小便短少，或见带下量多而稀白，舌质淡胖，苔白滑，脉沉迟无力。

▌▶ 中医肿瘤的气血津液辨证是怎样的?

气血津液辨证是运用脏腑学说有关气血津液的理论,分析气、血、津液的病理改变,辨别其不同的证候的一种辨证方法。气血津液的病证,一般可分为两个方面,一是气、血、津液的亏虚不足,属八纲辨证中虚证的范畴;二是气、血、津液的运行代谢发生障碍,而表现为邪实有余,属八纲辨证中实证的范畴。

(1)气病辨证

《素问·举痛论》说:"百病皆生于气也。"

肿瘤的形成和发展,大都与气的活动变化有关

- 气虚证:气虚证是指脏腑组织机能减退所表现的证候,多见于肿瘤久病体虚,或老年体弱,或营养不足的肿瘤患者。临床表现为少气懒言,神疲乏力,头晕目眩,自汗,活动时则诸症加剧,舌淡苔白,脉虚无力等。

- 气陷证:气陷证是指以气虚升举无力而反下陷为特点的证候,常由气虚证进一步发展而来,可见于胃肠道肿瘤及某些妇科肿瘤患者。临床表现除上述气虚证候之外,还有腹部坠胀,或脱肛或子宫坠出等。

- 气滞证:气滞证是指人体某一部位,或某一脏腑的气机阻滞,运行不畅所表现的证候,多由情志不舒,或邪毒内阻等引起。临床表现为闷胀、疼痛、攻窜阵发、部位不固定,或肿块时见时消等为主要症状。

- 气逆证:气逆证是指气机升降失常,气向上而逆行所引起的证候。肿瘤临床多见于肺、胃、肝胆之气上逆。临床表现如肺气上逆者,则可见咳嗽、喘息、咯血等;胃气上逆,则可见呃逆、嗳气、恶心及呕吐等;肝胆气上逆则可见头痛、头晕、口苦、吞酸等。

(2)血病辨证

肿瘤大都有血病的证候表现,因病因不同而有寒热虚实之别,根据其临床表现可分为血虚证、血瘀证、血热证、血寒证等

- 血虚证:血虚证是指血液亏虚,脏腑百脉失养所表现的全身虚弱性证候。在肿瘤中,形成血虚的原因甚多,如肿瘤久病,脾胃虚弱,生化之源不足;肿瘤引起各种急、慢性出血;或肿瘤患者本身伤气耗血或肿瘤化疗、手术之后等,均可出现血虚证。临床表现为面色无华或萎黄,唇色淡白,爪甲苍白,头晕目眩,心悸失眠,手足麻木,妇女月经量少,色淡,经期后延或闭

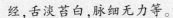

经,舌淡苔白,脉细无力等。

● 血瘀证:血瘀是指瘀血内阻所引起的一些证候。中医认为,肿瘤的肿块(瘤体),大都为瘀血与毒邪内结,日久如岩所形成,因此,血瘀是肿瘤形成的重要原因。临床表现为肿瘤疼痛:或疼痛如针刺刀割,痛有定处而拒按,常在夜间加重,或痛无休止。肿块:或在肌表,或在腹内,可触及坚硬如石的肿块。出血:出血反复不止,血色紫暗或带有血块,或便色黑如柏油,或崩漏,或闭经。干瘦:面色黧黑,或肌肤甲错,消瘦干而晦暗;舌脉舌质淡暗,或边有瘀点或瘀斑,或舌质暗,脉细涩。

● 血热证:血热证是指血分有热,或热邪侵犯血分所表现的证候。肿瘤血热证之形多由气滞血瘀日久化热,或热毒内盛,或毒热蕴结等因素而致脏腑火热炽盛,热迫血妄行所引起。临床表现为咯血、吐血、衄血如鼻出血、齿衄、肌衄、尿血、便血、妇女月经提前,量多,心烦,口渴,或有局部灼热疼痛感,舌质红,脉弦数或滑数。

● 血寒证:血寒证是指因寒邪凝滞,血流不畅所引起的证候,多见于妇科肿瘤。临床上见小腹疼痛喜暖,形寒肢冷,月经错后,崩漏夹血块,色紫暗,舌淡暗,苔白,脉沉涩等。

(3)气血同病辨证

气血同病辨证是用于既有气的病证,同时又兼有血的病证的一种辨证方法。临床上常见气滞血瘀、气虚血瘀、气血两虚、气虚失血、气随血脱等症状。

　气滞血瘀证:是指由于气滞不行以致血运障碍,而出现既有气滞又有血瘀的症状,多因情志不舒,肝气久郁不畅所致。临床表现为胸胁胀闷,走窜疼痛,急躁易怒,或兼胁下痞块,刺痛拒按,妇女可见月经闭止,或痛经,经色紫暗有块,舌质紫暗或见瘀斑,脉涩等。

　气虚血瘀证:是指既有气虚之象,同时又兼有血瘀病证,多因久病气虚, 运血无力而逐渐形成瘀血内停或肿块日久内结,患者耗气伤神,因瘀而虚所致气虚血瘀证。临床表现为面色淡白或晦滞,体倦无力,少气懒言,疼痛如刺,常见于胸胁部,痛处不移而拒按,舌淡暗或见猫子斑,脉沉涩。

● 气血两虚证：是指既有气虚之象，又有血虚的征照的证候，多见于肿瘤久病不愈，气血两伤；或化疗、放疗、术后，损伤机体气血等所引起。临床表现有少气懒言，神疲乏力，头晕目眩，面色淡白或萎黄，形体消瘦，舌淡而嫩，脉细弱。

● 气虚失血证：又称气不摄血证，是指因气虚而不能统血，气虚与失血并见的证候，多见于肿瘤中晚期患者，久病气虚，失其摄血功能所致。临床表现为肿瘤日益增大，体倦神差无力，纳食较少，形体消瘦，面白无华，色晦暗无光泽，吐血、咯血、便血，崩漏淋漓不尽，舌淡暗，脉细弱涩。

● 气随血脱证：是指大出血时所引起阳气虚脱症状，多因肿瘤中晚期，肿块侵及血脉，以致脉络突然破裂所引起。临床表现为大出血时突然面色苍白，四肢厥冷，大汗淋漓，甚则晕厥，舌淡白而有痕斑、痕点，脉微细欲绝。

(4)津液辨证

津液是体内各种正常水液的总称，津液辨证是分析津液病证的辨证方法，一般可概括为津液不足和水液停聚两个方面

● 津液不足证：是指由于津液亏少，失去其濡润滋养作用所出现的以燥化为特征的证候，多见于各种肿瘤放疗后，或患者因汗、吐、下泻及失血后等。临床表现为口干咽燥，口渴欲饮，唇焦鼻燥，小便短少，大便干结，舌红光嫩无苔少津，脉细数。

● 水湿内停证：是指津液输布、排泄失常所引起的水湿内停证，以水肿为主要表现，多见于晚期肿瘤患者由于肺、脾、肾运输水液的功能失常，或由于肿块日益增大，阻塞或压迫经脉水道，致水液不能循常道运行者。临床表现为全身或局部有不同程度水肿，小便短少，胸闷腹胀，纳呆便溏，神倦肢困，舌淡胖而暗，苔白滑，脉沉迟无力。

● 痰浊凝聚证：是指水液中浓度较大，质地稠厚凝聚于脏腑、经络、组织之间所引起的病变。肿瘤形成痰浊凝聚证多为一个漫长日久的逐渐过程。临床表现为局部包块或肿块、痰核凝结、瘿瘤、乳癖等。

▎▶辨证治疗与辨病治疗的关系？

对于疾病概念的认识与定义，是中西医结合最核心的问题，具体表现为西医辨病论治与中医辨证论治的区别与联系。

(1)中医理论的起源从辨病开始

众所周知，中医学以"辨证论治"为诊疗的基本特点，但纵观中医的发展过程，中医临床从来就离不开"辨病论治"的指导。在中医学理论体系构建的初始阶段，证候的概念尚未从疾病中分化出来，在临床疾病诊疗过程中，首先需要根据临床表现辨别病名，以"病"作为辨析目标；然后再施行相应治疗措施。

(2)中医经典突出"先辨病，后辨证"的诊疗思想

从古到今，众多医学家在临床诊疗过程中，都是力求先辨病，然后再针对病的各个阶段进行辨证论治。这种特点突出表现于外科疾病的诊疗中，几乎所有中医外科疾病的诊疗都是先辨病，后辨证。对内科、儿科疾病的诊治也是力求在辨病的基础上进行辨证论治。

(3)纠正"强调辨证，忽视辨病"的错误倾向

新中国成立后，"辨证论治"被提出，并写入中医教科书，辨证论治与整体观念成为了中医理论和临床的基本特色，确立了辨证论治在临床诊疗的主导地位。

在中医临床诊疗过程中，辨证论治固然重要，但辨病论治的重要性也可以说在辨证论治之上。

辨病与辨证，是从不同角度认识疾病的思维方法，辨病是从整体角度来认识疾病，辨析疾病，通过总结疾病发生发展过程中的病理机制，认识整体的生理病理变化规律；辨证则是研究疾病发展过程中某一阶段的机体功能特点，认识该阶段的生理病理变化规律。虽然认识角度不同，但是辨病与辨证的最终目的是一样的，都是为临床治疗提供准确依

据,为临床疗效提供有力保证。

▶▶ 中医在中国历史流行病传播控制中的作用有哪些?

我国是一个季风国家,地处世界最大太平洋和世界最大的大陆欧亚大陆交接处。冬夏气温冷暖不均,气候变化很大。大气环流不稳定。因此,历史的近几千年来,中国灾害非常频繁。中国古代已知的瘟疫种类有很多,如:天花、鼠疫、白喉、猩红热、霍乱、斑疹伤寒、伤寒、肺病、麻风、疟疾、血吸虫病。各时代、各地区的传染种类虽不一,但自 12 世纪以后,"史料愈见精详,连续性与现代疫情资料基本相衔接,内容丰富,可研究性强"。

公元 208—217 年间中土两次伤寒大流行,张仲景博采众方,写成了中国历史上第一部治疗传染病的专著《伤寒杂病论》。使传染病的治疗理论达非常高的水平,其中《伤寒论》载方 113 首,《金匮要略》载方 262 首,共用药 170 余种。近一千八百年来一直作为经方使用。目前中医治疗传染病时,还是经常用到这些药方。历史上无数的中国人因为使用这些药方得以保全性命。后世诸医学家对这本书推崇备至,赞叹道:"此真活人书也。"在这个基础上,中医治疗瘟疫的理论和药方不断发展,从金元诸家到明吴又可的《温疫论》,到清朝的温病学说,中医治疗传染病的理论实践不断成熟和完善。

▶▶ 中医在控制细菌及病毒感染中的作用有哪些?

美国堪萨斯州立大学微生物学家在一项研究中发现,一种草药匙羹藤可以治疗存在于近 80% 的人体内的常见真菌。它是一种在印度、中国和澳大利亚发现的热带植物。研究者 Govind Samy Vediyappan 注意到发展中国家的糖尿病患者会用它来控制血糖水平,于是他决定研究匙羹藤在微生物学方面的作用,看看它能否治疗人类中常见的真菌——白色念珠菌的感染。白色念珠菌是感染人类的常见病原菌之一,它作为正常菌群定植于口腔和肠道。但白色念珠菌过度生长会导致口部、肠道和生殖系统感染，它造成了30%宿主的死亡，同时体内有这种真菌的癌症患者，特别是颈部或口腔癌患者，艾滋病、器官移植以及其他的免疫系统受损患者的情况也令人担忧，研究结果令人惊奇。

中医治疗感染性疾病，主要根据外感病的理论指导，贯彻了中医整体观和辨证论治思想，重视调整机体内在的抗病能力及邪正双方在体内的消长变化，并针对疾病发展过程中的不同特点进行辨证施治。中药是从整体上把握疾病，随证加减，因人制宜，个体化用药。

例如，面对突如其来的SARS，广州中医药大学第一附属医院改变人们对抗感染治疗中单用抗生素、抗病毒药治疗的思路，共收治SARS患者45例，无一例死亡，医护人员也无一人受到感染。患者平均退热时间3天，平均住院9天。这些病历均用西医方法确诊，用中医药为主治疗后，再用西医方法确认痊愈。与西医治疗相比，中医治疗不但死亡率低，而且治愈的SARS患者都没有出现股骨头坏死的后遗症。

感染性疾病的病因包括外因和内因。外因只是疾病发生的条件，内因就是人体正气，人体正气相对不足难以抗邪，是疾病发生的根本原因。中医认为，疾病的发生、发展和转归取决于正邪的消长，与机体的免疫功能密切相关，从而提出了"扶正祛邪"的主要治病原则。中药多为天然药物，药性温和，不良反应少，在协调机体整体平衡、增强机体抗病能力方面具有独特的药效。中药药理研究表明，不少补益中药，如云芝、冬虫夏草、枸杞子、人参、黄芪等，均通过活化巨噬细胞功能，增强针对病原体的特异性免疫应答反应，且非特异性地吞噬、清除病原体或代谢物。既能扶正又能祛邪，从而调节机体的内部平衡。伤寒模式的六经辨证、温病模式的卫气营血辨证和三焦辨证、内伤疾病的脏腑辨证和气血津液辨证等，为我们防治病毒性疾病提供了多种思路。大量的中药、丰富的治疗方法又提供了多种治疗手段。现代研究表明,这些治疗方法及相应使用的中药,能够提高吞噬细胞的功能,间接达到抑制、清除病毒和内毒素的目的,同时缓解病毒及其毒素激发机体超敏状态作用。目前国内外研究报道能诱生 INF 的中草药有黄芪、刺五加多糖、香菇多糖、茯苓多糖、人参、栀枝黄注射液、丝瓜提取物、远志、大黄、金银花、白术、柴胡、半夏、升麻、天门冬、车前草、苦参、羌活、山豆根、川芎、蝉蜕、天麻和吴茱萸等。

研究发现,中药及复方是通过多途径、多靶点、多环节发挥综合治疗作用的。对桂枝汤的研究发现,桂枝汤可通过影响兴奋胃肠运动的胃泌素、胃动素、P 物质以及抑制胃肠运动的生长抑制素、血管活动性肠肽等在下丘脑和胃肠道中的含量来调节胃肠运动;桂枝汤对与呼吸道感染有关的 10 株病毒致细胞病变均有不同程度的抑制作用,其含药血清能抑制单纯疱疹病毒等 4 株病毒对 Hep-2 细胞的增殖。无论从单味中药还是复方的研究都证实,中药的多种有效成分是发挥多种效应的物质基础,而多种成分之间的相互作用,又可减少不良反应。又如,苦参对急性感染疾病出现的白细胞升高,有抑制炎症、降低白细胞的作用,而对于因化疗引起骨髓抑制出现的白细胞降低,又有保护骨髓、升高白细胞的作用;人参能使低血糖升高,又能使高血糖降低;三七既具有活血功能,又有止血效应,见瘀血则能散,遇出血则能止;金匮肾气丸对由肾气虚弱所致的腹泻和便秘均有治疗作用;五苓散对脱水状态的机体呈现抗利尿作用,而对水肿状态的机体则显示利尿作用。

▶ 中医在脾胃疾病中有哪些治疗作用?

(1)脾胃病的概念

严格说,脾胃病是中医术语,相当于西医说的消化系统疾病。这种病包括的种类多,在临床上十分常见。

这类病包括功能性消化不良、慢性胃炎、食管炎、肠易激综合征、功能性便秘、消化道溃疡（胃、十二指肠）、急慢性肠炎、慢性（溃疡性）结肠炎、消化道癌症、胃食管返流症、胃下垂、胃神经官能症及胃黏膜脱垂等。

(2)脾胃病的具体表现有哪些

● 疼痛。这是胃病最常见的症状之一,俗话说心口痛。疼痛的性质为剧痛、隐痛、刺痛、绞痛、持续痛、间断痛等。

● 恶心呕吐。常见,特别是恶心。

● 腹胀。心口或腹部感觉撑胀、难受,有的描述自拍嘭嘭响,轻点儿地说闷。这种症状也常见,特别是中老年,胃肠功能减退最易出现消化不良、胃动力不足。

● 胃灼热、吐酸水。也常见,总感觉心口热、灼热,有的伴有反酸、吐酸水。

● 食欲改变。口淡无味,不想吃。

● 口味变化。口淡无味,或口苦(胆汁返流性胃炎、胃食管返流症),或口酸。

● 打嗝嗳气。多跟情绪有关,或者因吵架、压力过大等导致胃病患者容易有此症状。

● 大便异常。稀软便,大便干结,脓血便,水样便等。

其他还有胸闷、后背痛(后心痛)、吞咽不适、面色改变、舌质舌苔变化(舌苔厚、色黄、舌边有齿痕)等。

长期的慢性患者难免出现全身性症状,比如体倦乏力、头昏沉、睡眠差(胃不和则卧不安)等。

(3)中医治疗脾胃病具体原则

根据脾胃的生理功能和病理基础,通常说脾胃病中医治疗有十法,简述如下。

● 升运脾阳法：主要针对脾虚、脾阳受损、运化失职、阳气不升（胃下垂、久泻、溃疡病）。常用药有人参、白术、茯苓、干姜、陈皮、砂仁、厚朴、枳实等。

● 润养胃阴法：主要针对胃燥阴虚（慢性胃炎、便秘）。常用方有一贯煎、养胃汤、益胃汤；常用药有生地、麦冬、天冬、玉竹、石斛、沙参、白芍、乌梅、太子参等。

● 温补脾肾法：主要针对老年人或平时体虚者（泄泻、便秘）。常用方有附子理中汤、四神丸加减；常用药有人参、白术、干姜、甘草、肉豆蔻、附子、巴戟天、益智仁、葫芦巴、菟丝子、吴茱萸等。

● 温化痰湿法：主要针对体内有痰涎内聚，阻碍脾胃。常用方有瓜蒌薤白桂枝汤、大半夏汤等。常用药有半夏、茯苓、生姜、干姜、薤白、瓜蒌、莱菔子、人参、厚朴、陈皮、草果、桂枝等。

● 疏肝和胃法：主要针对情志不遂，肝气乘脾犯胃（肠易激综合征）。常用方有柴胡疏肝散、逍遥散等。常用药有柴胡、香附、枳壳、白芍、陈皮、青皮、半夏、白术等，有热加栀子、丹皮，脾胃虚加人参、砂仁。

● 消食导滞法：主要针对伤食或脾虚饮食不化，脘腹胀满或痛，嗳腐吞酸，大便溏泄，有伤食史，舌苔厚。常用方有保和丸、山楂丸、枳实导滞丸等；常用药有焦三仙、茯苓、陈皮、莱菔子、半夏、枳实等。

● 清利湿热法：主要针对湿热内蕴（嗜烟酒）或盛夏天气（腹泻、胃炎、溃疡）。常用方有半夏泻心汤。常用药有半夏、黄连、黄芩、人参、杏仁、滑石、连翘、苏梗等。泄泻用葛根芩连汤，便秘用承气类。

● 活血化瘀法：主要针对病史长，瘀阻中焦（胃炎），胃脘疼痛（刺痛、得食痛减，入暮痛，喜按或拒按），女性月经有瘀阻表现（不至、色暗、有块）等。舌黯脉涩。常用方有血府逐瘀汤、丹参饮子等；常用药有当归、生地、桃仁、红花、赤芍、丹参、元胡、大黄等，虚者加白芍、甘草等。

● 理气通下法：主要针对气机阻滞，大便不利，下腹疼痛胀满，大便秘结,恶心,食少等。常用方有六磨汤或五磨饮子;常用药有乌药、沉香、枳实、木香、槟榔、大黄、全瓜蒌、麻子仁、杏仁、桃仁、决明子、当归等。便硬加芒硝。

● 健脾祛湿法:主要针对体虚脾弱或寒邪伤脾,大便稀薄如水,饮食稍凉则发作,面色萎黄或淡白,腹疼胀满,喜暖喜按等。常用方有参苓白术散、补脾益肠丸等。常用药有人参、茯苓、薏苡仁、白术、砂仁、山药、炙甘草、白扁豆、陈皮及莲子等。

当然,中药也有特异药,比如:制酸药(乌贼骨、瓦楞子、泽贝母、左金丸),消食药(焦三仙、鸡内金、谷芽),消胀药(枳实、厚朴、莱菔子、大腹皮),导泻药(大黄、番泻叶、牵牛子),涩肠药(乌梅、诃子、罂粟壳、肉豆蔻、赤石脂、石榴皮),止痛药(元胡、芍药甘草汤、木香、川楝子),止呕药(半夏、竹茹、旋覆花、代赭石、生姜)等,对症选用。

▐▐▶ 中医在心血管疾病中有哪些作用?

(1)冠心病

气血理论是中医理论的重要组成部分,气可以生血、行血、统血;血可以载气运行。气起主导作用,气的病理改变可导致血的运行异常。

血液在脉中环流不息,濡养周身,有赖于心气的推动。若心气异常,则可导致血瘀。气滞与气虚皆可致瘀,然而气滞血瘀是实证,气虚血瘀是本虚标实。

因此,冠心病的基本病机是气虚血瘀,气虚为本,血瘀为标。据临床观察,冠心病的辨证为气虚血瘀者达70%以上。然而,也有少数冠心病者,除有胸闷、心绞痛外,并无气虚征象,可归属于气滞血瘀。

多数冠心病病例可以把"益气活血"作为基本治疗原则,以补为通,以通为补,通补并用。在组方时可选用两、三味补气药,如党参、黄芪、黄精,三四味活血药,如丹参、赤芍、川芎、红花等组方,以此为基本方,再根据兼证不同加减。

⚫ 痰浊：胸阳不振，津凝为痰。其特点为舌苔厚腻，口黏无味，胸腹胀满，纳食不香，脉兼滑象。治宜宣痹通阳，选用瓜蒌、薤白、半夏等。痰浊久郁又可化热，症见苔黄腻，口干口苦，心绞痛发作时局部有灼热感。治宜清热豁痰，选用瓜蒌、黄连(或黄芩)、知母、半夏等。

⚫ 寒凝：胸中阳微，寒邪侵袭，脉凝不行。其特点为胸痛遇冷易发，痛时肢冷汗出，面色苍白，脉迟舌淡。治宜芳香温通，选用荜茇、细辛、桂枝、炙甘草、石菖蒲等。

⚫ 气滞：气机不畅，血脉郁涩。其特点为胸痛因七情而发，两胁不适，胸闷不舒，脉弦。而这类患者气虚较不明显。治宜行气解郁，可选用柴胡、香附、郁金、川楝子等。

⚫ 阴虚：阳损及阴，阴液不足。其特点为舌红苔少或无苔，或舌有裂纹，五心烦热，心烦少寐，口干喜冷，小便黄，脉细数。治宜滋补心肾，可选用麦冬、天冬、白芍、北沙参、五味子、枸杞子、女贞子等。

⚫ 阳虚：久病及肾，心肾阳虚。其特点为畏寒肢冷，腰酸腿软，或心悸气促，面浮肢肿，舌淡而胖，苔白而润，脉沉无力或迟，治宜温补心肾，可选用桂枝、肉桂、菟丝子、淫羊藿、补骨脂等。

在治疗过程中还应注意标本缓急。若是标证较重而突出，如舌苔厚腻、脘腹痞满等痰湿瘀滞明显者，可先用宣痹通阳合活血化瘀；又如心绞痛发作较频，则可以重点活血，佐以芳香温痛或行气解郁，以缓其急，然后再兼顾正气，通补兼施。

总之，本病的论治就是如何正确处理好扶正与祛邪、补与通的关系。用补法扶正以调节脏腑阴阳气血的平衡，用通法祛邪以缓标证之急，使心绞痛的症状能较快速消除。

(2)慢性心衰的中医治疗

中药在心脏疾病治疗方面发挥着积极的作用，对慢性心衰也有较好的治疗作用。

在西药的基础上加服加味血府逐瘀汤，治疗慢性充血性心力衰竭较单纯应用西药，能明显增加心肌收缩力，增加每搏输出量及 EF 值、改善心功能效果显著。

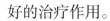 **中医在泌尿系疾病中有哪些作用？**

(1)慢性肾衰竭

慢性肾衰竭(简称慢性肾衰)是多种慢性疾病引起肾脏严重损害的结果，呈慢性发展过程，尿毒症是进行性慢性肾衰的终末阶段。主要症状是由多尿至尿少，终至无尿，贫血，出血，恶心，呕吐，厌食，乏力，嗜睡，淡漠，烦躁，惊厥，昏迷，高血压，左心室肥大，心包炎，皮肤痒，呼吸深长，继发感染等。按肾功能损害程度，慢性肾衰可分为四期：肾功能代偿期、氮质血症期、肾衰竭期(尿毒症早期)和肾衰竭终末期(尿毒症晚期)。在肾功能不全的早期时，临床症状并不明显，随着病情的发展，肾功能损害严重，晚期将发展为尿毒症，其症状将累及全身各个脏器和组织。

慢性肾衰竭属中医的"关格""癃闭""虚劳""水肿""腰痛"等范畴。

发病位置在肾，与肾、肝、脾、胃等脏腑有关。久病不愈，引起脾肾衰败，气化失常，而致水浊停留，浊毒壅塞三焦，终致心窍蒙蔽，肝风引动，并发各种险症，危及生命。

【分型治疗】

● 脾气虚弱治则：健脾化湿，和胃清热。

方药：香砂六君子汤合黄连温胆汤加减。党参 12g，白术 12g，薏苡仁 15g，山药 15g，木香 6g，砂仁 3g，黄连 6g，茯苓 12g，半夏 9g，陈皮 6g，竹茹 3g，枳实 9g，甘草 6g。随症加减：神疲肢倦者，加黄芪 15g，以加强补气之功；口中黏腻无味者，加苍术 12g、白豆蔻 3 克、蕾香 9g，以燥湿；口苦口干者,加黄芩、栀子各9g,以清热化湿;大便干结者,加大黄6~9g,以泄热通便。

● 脾肾阳虚治则:温补脾肾,化湿降浊。

方药:温脾汤加减。党参12g,附子6g,干姜9g,淫羊藿9g,半夏9g,厚朴9g,陈皮6g,枳实12g,姜竹茹9g,制大黄9g,甘草6g。随症加减:呕吐清水者,加桂枝9g、茯苓12g,以温化痰饮;口中尿臭者,加黄连3g、吴茱萸3g,以辛开苦降;不思纳食者,加鸡内金6g、神曲9g,以开胃;大便溏垢者,去大黄加山药、薏苡仁各15g,以健脾止泻。

● 脾肾阴虚治则:益气养阴,清化湿滞。

方药:知柏地黄汤合黄连温胆汤加减。知母12g,熟地9g,生地9g,山茱萸9g,枸杞子9g,山药15g,丹皮9g,黄连6g,黄柏9g,茯苓12g,半夏9g,陈皮6g,竹茹3g,枳实9g,甘草6g。随症加减:神疲乏力者,加黄芪15g、党参12g,以补气;手足心热、午后潮热、口干唇燥者,加玄参、麦冬、石斛、龟板各9g,以养阴清热生津;大便干燥者,加火麻仁9g,以润肠通便;尿少色黄者,加车前子15g(包煎)、滑石30g,以清热利水。

● 浊阴闭窍治则:辛温化浊,豁痰开窍。

方药:涤痰汤合苏合香丸加减。半夏9g,陈皮6g,竹茹3g,枳实9g,党参12g,茯苓12g,胆南星6g,菖蒲9g,郁金9g,甘草6g,苏合香丸1粒(温开水化服)。随症加减:恶心呕吐者,加姜竹茹9g,以降逆止呕;不思饮食者,加鸡内金6g、神曲9g,以消食;水肿尿少者,加陈葫芦、虫笋各9g,泽泻15g,以利水退肿;神昏者,可加服至宝丹1粒,以化浊窍。

(2)泌尿系统结石病

泌尿系统结石病是指一些结晶物体和有机基质在泌尿道里的异常积聚,包括肾结石、输尿管结石、膀胱结石及尿道结石等。主要症状特点有腰部或少腹部绞痛阵作、血尿、排出大小不等的结石、尿频、尿急、尿流中断、排尿困难等。本病好发于20~40岁,男女之比为4.5:1。泌尿系统

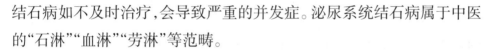

结石病如不及时治疗,会导致严重的并发症。泌尿系统结石病属于中医的"石淋""血淋""劳淋"等范畴。

本病病位在肾和膀胱,与肾、肝、脾、膀胱等脏腑有关。病因多由湿热蕴结下焦,煎熬尿液,日久尿中杂质结成砂石;也可因气火郁于下焦、肾虚,导致膀胱气化不利,泌尿功能失常,形成结石;若疾病迁延不愈,则热伤阴津,湿遏阳气,出现脾肾两虚,气滞血瘀等正虚邪实的病证。

【分型治疗】

● 下焦湿热蕴结治则:清利湿热,通淋排石。

方药:石韦散合八正散、三金汤加减。石韦 15g,冬葵子 15g,萹蓄 12g,瞿麦 12g,金钱草 30g,海金砂 12g,鸡内金 9g,栀子 9g,车前子(包煎)30g,滑石 15g,木通 6g,甘草梢 9g。随症加减:腰腹绞痛者,加白芍 30g,以缓急止痛;小便涩滞不畅者,加泽泻、猪苓、茯苓各 12g,以淡渗利湿;尿中带血者,加大蓟草、小蓟草、生地各 12g,以止血尿;口臭口苦者,加黄连 3g,黄芩、黄柏各 9g,以清热化湿;便秘者,加生大黄 9g(后下),以泻火通便。

● 肝经气郁化火治则:清肝利气,通淋排石。

方药:沉香散合石韦散加减。石韦 15g,冬葵子 15g,滑石 15g,金钱草 30g,海金砂 12g,沉香 3g,陈皮 9g,王不留行 9g,当归 9g,白芍 9g,龙胆草 6g,甘草梢 9g。随症加减:胁肋胀痛者,加柴胡、延胡索、川楝子各 9g,以疏肝理气;小便难涩、尿流中断者,加车前子(包煎)、泽泻各 15g,木通 6g,以利水渗湿。

● 脾肾元气虚损治则:益肾健脾,补虚排石。

方药:大补元煎合三金汤加减。黄芪 12g,党参 12g,山药 12g,茯苓 12g,泽泻 12g,熟地 15g,山茱萸 6g,杜仲 9g,巴戟天 9g,川牛膝 12g,菟丝子 12g,金钱草 30g,海金砂 12g,滑石 12g,甘草梢 9g。随症加减:尿出无力、小腹坠胀者,加升麻 6g,葛根 9g,以升举阳气;纳差者,加鸡内金

6g,生山楂、神曲各 9g,以消食开胃;便溏者,加薏苡仁 15g,扁豆 9g,以健脾止泻。

● 肾虚气阴不足治则:益气滋阴,通淋消石。

方药:知柏地黄丸合石韦散加减。生地 9g,熟地 9g,知母 12g,山药 15g,山茱萸 9g,丹皮 9g,泽泻 15g,茯苓 15g,猪苓 15g,黄柏 9g,黄芪 30g,石韦 15g,冬葵子 15g,滑石 15g,甘草梢 9g。随症加减:尿血鲜红者,加大蓟草、小蓟草各 15g,阿胶 9g,白茅根 30g,以养阴清热止血;潮热盗汗、口干咽燥、头晕耳鸣者,加龟板、鳖甲各 12g,石斛、枸杞子各 9g,以养阴清热。

(3)肾盂肾炎

肾盂肾炎是指肾实质和肾盂的炎症,大都由细菌直接感染,常伴有下泌尿道炎症,临床分为急性和慢性。主要症状有腰痛、小便淋漓频数、尿急、尿痛等。本病可发生于各种年龄,但以育龄妇女最为多见。慢性肾盂肾炎非常顽固,药物一般难以治愈,是导致慢性肾功能不全的重要原因。肾盂肾炎属于中医的"热淋""血淋""劳淋"等范畴。

急性肾盂肾炎或慢性肾盂肾炎急性发作阶段,以邪实为主,表现一派实热证候,其病因是由过食辛热肥甘之品、嗜酒等,酿成湿热,下注膀胱;或因下阴不洁,秽浊之邪侵入膀胱而形成湿热之证;湿热蕴结下焦,则阻滞气化,下窍不利而引起小便淋漓频数、尿急、尿痛等症。慢性肾盂肾炎,以正虚为主,表现为正伤邪恋的证候,是由于湿热久留,损伤正气,耗伤津液,导致肾气阴不足、脾肾两虚、湿热未尽的正虚邪实之证。

【分型治疗】

● 急性期

1)湿热下注治则:清热利湿通淋。

方药:八正散加减。萹蓄 9g,瞿麦 9g,车前子(包煎)30g,木通 6g,滑石 30g,栀子 9g,大黄 9g,灯芯草 3g,甘草 3g。

随症加减:热甚者,加金银花 9g,连翘 9g,蒲公英 30g,以加强清热之功;小腹坠胀痛者,加川附子 9g,乌药 9g,以理气;尿血者,加生地炭12g,茅根 30g,以止血尿;尿少者,加泽泻 15g,猪苓、茯苓各 12g,以利水渗湿。

2)热郁少阳治则:清肝利胆通淋。

方药:小柴胡汤合龙胆泻肝汤加减。柴胡 9g,龙胆草 6g,黄芩 9g,栀子 9g,车前子(包煎)30g,泽泻 12g,木通 3g,滑石 30g,生地 15g,当归9g,甘草梢 3g。

随症加减:胁痛甚,加延胡索 9g,川楝子 9g,以疏肝理气;口苦便秘者,加生大黄 9g,以清热通便;尿痛较剧者,加黄柏 9g,鸭跖草 15g,蒲公英 30g,以清利下焦湿热。

3)湿热中阻治则:清热化湿通淋。

方药:三仁汤合导赤承气汤加减。杏仁 9g,竹叶 6g,白蔻仁 6g,半夏9g,厚朴 9g,薏苡仁 15g,滑石 30g,木通 3g,白通草 6g,车前子(包煎)15g,生地 15g,黄芩 9g,黄连 3g,黄柏 9g,甘草梢 3g。

随症加减:便秘者,加生大黄 9g,以泻火通便;便溏者,加山药 15g,茯苓 15g,以健脾止泻;腹满闷者,加枳实 12g,陈皮 6g,以理气。

● 慢性期

1)脾肾两虚治则:健脾益肾,清热利湿。

方药:参苓白术散合知柏地黄丸加减。党参 12g,白术 12g,白扁豆15g,薏苡仁 15g,淮山药 15g,知母 9g,黄柏 9g,生地 9g,克泽泻 15g,茯苓 12g,滑石 30g,砂仁 3g,陈皮 6g。

随症加减:恶心纳呆者,紫苏 9g,半夏 9g,鸡内金 6g,以化浊降逆开胃;畏寒肢冷者,加淫羊藿 12g,仙茅 12g,以温肾祛寒;面浮肢肿者,加车前子(包煎)15g、大腹皮 12g,以利水退肿;尿有余沥者,加益智仁 9g,菟丝子 9g,以补肾固涩。

2)肾虚湿热留滞治则:滋阴补肾利湿。

方药:左归丸加味。生地15g,龟板9g,知母9g,黄柏9g,山茱萸9g,黄芪30g,党参12g,山药12g,枸杞子9g,牛膝9g,菟丝子12g,鹿角胶(烊化)12g,泽泻9g,茯苓12g,甘草6g。

随症加减:眩晕耳鸣者,加天麻、菊花各9g,钩藤12g,石决明30g,以平肝;小便涩痛明显者,加萹蓄、瞿麦各9g,车前子(包煎)15g,以清利下焦湿热。

(4)慢性肾小球肾炎

慢性肾小球肾炎简称慢性肾炎,它是一种常见的泌尿系统免疫性疾病。慢性肾炎是由多种原因引起的,不同病理类型的双侧肾小球弥漫性或局灶性炎症的改变;是一组临床表现相似,而病理改变不一,预后不尽相同的原发于肾小球疾病的总称。主要症状特征有水肿、蛋白尿、血尿、高血压和肾功能不全等。

多数患者起病缓慢,常呈慢性进行性过程,少数可由急性肾炎转变而来。随着病情的发展,患者多于2~3年或20~30年后出现肾衰竭。在引起终末期慢性肾衰的各种病因中,慢性肾炎占居首位。慢性肾炎属中医的"水肿""阴水""腰痛""虚劳"等范畴。

本病主要与肺、脾、肝、肾等脏腑功能失常有关,肺虚则气不化精而化水,脾虚则土不制水而水泛,肾虚则水无所主而妄行,致使体内水精散布及气化功能障碍、水湿逗留或泛溢。病久阳损及阴,肾阴亦亏。肾阴久亏,水不涵木,出现肝肾阴虚,肝阳上亢的证候。气阴两亏,血脉为之受阻,可见瘀血之症。本病最终导致阴阳两虚,脾肾衰败,浊阴内盛的危重证候。

【分型治疗】

● 肺肾气虚,水湿逗留:肺肾双补,益气利水。

方药:玉屏风散合防己黄芪汤加减。黄芪30g,白术12g,防风9g,猪苓12g,茯苓12g,泽泻12g,陈葫芦12g,益母草15g,泽兰叶15g,白僵蚕9g,蝉蜕6g,甘草6g。

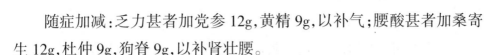

随症加减：乏力甚者加党参 12g，黄精 9g，以补气；腰酸甚者加桑寄生 12g，杜仲 9g，狗脊 9g，以补肾壮腰。

●脾肾阳虚，水湿泛滥治则：温肾暖脾，化气利水。

方药：真武汤合实脾饮加减。干姜 9g，附子 6g，草果 9g，白术 12g，茯苓 15g，车前子(包煎)30g，泽泻 15g，大腹皮 12g，木瓜 9g，木香 6g，厚朴 9g，甘草 6g。

随症加减：乏力便溏者，加黄芪 15g、党参 12g、山药 15g、薏苡仁 15g，以益气健脾；腹胀尿少者，加陈葫芦 9g，以利尿消肿；有胸水、腹水者加牵牛子各 3~9g，椒目 3g，葶苈子 12g，桑白皮 12g，以攻下逐水。

●肝肾阴亏，虚阳上越治则：补益肝肾，滋阴潜阳。

方药：左归饮加减。生地 15g，龟板 9g，枸杞子 9g，山药 15g，山茱萸 9g，茯苓 12g，泽泻 12g，冬葵子 9g，珍珠母 30g，灵磁石 30g，甘草 6g。

随症加减：小便涩痛不利者，加车前草、白茅根各 30g、萹蓄 9g、土茯苓 15g，以清热利湿；若有腰酸梦遗者加金樱子 9g，芡实 9g，以补肾固涩；耳鸣甚者，加石菖蒲 12g，以利耳窍。

●气阴两虚，瘀血内阻治则：益气养阴，清热活血。

方药：参芪地黄汤加减。生黄芪 15g，太子参 15g，生地 9g，山茱萸 9g，女贞子 9g，丹皮 9g，茯苓 12g，山药 15g，泽泻 15g，丹参 15g，益母草 15g，蝉蜕 6g，白僵蚕 9g，炙甘草 6g。

随症加减：易感冒者，加白术 12g、防风 9g，以益气固表；午后低热或手足心热者，加龟板 9g、地骨皮 12g，以养阴清热；长期咽痛者加射干 9g，山豆根 9g，以清热利咽；如瘀血内阻明显者加莪术 9g，水蛭 9g，以活血逐瘀。

●脾肾衰败，湿浊蕴盛治则：补元扶正，解毒降浊。

方药：真武汤合六君子汤加减。党参 12g，白术 12g，茯苓 12g，半夏 9g，生姜皮 9g，陈皮 6g，附子 6g，生大黄 6~9g，黄连 6g，车前子(包煎)

15g,泽泻 15g,甘草 6g。

随症加减:恶心呕吐者,加竹茹 9g,以降逆;昏迷者,加苏合香九,以芳香开窍;烦躁抽搐者加全蝎 6g,钩藤 9g,石决明 30g,以平肝息风。

▍▶ 中医在血液学疾病中有哪些作用?

我国当前中医中药治疗血液病的效果非常显著。祖国医学认为,脾胃为生化之源,血液滋生于脾,而肾主骨生髓,精髓可化血,故其根在肾。另外,心主血,肝藏血,从而构成了较为完整的造血系统。其中脾肾最为重要,脾虚难以运化水谷,导致血液生成不足,肾虚精髓空虚,造成血液化源匮乏,都可引起血液病。如果肾阳不振,脾失温养,火不生土,以慢性贫血多见;肾阴虚衰、阴虚火旺,灼伤脉络,迫血妄行,常见有出血症。重者,阴虚及阳,阳虚及阴而致阴阳两虚。另外,心、肝、脾三脏关系密切,气与血互相依存。心血不足,出现贫血;脾气虚耗,难以统血,而且出血;肝失疏泄,往往引起气滞血瘀。临床上所见的血液病,也以心脾两虚,肝脾不调为最常见。故贫血、出血、血瘀往往同时呈现。又由于血液病变使正气虚弱易感外邪,所以常并发感染。

血液病死亡多在营分和血分,直接招致死亡的原因有两种。一是外感邪毒,毒盛化火,灼伤血络,迫血妄行;二是阴虚后期,内热血燥,血海不宁,里外交侵,气血两燔致阴阳双竭。

血液病涉及心肝脾肾,错综夹杂,虚实互见,与气血障碍最为密切,故血液病的治疗最重通气活血,如王清任所云:"气通血活,何患不除。"《素问·至真要大论》曰:"谨守病机,各司其属,疏其血气,令其调达,而致和平。"应是治疗本病的纲领。但在具体辨治过程中,须视不同阶段而异。

急性期药不厌凉,凉不厌早。血液病急性发作,主症为高热和出血,高热、出血可导致疾病恶化,甚至死亡。因此,能否及早有效地控制高热、制止出血,是治疗血液病成败的关键。凡患者脉象从细缓转为洪数、

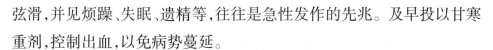

弦滑,并见烦躁、失眠、遗精等,往往是急性发作的先兆。及早投以甘寒重剂,控制出血,以免病势蔓延。

缓解期脾肾双调,重在治脾。血液病出血控制之后,病情缓解,治疗应着重脾肾双调,只有脾肾旺盛,气血充足,方为血液病治本之道。清·沈金鳌云:"脾统四脏,脾有病必波及四脏,四脏有病,亦必将养于脾。"说明脾胃之重要。

另外,在血液病治疗中,活血化瘀法亦有重要意义。活血化瘀对瘀血引起的出血有促进止血功效。又鉴于血液病多为虚实互见,错综夹杂,因证施用,常用治则包括益气化瘀、降气化瘀、清热化瘀。

下面分述再生障碍性贫血、白血病以及粒细胞减少的辨治治疗。

(1)再生障碍性贫血辨治

现代医学认为,再生障碍性贫血主要是由于骨髓的造血功能全部或局部发生障碍,造血组织容量减少所致。病因尚不明,可能与物理、化学、病理等各种因素有关。其发病机理,目前比较流行的有三个学说,即所谓种子说(与多能干细胞受损有关)、土壤说(骨髓微循环缺陷)、害虫说(与免疫因素有关)。

根据近年来各地经验,比较一致的认知是:温补肾阳,健运脾土。治脾对本病治疗具有决定性作用,不仅在于脾脏具有统全身血液和化生气血之功能,还在于补肾亦往往有赖于脾脏健运才能生效。当然,补肾亦甚必要,肾主骨生髓,可改善骨髓的造血功能。况且,脾肾关系辨证统一,肾为水火之脏,肾阳不足,命门火衰,亦可致脾失健运,补脾益肾而能相得益彰。

再生障碍性贫血治疗主要采用补血、退热、止血三法。本病以贫血为本,感染出血为标,稳定期以治本(贫血)为主,活动期以治标(感染、出血)为主。

补血法系治本之法,乃治疗本病之关键。从阴虚,阳虚和阴阳两虚三种类型论治。

● 阴虚型:患者既有头昏眼花、精神萎靡、面色不华、爪甲不荣等血亏之症,亦有耳鸣潮热、盗汗烦躁等阴虚之象。经验证明,下列药物配伍多能获效:当归身、白术、阿胶、首乌、龟板、女贞子、黄精、枸杞子、白芍、麦冬、山药、生地、熟地等。

● 阳虚型:症见面色萎黄、四肢不温、心悸气短、小便清长、舌淡、胖嫩,脉微弱。宜选:补骨脂、菟丝子、仙茅、淫羊藿、巴戟天、紫河车、附子、肉苁蓉、杜仲及肉桂等。

● 阴阳两虚型:兼阴虚和阳虚之症。可用:黄芪、党参、白术、当归、阿胶、龟鹿二仙胶、砂仁拌熟地、炙甘草、陈皮等,酌加黄精,白芍。

止血法:出血是再生障碍性贫血急性期的主要症状。常见有齿衄、鼻出血、皮下出血、眼底出血、颅脑出血等。不少患者都死于颅脑出血,所以止血也是重要环节。根据病理,出血可分下列两种类型:

● 血热妄行:系邪热入营,迫血妄行,往往发热出血并现者,较为多见,治以清热养阴止血。药用:鲜生地犀角、三七、墨旱莲、生蒲黄、生槐米、连翘心、生地榆、侧柏叶等。马勃粉、羊蹄根外用止血亦佳,广泛应用于皮肤、牙齿及鼻腔出血。

● 气不摄血:乃脾气耗竭,不能统血所致,常见于消化道、子宫等处出血。另见有脾气虚之症。方宜黄土汤加减,酌加龙骨、牡蛎等。

退烧法:再生障碍性贫血发烧多因感染,退烧亦属关键措施之一,可分三种类型辨治。

● 劳热型:为阴虚发热,热度波动不大,一般不超过38℃,患者可无主观感觉。治须滋阴退热,药用:生地、石斛、鳖甲、知母、地骨皮、黄柏、西洋参、天冬、麦冬、沙参及青蒿。

● 外感发热型:多合并感染,热度高而波动大,病急势猛,伴头痛鼻塞、咽痛寒战等。药物如鸭跖草、黄芩、山栀、鱼腥草、大青叶、野荞麦根、金银花、野菊花、石膏、蒲公英等。肺部感染,用鱼腥草、野荞麦根(开金锁)等;咽部感染,用大青叶、板蓝根等;热郁肠腑,重投黄连、黄芩;高热不退,更可用紫雪丹,日用2~3次。清热药中加用活血药物,常能相得益彰,促进炎症吸收,有利病情好转。

● 气虚发热型:此型较为少见。治当甘温除热,方用当归补血汤、补中益气汤等。

(2)白血病辨治

白血病是白细胞及幼稚白细胞在造血组织中异常增生的恶性疾病。病因不明,目前倾向于两种学说,一种为肿瘤说,另一种为病毒说。近年来,运用中医和中西医结合治疗,已显露出可喜的苗头。不少资料表明,中医治疗白血病,能起到抗贫血、抗感染、延长缓解期的作用。

急性白血病,发病急,进展快,具有高热、出血的特征,相当于瘟病的营血分证。而与《普济方》所称之"急劳",《慎柔五书》之"热劳"最为类似。其病因病机,《普济方》在论述"急劳"时,曾做概括:"盖血气俱盛,积热内干心肺,脏腑壅滞,毒热不余而致之,缘禀受不足,忧思气细,荣卫俱虚,心肺壅热,金火相刑,脏气传克,或应外邪,故烦躁体热,颊赤心松,头痛盗汗,咳嗽咽干,骨节酸痛,萎黄羸瘦,久则肌肤消泺,咯涎唾血者,此皆其候也。"证多近似。

慢性白血病,可归属于癥瘕、积聚、虚损等范畴。其病因病理,唐容川云:"瘀血在经络脏腑之间,被气火煎熬,则为干血,……其证必见骨蒸痨热,肌肤甲错",而致"瘀血不去,新血且无生机"。《血证论》,慢性淋巴性白血病,则相当于"痰核""痰火""马刀侠瘿"之类。

● 阴虚型。本型约占总数的四分之一。症见:持久低热,盗汗口干,头痛耳鸣,紫癜出血(口腔、齿龈、鼻等),咽喉、口腔、齿龈及四肢关节发炎,以咽喉感染较显,淋巴结及肝脾轻度肿大,舌质红绛可有剥苔,脉大重按无力。此为骨髓受损,内热伤阴,热灼血络,迫血妄行。

辨证为正虚邪实,伤及营分。治则以养阴清热。急性者治疗宜速投犀角地黄汤;慢性者重在养阴、扶正达邪。其中血象白细胞偏高者,可用鳖甲饮(生鳖甲、黄芪、龟板、当归、太子参、丹参、生牡蛎、银柴胡、栀子、赤芍)。如与非典型性白细胞,骨髓粒细胞增生,而周围血象较低者,即服滋阴固本汤(生地、首乌、赤芍、白芍、驴皮胶、地骨皮、黄芪、甘草、当归)。

● 阳虚型。较少见,仅占 1%左右。症见头晕乏力,消瘦便溏,爪甲不荣,面色萎黄,四肢水肿,手足发冷,舌白多津,胖嫩而有齿痕,脉软弱无力,白细胞偏低。此系正气本虚,毒邪侵袭,脾肺亏损,肾阳虚竭。

辨证为营卫失和、阳气衰竭。治则以甘温益火扶阳。药用人参叶、党参、黄芪、仙茅、白术、丹参、巴戟天、补骨脂、甘草。

● 阴阳两虚型。约占五分之一。症见:面色灰暗或苍白,乏力,自汗或盗汗,潮热便溏,出血,骨节酸痛,遗精,脉弦滑而数或沉微无力,舌有芒刺等偏阴虚或阳虚症状。一般情况下可用:首乌、人参叶、仙茅、太子参、丹参、当归、党参、赤芍、白芍、甘草等组成药方。

● 瘀血型。占四分之一,大多为慢性白血病。症见:胸闷胁痛,低热乏力,关节刺痛,大便发黑,紫癜,经闭,脾脏肿大,舌紫有瘀斑,脉涩数,白细胞可高至 30 万 ~40 万甚至以上。此因肾气不足,热毒之邪内侵骨髓营血,髓热熏蒸,煎熬阴液,故至瘀血盘踞于精髓之间。

辨证为瘀血内结,新血不生。治则以破瘀为主,兼以扶正。一般治疗可用桃仁承气汤、人参鳖甲丸、阿魏丸等(龟板、鳖甲、牡蛎、莪术、丹参、红花、三棱、太子参、仙茅)。另外,当归龙荟丸及由青黛中提炼的靛玉红片,对此型患者亦有疗效。

● 痰核型。占 12%,淋巴细胞性白血病多属之。症见:头疼发热,淋巴结、扁桃体等明显肿大,咽痛,齿、鼻及皮下出血,大便不爽,肝脾极度肿大,舌苔厚腻,脉滑数有力。本型乃火不降,血不下而溢于口鼻,气不

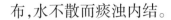

布,水不散而痰浊内结。

辨证为正虚痰浊聚积。治则以化痰软坚,活血消积。本型患者多属慢性,用夏枯草膏、小金丹、金黄膏等化瘀软坚。急性退肿药方:板蓝根、藏青果、黄药子、生牡蛎、昆布、海藻、僵蚕、丹参、赤芍、贝母、丹皮等。

● 湿热型。约占 20%,多系急性白血病或慢性白血病的急性发作。症见壮热头疼,大量出血,神昏谵语或昏迷不语,循衣摸床。舌质红绛或灰黑,脉洪大而数。此系热毒深入营血,内陷心包,闭塞脉络,迫血妄行。

辨证为邪犯营血,内陷心包。治则以清营凉血,开窍宁心。方用羚羊饮子,亦可用人参白虎汤、神犀丹、紫雪丹、安宫牛黄丸以及犀角地黄汤等。在上述六型中,一般而言,阳虚,瘀血,病势较轻,预后较好;阴虚,阴阳两虚,痰核,特别是湿热型,病情多急,预后亦差。

(3)粒细胞减少症辨治

粒细胞减少症系指周围血中的血细胞计数显著减少,粒细胞绝对计数少于 1000/mm³,且其中中性粒细胞明显减少或缺乏。病因包括感染、放射及化学药物等所致,以化学药物引发最为多见。应用中医中药辨证论治,具有较好的疗效。

粒细胞减少症,文献上尚无恰当病名,类似记载所见亦不多。急性发病相当于感受时毒、邪毒;慢性期多属虚证,如气虚、血虚。其病机为肾精不足,难以生髓,肾阳亏虚,不能温煦脾土,以致气血生化无源,易感受时毒,邪毒而发病,故亦属正虚邪实之证。治疗大法以育阴扶正为主。

据临床所见,拟分为急性期和慢性期。

● 急性期起病急骤,症见高热、神昏、汗出、寒战、头痛、口臭、咽痛、并见口腔、咽喉、肛门、直肠等处黏膜溃疡,舌红苔黄,脉弦而数。此为邪毒炽盛、热入血室所致。

治则以清热解毒为主,兼育阴扶正。方用:升麻 9g,黄连 4.5g,黄芩 9g,连翘 30g,玄参 30g,板蓝根 15g,桔梗 4.5g,牛蒡子 9g,甘草 6g,鲜生地 30g,石膏 30g,金银花 12g。黄连、黄芩、连翘、石膏、板蓝根、银花清热解毒;桔梗、甘草、牛蒡子清理咽喉、生地、玄参育阴扶正。除本方外,尚有人参白虎汤、竹叶石膏汤等。西洋参也有提升白细胞的作用,石斛(枫斗)、玉竹、麦冬亦有类似功效。

● 慢性期分三种类型辨治

1)气血双虚:治宜补气养血。方用:升麻 9g,黄芪 30g,白术 9g,甘草 4.5g,当归 9g,鸡血藤 30g,熟地 30g,红枣 6 颗,枸杞子 9g。升麻宜用炒升麻,功能升清降浊,裨使补气养血之药更能发挥所长,又能提升白细胞。

2)脾肾阳虚:温肾健脾。方用:炒升麻 9g,附子 9g,肉桂 3g,熟地 15g,山药 15g,白术 9g,益智仁 9g,鹿角 9g,补骨脂 30g。其中附子、肉桂为主药,加鹿角温补元阳,白术、山药、益智仁益气健脾,炒升麻升发阳气,使各味药物相得益彰,能更好地发挥作用。

3)阴虚:系慢性粒细胞减少症中最为常见的证型,乏力、盗汗、低烧、脉细数、舌偏红。治以滋阴为主,可选用龟板、鳖甲及大补阴丸之类,亦须加用升麻。如阴虚而兼瘀滞者,宜加丹参、赤芍等,可提高疗效。

▶▶ **中医在不孕不育的治疗中有哪些作用?**

(1)男性不育症

病因病理非常复杂,遗传因素、内分泌、免疫因素、精索静脉曲张、感染因素、放射线、化学品接触等均对精子的生成和成长,造成一定程度的影响而引起男性不育。近年来,对中医药治疗弱精子不育症进行了多方面的研究,取得了较大的进展。

病因病理:综合中医的认识,本病主要病理如下。

肾气亏虚:先天不足,肾气衰弱,生精不足,引起男子不育。

肾精(肾阴)亏损:恣情纵欲,房事过度或频繁手淫,导致精室空虚或肾阴亏虚而不育。

气血两亏:久病或劳倦,气血虚损不复;或素体脾虚,后天不足,或五劳七伤,损伤脾胃,或思虑过度,心脾两虚等,导致气血亏虚。因气血相生,精由血化,故导致精亏不育。

肝气郁结:七情所伤,情志不遂,肝气郁结,气血不和,脏腑功能失调,精瘀滞而致不育。

湿热下注:素体阳盛,饮食不节,嗜食醇酒厚味,偏食辛辣食品,酿湿生热,流注如下,或食粗制棉籽油,棉酚中毒,或药物损伤,或不洁性交感染毒邪,湿毒内蕴精室,均可致不育。

痰浊内阻:脾失健运,水谷不能化生精微而致痰浊内生,内蕴精室,精道不通。

瘀血阻塞:"久病入络"或跌打损伤,瘀血留滞,阻塞精道,泄精不利,导致不育。男性不育症的临床症状较复杂,除了上述病因之外,患者或兼气郁化火,或有寒凝血瘀。

● 中药治疗:在男性不育症的现代中医治疗中,补肾依然是一个重要方法,盖因肾藏精,乃先天之本,主生殖,通过或温肾,或养肾阴,以调整肾的阴阳平衡,补其不足;所用中药多围绕五子衍宗丸进行加减,因此很多中药如淫羊藿、肉苁蓉、黄精、生地等多见于中医治疗的文献中。

(2)女性不孕症

女性排卵功能障碍性不孕是妇女不孕症的常见原因之一,在不孕症中占25%~30%。临床常采用口服克罗米酚促排卵,但克罗米酚为雌激素拮抗剂,其药理作用是与雌激素竞争受体。故用克罗米酚后首先影响宫颈黏液,使之变黏稠,不利精子穿入;其次影响子宫内膜发育,使之变薄,不利胚胎着床;最后影响卵泡排出,发生未破裂卵泡黄素化,从而出现"高排低孕"现象。中医药的应用方面,经几十年来的临床实践,积累了丰富的经验,单纯中医治疗促排卵率与西医不相上下,有学者报道可达80%。

女性的生殖功能有赖于下丘脑－垂体－卵巢－子宫轴维持，在这一轴线的调节下，各种性激素协调分泌，导致周期性的卵泡发育、排卵、黄体形成、黄体萎缩，形成生理性月经周期。若此生殖轴功能失调，会引起卵泡发育不良，无排卵或黄体功能低下，从而引发月经紊乱及不孕症。由于体内外的多种因素，如环境和气候的变化、精神紧张焦虑、劳累、营养不良以及下丘脑、垂体、卵巢或甲状腺、肾上腺的疾病等原因，使调节排卵周期的雌二醇的水平和周期变化失常，不能激起排卵期促黄体激素（LH）分泌高峰的出现，或低到不足以重新刺激促卵泡激素（FSH）分泌以促进卵泡发育，从而发生排卵障碍。

排卵障碍的最大原因在于肾虚，肾—天癸—气血之间的平衡失调是引起排卵功能障碍性不孕症的主要因素。中医学认为，肾藏精，主生殖，肾所藏之精为先天之精，是肾主生殖的物质基础，胞宫的功能主要是主月经和孕育。《素问·奇病论》谓"胞脉系于肾"，故肾与胞宫关系密切，肾精充足，肾气旺盛，为经间"的候""真机"打下良好的物质基础，为"天癸至（排卵）"创造条件，肾之精血是女性正常生理活动的基础。因此，肾气虚衰，精血亏虚，可影响生殖功能，导致经血失调，孕育无能。

肾虚常与以下因素有关

- 先天禀赋不足，肾气欠盛，不能涵养胞宫。
- 后天房劳多产等耗损肾阴，导致阴精不足，天癸不充。肝肾同属下焦，肝藏血，肾藏精，精血互生，肝肾同源，有肝肾虚之说。

另外，肝郁不疏脾，脾失健运，痰湿中阻，肝郁气滞，致冲任二脉不能通盛，则经孕诸疾由此变生。

排卵障碍性不孕症主要病因是肾虚，同时与肝、脾、心也有着密切的关系，临床多采用辨证论治的方法治疗，其中补肾为其治疗大法。

排卵障碍性不孕分为肾阳虚型、肾阴虚型、气血双亏型和痰瘀型，分别采用右归丸、六味地黄丸、八珍汤、启宫丸加减治疗,疗效显著。

▎▶ 中医在自身免疫性疾病中有哪些作用?

自身免疫性疾病简称自免病,是指机体对自身抗原发生免疫反应而导致自身组织损害所引起的疾病。许多疾病被相继列为自身免疫性疾病,但是,自身抗体的存在与自身免疫性疾病并非两个等同的概念。其病因多考虑与自身抗原的出现、免疫调节异常、交叉抗原及遗传因素有关。临床表现分为两种:器官特异性自身免疫性疾病与系统性自身免疫病。前者仅限于抗体或致敏的淋巴细胞所针对的某一器官,如甲状腺、肝、胰腺、结肠、皮肤、肺和肾等。后者为抗原抗体复合物广泛沉积于血管壁等原因,导致全身多器官损害,这是由于免疫损伤导致血管壁及间质的纤维素样坏死性炎症及随后产生多器官的胶原纤维增生所致,如系统性红斑狼疮、类风湿性关节炎、系统性血管炎及硬皮病等。中医辨证治疗自免病,应首先从西医角度认识自免病的病因、病理、诊断要点和治疗方法,明确西医诊断,再行中医辨证。

中医治疗自身免疫性疾病的病机如下。

● 祛风渗湿法。风易与湿相结合形成风湿,风性上扬而游走不定,湿性下注易袭阴。风湿性关节炎疼痛游走不定,下肢沉重,血沉快。湿邪郁久化热,湿热相合则关节疼痛、发热。女性可见腹痛、白带增多、下身瘙痒等症状。治疗时可选用复方桑枝汤、桂枝芍药知母汤、桂枝汤和川草乌合剂,若白带多加生龙骨、生牡蛎、乌贼骨等止带。

● 活血化瘀法。久入络,久病必瘀。皮肤黏膜出现红斑、关节肿痛、口腔溃疡、肝脾肿大、淋巴结肿大、实性占位性病变炎性包块、舌下脉络迂曲等均属于瘀血范畴。中医有"治风先治血,血行风自灭"的治疗大法,常用方药为川牛膝、赤芍、鸡血藤、三七、水蛭等活血化瘀药物。活血需结合行气,气行则血行,气滞则血瘀,故常配合使用木香、香附、枳壳、郁金等行气药物。

● 清热解毒法。风为阳邪，与火相合，易致上呼吸道感染、扁桃体肿大、肺炎喘嗽。热极生风易致抽风惊厥，肝风内动易致抽搐震颤。关节肿痛，皮肤红斑，发热咽痛，白细胞升高，血沉快，舌质红，苔黄腻，脉弦滑数等均属于热毒炽盛。故治风先要灭火，火灭风自熄，可用五味消毒饮加减治疗。

● 滋阴降火法。火易伤阴动血，阴虚则阳亢。若患者口干口渴，面目红赤，五心烦热，心烦急躁，面部红斑，失眠多梦，舌红少苔，则需滋阴降火，保胃气而存津液。方用克郎汤加减：虎杖、淫羊藿、菟丝子、元参、生地、麦冬、女贞子、川断、旱莲草、草薢。

● 扶正固本法。《内经》云："邪之所凑，其气必虚。"扶正固本可以提高机体免疫力，通过健脾补肾、补血养血等治疗方法，可以获得满意疗效。方用：生地、山药、山黄肉、人参须、太子参、北沙参、党参、麦冬、五味子、桂枝、白芍、生姜、大枣、炙甘草、浮小麦、当归补血汤、归脾汤、补中益气汤、资生丸等加减。

● 疏肝利胆法。风源于肝，火亦源于肝，木能生火，肝木火旺，必横克脾土，至肝胃不和，胃脘胀痛或两胁胀痛，口干口苦，小便黄溺，大便干结，舌苔厚腻等。常用胆胰合症方加减：柴胡、枳实、白芍、甘草、丹参、木香、草寇、大黄、黄连、元胡、川楝子、制乳没、干姜、金银花、连翘。

此外，临床上还有调和冲任、软坚散结、化痰燥湿、平肝潜阳等治法，医者可根据患者病情变化灵活应用。

(1)自身免疫性肝炎

是免疫紊乱导致的一种进展性疾病。目前西医治疗主要是激素加免疫抑制剂，中医在治疗免疫性疾病和肝硬化方面具有较大优势。根据患者的症状体征舌脉辨证，多采用补肾健脾，滋补肝肾，活血通络之法，具有较好的疗效。

（2）白塞病

又称贝赫切特综合征，是一种原因不明的以血管炎为病理改变的自身免疫性疾病,典型表现为复发性口腔溃疡、阴部溃疡和眼色素膜炎组成的三联征,但关节、心血管、胃肠、神经系统、肺、肾及附睾等均可累及。近年来中医治疗本病屡见报道,并取得一定疗效,现概述如下。

● 病因病机。近代通过大量临床实践,对白塞病的病因进行了新的探讨,认为与饮食辛辣肥甘、感受湿邪、产后郁热、情绪不遂等因素有关,湿热毒瘀互结是白塞病发病的病理基础,且贯穿于疾病的始终。毒瘀互结、虚实夹杂是其病程漫长,病情缠绵,久病频发的重要原因。主要病位在肝脾,肝热脾湿相互为患,充斥上下,诸症遂成。部分学者认为此类患者肝肾本虚,复因情志过极化火,烦劳伤阴,更伤肝肾,阴虚火旺,使病情加重。

● 辨证论治。白塞病辨证分型为以口舌溃疡为主的阴虚胃热型,以外阴溃疡为突出表现的湿热下注型。方用清胃养阴汤(金银花、连翘、麦冬、生地黄、牡丹皮各 20g,黄连 6g,生石膏 30g,玄参、沙参、太子参各15g,甘草 3g),清热化湿汤(苍术、黄柏、龙胆草各 10g,苦参、泽泻各15g,土茯苓30g,栀子 12g,紫花地丁 20g,薏米 24g,甘草 3g),水煎服,每日 1 剂。

（3）克罗恩病

克罗恩病是一种病因未明的慢性消化道炎性肉芽肿性疾病，可累及胃肠道任何部位,多见于末端回肠和右半结肠;临床表现以腹痛、腹泻、体质下降、瘘管、肠梗阻为特点。CD 以肠壁穿透性炎症细胞浸润、裂隙样溃疡伴有非干酪样肉芽肿形成病理学特征的改变, 病程初期多以炎性反应表现为主,而在其反复发作和缓解的病程进展中,可逐渐出现穿孔、肠道狭窄、梗阻、瘘管形成等并发症。主要治疗原则是控制活动期病情、防治并发症、提高生活质量。

中医认为本病的发生多由于感受外邪、饮食不节、情志失调以及脏腑亏虚所致。多为虚实夹杂,且挟有兼证或合证,而气血壅滞、湿邪内蕴、脾肾亏虚是克罗恩病发病的关键所在。

脏腑亏虚以脾虚为主。脾气受损,湿从内生,湿滞日久,多从热化,湿热熏蒸,壅滞肠间,传导失司,与气血相搏结,损伤血络,气凝血滞,血败肉腐,内溃成疡。日久亦可波及于肾,脾肾两虚,正虚邪恋,缠绵难愈。因此,湿邪内蕴,气血壅滞,脾虚,乃本病发病的关键所在。其中湿邪内蕴为其标实,脾虚为其本虚,二者互为因果关系,也就是湿邪内蕴日久,损伤脾胃,反过来,脾虚运化失职,湿从内生,形成恶性循环。正如《外科正宗》中所云"肠痈者,皆湿热瘀血流于小肠而成也""疮全赖脾土"等。治疗当以健脾益气培土为主,辅以化脓,祛湿,行气活血。主方:补中益气汤加减。

中国中西医结合学会消化专业委员会诊治方案,将溃疡性结肠炎分为6个证型,包括大肠湿热证、脾气虚弱证、脾肾阳虚证、肝郁脾虚证、阴血亏虚证、脾寒肠热证。临床可以参考上述分型,选取相应的治则治法。

(4)干燥综合征

干燥综合征是一种侵犯外分泌腺体尤以唾液腺和泪腺为主的慢性自身免疫性疾病。近年来,本病发病率呈明显上升趋势,本病的发病率为0.5%~5%,约90%为女性患者,大部分中年发病,多见于30~50岁女性,极大地影响了患者群的生活质量。现就有关中医药治疗干燥综合征的研究进展综述如下。

● 病因病机。当代中医临床专家路志正教授将本病命名为"燥痹",本病的发生主要是由燥邪损伤气血津液而致阴津损耗,气血亏虚,使肢体筋脉失养,瘀血痹阻,痰凝结聚,脉络不通,导致肢体疼痛,甚则肌肤枯涩、脏器损害。

● 中医辨证论治。《实用中医风湿病学》根据本病的辨治要点,将其

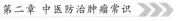

辨证分为四型:阴虚津亏型、气阴两虚型、阴虚热毒型、阴虚血瘀型。

1)阴虚津亏型。本病辨证从阴虚津亏、燥邪内生入手,认为虚瘀、热瘀是其病理特点,论治以养阴生津、清热化瘀为法,用药重生地、石膏、生地黄、天花粉、麦门冬、天门冬、玄参、白芍、玉竹、石斛、枸杞子、女贞子、墨旱莲等。

2)气阴两虚型。病机是气阴两虚,亦见到热毒内蕴、痰瘀阻络、阴虚内热、阳气亏虚等兼证,因此益气养阴是中医治疗该病的基本大法,贯穿疾病治疗的始终。

3)阴虚热毒型。此病,重在清热凉血解毒,兼以养阴润燥。多选用犀角地黄汤以凉血解毒,加北沙参、麦冬、石斛等养阴润燥之品。

4)阴虚血瘀型。以血府逐瘀汤煎剂口服,根据"阴虚络滞、肺失宣布"的病机特点,制定"滋阴通络、宣肺布津"的治疗方法。

▶▶▶ 中医学是如何认识肿瘤的?

2012 年于美国 Biochem Pharmacol 杂志发表的论文《中药牛蒡子治疗肿瘤的机制研究》,牛蒡子苷元是临床常用传统中药牛蒡子的主要活性成分。现有研究表明,牛蒡子苷元具有抗肿瘤活性,能够在多种肿瘤模型中有效抑制肿瘤生长。上海药物研究所俞强课题组对牛蒡子苷元的抗肿瘤机制进行了深入研究,发现在葡萄糖缺乏条件下,牛蒡子苷元通过抑制线粒体呼吸,造成肿瘤细胞内 ATP 水平下降以及活性氧族水平升高,从而促使肿瘤细胞死亡。该项研究成果为用中药治疗肿瘤提供了新的依据和策略。

中医学认为,肿瘤的发生是在机体内虚的基础上,多种致病因素相互作用,导致机体阴阳失调,脏腑经络气血功能障碍,引起病理产物聚结而形成的肿物。肿瘤是全身性疾病,表现为全身为虚,局部为实,其病因繁杂、病种不一、表现多端、病理变化非常复杂,故需首要辨清肿瘤的阴阳属性。

(1)肿瘤的阴阳论辩

● 以肿瘤部位分阴证、阳证。肿瘤是有寒热之分的,而且寒热与肿瘤部位、病理类型有一定关系。体表(阳证)—内部(阴证)、头颈部(阳证)—下肢(阴证)、背部(阳证)—腹部(阴证)。

中医的"清阳发腠理,浊阴走五脏""上为阳,下为阴",位于近体表的肿瘤属火者多,如乳腺癌、浅表原发性恶性淋巴瘤、精原细胞瘤、前列腺癌,皮肤部位、口腔部、咽喉部、食道部位、子宫颈部位的肿瘤往往是鳞癌,属火热者较多,与之相对的,贲门直到乙状结肠是腺癌,内在脏腑的肿瘤如胰腺癌、肾癌等多属寒者。

● 以肿瘤生长速度、病程长短分阴证、阳证。宋朝·窦材在《扁鹊心书》说:"热病属阳,阳邪易散易治,不死。冷病属阴,阴邪易伏,故令人不觉,久则变为虚寒,侵蚀脏腑而死。"

● 以局部症状辨阴证、阳证。一般而言,皮肤肿瘤颜色红活焮赤的属阳,紫暗或皮色不变的属阴;皮肤温度灼热的属阳,不热或微热的属阴;体表肿形高度以肿胀形势高起的属阳,平坦下陷的属阴;肿块硬度以肿块软硬适度、溃后渐消的属阳,坚硬如石,或柔软如绵的属阴;疼痛感觉以疼痛比较剧烈的属阳,不痛、隐痛的属阴。

● 以脉象辨阴证、阳证。脉象虽是全身症状的一部分,肿瘤患者不同于其他疾病患者,其阴阳气血皆虚。五部以上见弦脉,则为阳虚饮盛,左脉沉弦为水蓄膀胱;右脉沉弦为水在胃肠;脉硬者不流利,则为寒凝。

● 以全身症状辨阴证、阳证。不同的疾病表现出的阳证、阴证证候不尽相同,各有侧重,但阴证、阳证各有特征性表现。

阳证特征性表现主要有:面色赤,恶寒发热,肌肤灼热,烦躁不安,语声高亢,呼吸气粗,喘促痰鸣,口干渴饮,小便短赤涩痛,大便秘结奇臭,舌红绛,苔黄黑生芒刺,脉浮数、洪大、滑实。

阴证特征性表现主要有:面色苍白或暗淡,精神萎靡,身重蜷卧,畏冷肢凉,倦怠无力,语声低怯,纳差,口淡不渴,小便清长或短少,大便溏泄气腥,舌淡胖嫩,脉沉迟、微弱、细。

(2)肿瘤中医三焦辨证论治

中医药在肿瘤的治疗中发挥着重要作用,它不但减轻放、化疗的副反应、改善了生活质量,而且在抑瘤消瘤方面也有一定作用。中医对三焦的论述首见于《内经》,从功能上看,"上焦如雾""中焦如沤""下焦如渎"。三焦的每一焦脏腑是联系的,古人认为心为大阳,温煦全身五脏六腑气血经络四肢百骸,上焦易阳虚,肺为储痰之器,所以上焦多为阳虚、痰蒙,所以治疗上焦的疾病多采用温阳化痰之法,纵隔、胸膜部位肿瘤宜温阳益气化痰,纵隔内的肿瘤如为神经肿瘤可加祛风之品,为气管肿瘤或淋巴瘤加清热散结之药,食道肿瘤加降逆和胃的方药;胸膜重用温阳利水药。中焦包括肝、胆、胰、脾、胃等脏器,治疗脾、胃用健脾和胃之法,治疗肝胆胰的病变从古至今大多没有离开脾胃,皆从脾胃下手,脾胃主斡旋中州,腐熟消化,吸收转输水谷精微,脾胃患病则多升降失常、痰湿困阻,故中焦肿瘤多有脾胃失和、痰湿困阻的特点,所以治疗腹腔非脏器肿瘤宜健脾和胃化痰消痞。下焦虽分消化系统、泌尿生殖系统,也多从温阳化湿之法,肾水需要心阳温煦,所以下焦多寒多水;湿易下注,故下焦多为湿困,所以桂枝茯苓丸可应用于泌尿生殖系统疾病,又可应用于消化系统疾病。

(3)发病部位辨证

部位辨证的思想源于《素问·太阴阳明论》"伤于风者,上先受之,伤于湿者,下先受之";《素问·阴阳应象大论》"地之湿气,感则害人皮肉筋脉";以及《灵枢·百病始生篇》"风雨则伤上,清湿则伤下"。不同部位容易感受不同邪气,治疗自然不同,部位辨证施治是中医辨证的一个重要组成部分,肿瘤的中医辨证可从以下几个方面认识。

● 体表—内部：中医学认为外为阳，内为阴，通过临床仔细观察就会发现接近体表的或与外界相通的原发性肿瘤如乳腺癌、甲状腺癌、鼻咽癌、食管癌、肛管癌、皮肤癌、宫颈癌、浅表淋巴瘤、中心型肺癌及前列腺癌发病初期多为火证，此与阳气多布于表有关，所以治疗体表肿瘤少用温阳药或慎用温阳药。

● 头颈部：头颈部肿瘤多挟风、热、痰，治疗上可重用祛风、清热解毒、化痰药物。

● 胸腹部—背部：背为阳，腹为阴，背部为阳经所过，背部转移肿瘤多为阳虚，治疗上应温阳补肾，胸腹部为阴，胸为阴中之阳，腹为阴中之阴；所以治疗胸部、腹部肿瘤的治疗也不尽相同，自然用药也不尽相同。

● 经络有"内属于脏腑，外络于肢节"的生理功能，故脏腑的病变可以反映其所属经络循行线上，经络病变可从所属脏腑来治疗。临床上如肿瘤长在经络上，可从经络所属脏腑来辨证，从十二经的特点来推出疾病的性质，如督脉为一身之阳，在督脉循行线上的肿瘤必有阳虚之象；任脉为阴脉之海，任主胞胎，任脉为病有元气不足、元阴亏损之象；六条阳经主腑病，多见热证，六条阴经主脏病，多见寒证，根据病变所属脏腑的特点辨证用药，如用小柴胡汤为主，治疗耳道肿瘤；乌梅丸为主，治疗太冲部位肿瘤与腹股沟肿瘤皆取得满意疗效。

● 同一脏器不同部位：上面谈到脏腑肿瘤从脏腑辨证，即使是同一脏腑的肿瘤治疗也有不同，治疗还可细化，把脏腑肿瘤发生部位分阴阳，如肺癌靠近胸膜的肿瘤多见寒湿，治疗上重温阳化湿；靠近纵隔、肺门的肺癌多夹痰、夹热，治疗上重用清热化痰药；肺内出现多个病灶一般为患者多怒、情志不畅，加用理气清热药物。

▌▌▶ 古人在中医肿瘤防治中有哪些探索？

肿瘤是严重威胁人类生命和社会发展的重大疾病，已成为人类死

亡的重要原因。2004—2005 年调查显示，我国城乡居民肿瘤死亡率为
135.88/10 万，属世界较高水平，而且仍呈持续增长的趋势。肿瘤死亡率
比 20 世纪 70 年代增加了 83.1%。恶性肿瘤是严重危害人类健康的多
发病、常见病。中医药治疗肿瘤有 5 千多年的历史，如今已逐渐探索并
形成了一门新的医学学科，并具有较为完整的理论体系和辨证论治规
范。实践证明，中医药治疗肿瘤是有效的，中西医互相结合、取长补短，
进一步提高了肿瘤防治的临床疗效。

癌症属于恶性肿瘤，中医对肿瘤的认识可谓历史悠久，经历了基础
奠定、理论成熟、学术繁荣和提高发展等不同阶段。

(1)基础奠定阶段

早在 3500 多年前的殷周时代，古人对肿瘤就有所了解，那个时期
的甲骨文上已记载"瘤"的病名，这是现今发现的中医记载肿瘤最早的
文献。"祝"意为用药外敷，"杀"是用药腐蚀恶肉。"祝""杀"都为现代治
疗肿瘤的常用方法，说明古人对肿瘤的治疗方法已有了深刻的认识。

对于肿瘤疾病较系统的认识是从春秋战国时期的《黄帝内经》开始
的，该书奠定了中医肿瘤学形成与发展的基础，书中所述"昔瘤""肠覃"
"石瘕""癥瘕""癖结""膈中""下膈"等病症的描述与现代医学中的某些
肿瘤的症状相类似，如"噎膈不通，食饮不下"与食管、贲门癌所致梗阻
症状相似。《内经》中所提出治疗原则，如"坚者削之""结者散之"，对当
今防治肿瘤疾病仍然有指导意义。

继《内经》之后，秦越人所著《难经》更详细论述了某些内脏肿瘤的
临床表现和成因机制，并对"五脏之积"作了大致的区别和描述，以指导
后世防治肿瘤临床实践。

据秦汉时期的我国第一部中药专著《神农本草经》所载，人参、杜
仲、白术、大黄、半夏的功效与治疗肿瘤疾病有关，其中有治疗肿瘤一类
疾病的中药达 150 余种，大多现在仍为临床治疗肿瘤的常用药。东汉末

年张仲景著《伤寒杂病论》对"胃反""积聚"及妇科肿瘤等病因病机、治疗法则、处方用药有较为详细的阐述，还较明确地指出了某些肿瘤的鉴别与预后，书中的许多方剂如鳖甲煎丸、大黄䗪虫丸等至今为临床治疗肿瘤所常用。

汉代著名医学家华佗在《中藏经》认为，肿瘤的起因是由脏腑"蓄毒"而生。华佗治疗噎膈反胃方中有丹砂腐蚀药物，外治方法对体表、黏膜的肿瘤有明确的治疗效果。秦汉时期已有外科治疗方法，也用于治疗肿瘤疾病，如《后汉书·华佗传》就有关于外科手术割治胃肠肿瘤类疾病的最早记载，开创了人类手术治疗内脏肿瘤的先河。

（2）理论成熟阶段

魏晋至隋唐时期，中医对某些肿瘤如甲状腺肿瘤、乳腺肿瘤及其他内脏肿瘤的病因病机及诊断有了进一步的认识，治疗方法上也呈现多样化，这一时期对中医肿瘤的认识理论逐渐趋于成熟。

晋·皇甫谧所著《针灸甲乙经》是一部针灸专著，书中载有大量使用针灸的方法治疗肿瘤疾病如噎膈、反胃等内容。晋·葛洪《肘后备急方》是一部当时医生的急诊手册，书中对肿瘤的发生、发展、恶化过程有了全面的认识，认为，"凡症见之起，多以渐生，如有卒觉便牢大，自难治也。腹中症有结节，便害饮食，转羸瘦。"书中使用海藻治疗瘿病，一直为今人所沿用于治疗甲状腺肿瘤。

隋代巢元方《诸病源候论》记载了有关肿瘤病因证候共 169 条，分门别类详细记载多种肿瘤疾病病因、病机与症状，如"癥瘕""积聚""食噎""反胃""瘿瘤"等病证，表明当时对肿瘤的认识理论已十分成熟。书中还记载运用肠吻合术、网膜血管结扎法治疗肿瘤疾病，这在肿瘤治疗学上有着重要的历史意义。

唐代孙思邈《千金要方》开始按发病性质和部位对"瘤"进行分类，出现了"瘿瘤""骨瘤""脂瘤""石瘤""肉瘤""脓瘤"和"血瘤"等分类。和

《千金要方》同时代的《外台秘要》中记载了诸多治疗肿瘤的方药,使用大量虫类药物如蜈蚣、全蝎、僵蚕等,为后世使用虫类药物治疗肿瘤提供了借鉴。特别是用羊甲状腺治疗瘿瘤的病例,开创了内分泌治疗肿瘤的方法,对后世起到很好的借鉴作用。

从这一阶段的医药文献资料可以看出,到了隋唐时期,中医对肿瘤的病因病机与治疗方法认识理论已十分全面而成熟,为后世中医肿瘤学的进一步发展起到了推动作用。

(3)学术繁荣阶段

宋金元时期,百家争鸣,医学理论日益丰富,中医防治肿瘤的理论也不断充实,对肿瘤的认识也更加全面,促进了肿瘤学术的进步和发展。宋·东轩居士《卫济宝书》中第一次提及"癌"字并论述"癌"的证治,把"癌"列为痈疽"五发"之一,提到用麝香膏外贴治疗"癌发"。《仁斋直指附遗方论》对癌的症状、病性描述更为详细,认为癌症是"毒根深藏"造成的,为后世苦寒解毒法治疗癌症提供了理论依据,还提出了癌有"穿孔透甲"和易于浸润、转移的性质。由宋政府主持编撰的《圣济总录》论述了体内气血的流结或某些不正常物质的滞留,可能产生肿瘤疾病,并载有类似肝肿瘤的肝着、肝壅、肝胀等病的证治。《严氏济生方》记载有割治手术与药物结合治疗肿瘤的病例。窦汉卿《疮疡经验全书》对乳岩进行了细致的观察,描述其早期可治、晚期难治的特点。

金元时期,刘完素力倡寒凉用药以治疗火热病,对后世用清热解毒、清热泻火等方法治疗肿瘤具有一定的指导意义,如用凉膈散治疗噎膈就取得了较好的疗效。张从正《儒门事亲》一书,力主祛除邪气而用攻法,但其在治疗噎膈、反胃等肿瘤类疾病时也非常重视辨证论治。李杲提出"内伤脾胃,百病由生"的论点,并创立补中益气汤、通幽汤等,对于癌瘤患者有滋补强壮、扶正固本的作用。朱丹溪倡"相火论",对"反胃""噎膈"等肿瘤类疾病的治疗,主张以"润养津血,降火散结"为主,并创立大补阴丸、琼玉膏等方。在《丹溪心法》中对乳岩、噎膈、积聚痞块的形成、演变、预后和治疗等,进行了较为细致的描述。

明代温补派代表张景岳的《类经》和《景岳全书》较为全面地总结了前人关于肿瘤类疾病的病因病机,对积聚的辨证认识又深入了一步,将治疗积聚的药物归纳为攻、消、补、散四大类,提出了对噎膈、反胃等病的不同治疗方法,还提出及早治疗轻浅病证以防止噎膈等肿瘤类疾病的发生。

陈实功《外科正宗》对乳癌症状有细致描述,书中提及"坚硬、肿痛、近乳头垒垒遍生疮瘩"等特征,并认为治疗肿疡、肿瘤类疾病要内外并重,尤以调理脾胃为要。王肯堂对肿瘤类疾病也有较深入的认识,在《证治准绳》中记载了乳癌、噎膈等病因病机及预后。李时珍的《本草纲目》中记载了丰富的抗肿瘤药物如贝母、黄药子、海带、夏枯草、半夏、南星、三棱、莪术等百余种。《外科启玄·血瘤赘篇》记载采用割除法、药线结扎法治疗外突明显而根部细小的肿瘤、蒂状纤维瘤。《外科证治全生集》详细记载了内服、外敷药物以治疗乳癌、恶核、石疽等。

清代已开始强调肿瘤预防、早期发现、及时治疗的重要性,吴谦主撰的《医宗金鉴》提出,如能早期发现,施治得法,癌疾也是可以治愈并"带疾而终天"的,这与我们现在临床上许多肿瘤患者的情况相同,如果早期发现、及时治疗,就能带瘤生存的观念是一致的。吴谦还认识到肿瘤生长的部位多与脏腑、经络有关,如认为"乳岩"属于肝脾病变,崩漏、带下等属于肿瘤类病者多属冲、任二脉病变,口腔肿瘤多属于心、脾两经的病变,喉部肿瘤是由肺经郁热,更兼多语损气而成。明清时期的医药文献中,还有关于类似阴茎癌、舌癌等记载,清代高秉均在其《疡科心得集》中描述了"肾岩翻花"发病过程,还把"舌疮""失荣""乳岩""肾岩"列为四大绝症,已充分了解了恶性肿瘤预后的不良结果。

明清时期,中医肿瘤学术的繁荣主要表现在理论研究不断深入,进

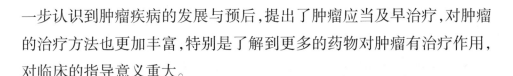

一步认识到肿瘤疾病的发展与预后,提出了肿瘤应当及早治疗,对肿瘤的治疗方法也更加丰富,特别是了解到更多的药物对肿瘤有治疗作用,对临床的指导意义重大。

(4)提高发展阶段

清末以后,西方医学大量传入,对肿瘤的认识开始了中西医的汇通时期,随着现代医学的渗透,中医对肿瘤的认识也有了显著进步和提高。清末王清任创立的"逐瘀汤"系列对后世活血化瘀法治疗肿瘤提供了有力的理论依据。王维德《外科证治全生集》中用阳和汤、犀黄丸、千金托里散内服,蟾蜍外贴,确立了许多有效的治癌方法。唐容川是中西医汇通学派的早期代表,在其所著的《血证论》《中西汇通医书五种》书中所论"痞滞"证类似胃癌、肝癌、胰腺癌等,他认为痞满、积聚、癥瘕等肿瘤类疾病与气血瘀滞脏腑经络有关,提倡活血化瘀治疗方法。张锡纯著《医学衷中参西录》在"治膈食方"中提出用参赭培元汤治疗膈证,阐释了食管癌与胃底贲门癌的病因病机与治疗原则,强调补中逐瘀法,为扶正固本法治疗癌肿提供了理论依据。

以中西医汇通思路研究肿瘤,从清末开始一直影响到现在,特别是近半个世纪以来,中医药领域利用现代技术从实验和临床角度对肿瘤进行了广泛而深入的研究,不断探讨中医治疗肿瘤的新方法,中医肿瘤学已成为一门独立的学科,在治疗肿瘤疾病方面发挥着积极的作用。

现代中医将传统中医理论与实验、西医学、生物学和其他相关学科的知识融合一体,多方位研究肿瘤的防治方法,取得了重大突破,同时也取得了明显成就,主要体现在以下几个方面。

● 对古代医药文献中有关肿瘤的内容进行了整理与挖掘,系统研究了中医对肿瘤的认识和治疗方法,并结合现代医学对肿瘤的研究成果,从中西医结合的角度,编写了一批有关中医肿瘤的教材和著作,用于指导临床实践，并提供进一步研究参考。

● 在文献与理论研究的基础上，对肿瘤的病因病机进行了归纳和总结，将中医的病因主要分为内因、外因和体质因素，病机主要有正气虚弱、气滞血瘀、痰湿内聚、热毒内蕴，且正虚为肿瘤成因之本，邪实为肿瘤之标，肿瘤疾患多虚实夹杂。根据肿瘤的病因病机，将中医治疗肿瘤法则定为扶正与祛邪，祛邪又可分为活血化瘀、祛痰利湿、清解毒热等治疗方法。

● 证实了许多古代文献中记载的具有抗癌作用的中药疗效，并研究了抗癌作用机制。发现中药抗癌有不同的作用机制，扶正药物主要是提高机体的免疫力，增强体质，间接起到抑瘤抗癌作用，并减轻临床症状，延缓生命；祛邪药物主要有直接杀伤癌细胞和抑制癌细胞生长的作用。扶正常与祛邪共同起效，达到治疗肿瘤的目的。

● 从大量的验方人手筛选抗癌的有效中草药，并进行实验研究和临床验证，从中研发抗癌中药制剂或提取有效成分作为化疗药物，如从青黛中提取靛玉红用于治疗慢性粒细胞性白血病；用莪术油制成注射液治疗宫颈癌；山慈菇提取秋水仙碱治疗乳癌；鸦胆子油治疗肝癌和宫颈癌等，这些药物目前均为临床治疗癌症的常用药。

● 针对放疗、化疗所引起的副作用，中药具有减毒和增效的作用。近年来研究不断证实，在放疗、化疗的同时，根据临床辨证论治配用中药，不仅可以增加抗癌效应，还能减轻放疗、化疗对机体的毒副作用。目前中西医治疗方法并用于治疗癌症有大量的文献报道。中国中医科学院广安门医院肿瘤科承担的十五国家科技攻关项目"提高肺癌中位生存期治疗方案的研究"通过多中心、大样本、随机、部分双盲的研究方法，结果明确扶正培本为主的中药，有延长非小细胞肺癌Ⅲ～Ⅳ期患者生存期和提高生存质量的作用。为验证中医药治疗肿瘤的疗效提供了可靠的循证医学证据，其他的治疗方法也分别可以通过不同的作用机制而达到一定的抑制肿瘤发生发展的作用。

广州中医药大学周岱翰教授在 6 家医院主持进行的Ⅲ、Ⅳ期非小细胞肺癌前瞻性、多中心、随机、对照的临床研究,共入组患者 294 例,其中中医组 99 例、中西医组 103 例、西医组 92 例,结果,中医组中位生存期为 292 天,中西医结合组为 355 天,西医治疗组为 236 天,提示中西医结合治疗肿瘤的疗效较好。

总之,现代中医学从预防到治疗肿瘤方面均显示了明显优势,中医药方法作为抗癌手段越来越受到人们的重视,相信随着研究的不断深入,中医药抗癌研究技术与方法日益提高,在治疗癌症这一疑难疾病方面必将发挥更大的作用。

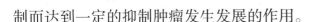 **肿瘤发生的病理机制有哪些?**

(1)正虚邪实

正虚,是指正气虚弱,不能抵御外邪侵犯机体而引发疾病丛生。

邪实,既指感受邪气,又指体内邪气过盛。无论外感六淫,内伤七情,还是饮食劳伤,皆可导致机体脏腑功能失调,阴阳失和,气血紊乱,或为痰凝,或为血瘀。

瘀血、痰块一旦形成,会作为致病因素,在正虚的条件下,内合外邪,引起毒邪留滞,形成肿块,致以肿瘤。

(2)气滞血瘀

气血是人体生命活动不可缺少的基本物质,也是脏腑、经络等组织器官进行生理活动的物质基础。

气的功能,主要为推动、温煦、防御、固摄、气化等。气的升降出入运动形式,是人体生命活动的根本。

一旦气血失调,常表现为气滞血瘀。气郁不舒,则血行不畅,导致气滞血瘀,瘀结日久,必成症瘕积聚。

（3）脏腑失调

脏腑，是指五脏六腑。五脏，即心、肝、脾、肾、肺，具有化生和贮藏精气的作用。六腑，为胆、胃、小肠、大肠、膀胱、三焦，具有受盛和传化水谷的作用。

一旦先天脏腑禀赋不足或脏腑失调，则会引起气血紊乱，皆可为肿瘤发生的内在因素。

（4）痰湿凝聚

痰湿，均属水湿为患。

感受外邪、情志过极、饮食不节、劳倦过度等皆可使脏腑功能失调，产生水液代谢障碍，以致水津停滞，痰湿凝聚。

痰，既是病理产物，又是致病因素。痰湿凝聚是肿瘤形成过程中不可忽视的病理现象。

（5）毒热内结

火热，为阳盛所生。热多为外淫，火常自内生，但火热多混称。

火，为阳性，易伤津动血，耗气灼阴，常易致肿疡。

实火，有明显的火盛症状，阴伤症状不明显，如高烧、渴喜冷饮、面目红赤、便秘溲赤等。

虚火，则以阴伤为主，有虚热证，如午后低热、五心烦热、盗汗、咽干、舌尖嫩红等。

火热入于血分，可滞于局部，腐蚀血肉发为痈肿疮疡。临床上多见癌瘤患者呈热郁火毒之证，如邪热鸱张，呈实热证候，表示肿瘤正在进展，属于病进之象。

如系病久体虚、瘀毒内陷，病情由阳转阴，成为阴毒之邪，则形成阴疮恶疽，翻花溃烂，胬肉高突，渗流血水。

治实热阳证火毒之邪，应投大剂清热解毒，滋阴降火之品。而对阴毒之邪，则需温补托里，扶正祛邪以调和气血，祛除阴毒之邪。

▶ 中医是如何看待肿瘤预防的？

恶性肿瘤严重威胁着人类健康,患者一旦被确诊为肿瘤,不仅承受巨大的经济和心理压力,还要承受手术、放疗、化疗等治疗带来的痛苦。因此,肿瘤的预防、保健至关重要。专家认为,有三分之一的肿瘤是可以预防的。作为有数千年历史的中医药,在疾病治疗预防保健方面有着独特的优势。

中医主张"治未病"。中医养生旨在保养生命以强身、健体、防病、益寿,协调平衡。

● 日常生活中首先要保养正气,必须注意适应自然规律,顺应四季气候、阴阳的变化。中医认为,人的气血运行状态和五脏是直接相关的。春天的时候,人的气血是从里面向外走,整个自然界处于万物生发,早上要早起,晚上早睡,有助于阴气的避藏,还要经常接触大自然。春天的时候要保持心情舒畅,一定不要郁闷。夏天人特别容易上火,因为气血都到外面来了,里面的气血都相对不足,所以遇见点事容易发火,夏天要忌怒,尽量少发脾气。夏天的时候应该注意适当晚卧早起,跟着自然的规律有助于阳气向外生发。秋天的时候要早卧早起,这时候气血正好从外面向里面收,白天人的阳气都在外面,晚上阳气归于内。秋天容易产生悲哀的情绪,不要老是伤感,过悲容易伤肺。到了冬天,要早卧晚起。也就是说,等太阳出来了再起来,过早起床锻炼,毛孔开放,不利于精气的储藏。

正气不足是肿瘤形成的根本原因, 邪气踞之是肿瘤形成的基本条件,因此扶养和保护正气,避免和减少外邪侵入,阻止和消除内邪的产生,便成为预防肿瘤的重要环节。正气不足,是指先天、后天的某些环节上存在不足,进而容易虚弱,从整体的表现可分为阴虚、阳虚、气虚、血虚。从具体的脏腑而言,又可表现为某些脏腑功能的不足和虚弱,如肺虚、脾虚、肾虚等。当人体存在某一方面的不足时,应给予及时补养。如助阳、滋阴、补气、养血、健脾益肺、补肾强精等。常采用中药、气功、针灸、药膳、食补、锻炼等具体方法来补养人体之正气。邪气分内邪和外邪,外邪是指外部环境的一切致癌因素,如六淫之邪、疫疠、瘴气等。内邪是指内体因阴阳失衡,脏腑失和,气血失调而引起的病邪,如郁滞之气、瘀血、热毒、痰湿等。对于外邪应尽量避免侵犯机体,对于内邪则需采用平衡阴阳、调理脏腑、和畅气血等中医方法来消除。如中药可行气血化瘀,除湿去痰;针灸可调理脏腑,疏通经络;气功可调畅气机,平衡阴阳等。

● 人们应根据节气变化合理进补,饮食作息应有规律。肿瘤患者的预防保健,合理的饮食搭配是关键。专家指出,饮食不当是引发肿瘤的又一重要因素,霉变及烧烤类食物均含有致癌毒物,宜不吃或少吃。合理饮食以"节制饮食"为原则,要注意荤素搭配。日常饮食要有节制,不要吃辛辣、油炸、烧烤、腌渍和霉变腐烂的食物,不吃过冷、过硬、过热的食物,吃饭要细嚼慢咽,避免暴饮暴食,多吃新鲜蔬菜和水果,注意饮食搭配,制订"以植物性为主、动物性为辅"的防癌健康食谱。

● 适度体育锻炼,促进气血流畅,使筋骨强健、脏腑健旺,增强抗肿瘤能力。体育锻炼应以"劳逸结合、持之以恒"为要点,根据自己的实际情况,量力而行,不可用力过度,运动也要适可而止,以稍事休息后身体即可恢复为宜。

● 养心。良好的精神状态是预防肿瘤的关键。中医认为,情志过激可影响脏腑功能,如"大怒伤肝""过喜伤心""过思伤脾""过悲伤肺""大恐伤肾"等。只有保持恬淡虚无、清心寡欲、乐观向上的心态,处理好各方面的压力,心态平和,才能精神内守,体质强健,有效防治肿瘤。七情过度可使病情急转直下,迅速恶化,所以中医历来十分重视心理康复。

心理因素对疾病的发生是一种促进剂,又是一种诱生剂,具有良好的心理素质是防范疾病的基本条件之一。同时,肿瘤患者也需要心理康复。人的情绪及心理状态影响着疾病的转归,如果一个人长期处于孤僻、急躁、易怒、抑郁等不良的精神状态中,机体的免疫功能会下降或受到抑制,一旦有致病因素或致癌因素就可能引起疾病或肿瘤的发生、发展。

疾病与肿瘤可反过来影响人的心理和精神状态,形成恶性循环。据有关统计资料显示,食管癌患者中,有抑郁、急躁、易怒史者占 56.5%~69.0%,患者以前有过强烈的精神刺激和有过肿大的不幸者占 52.4%。防治癌症始于心,《黄帝内经》说"精神内守,病安从来。"因此严重的精神创伤、长期的情绪压抑、错综复杂的心理矛盾,往往导致依赖性较强的个体产生绝望感和无助感。这类具有"癌症性格"的人,面对重大生活事变时,负性情绪会导致神经内分泌活动紊乱、器官功能活动失调,使机体免疫能力降低,进而影响免疫系统识别和消灭癌细胞的监视作用,易导致癌变。

因此,人们在日常生活中,应保持情绪稳定,心胸开阔,处事豁达;对突如其来难以抗拒的不良精神刺激,要冷静对待,善于排解,应节制过分思虑,学会宣泄和自我安慰。这样才能使人尽快从不良情绪的阴影中走出来,增强抵御癌症侵袭的能力。

▌▶中医"治未病"思想对于肿瘤防治具有什么意义?

中医很早就提出了"治未病"的防治思想,中医治未病理论最早见于《黄帝内经》。《素问·四气调神论》曰:"是故圣人不治已病治未病,不治已乱治未乱,此之谓也。夫病已成而后药之,乱已成而后治之,譬犹渴而穿井,斗而铸锥,不亦晚乎! "。《难经·七十七难》说:"所谓治未病者,见肝之病,则知肝当传之于脾,故先实其脾气,无令得受肝之邪,故曰治未病焉。"这种"先安未受邪之地"的主张在肿瘤防治中,具有防止传变和转移的重要意义。《内经》中有关"正气存内,邪不可干""恬淡虚无,真气从之，精神内守，病安从来"等论述，这些以预防为主的理论，为我们在恶性肿瘤的防治中提供了理论依据。如何把中医治未病理论，用于肿瘤的预防以及肿瘤治疗中的并发症发生的预防，以及如何用于提高肿瘤患者的生活质量和延长寿命方面，是中医治未病理论探索的方向。主要体现在调节生活方式，包括饮食、起居、调摄情志、长养正气、防邪侵袭等。

利用中医治未病理念达到未病先防的目的，其主要体现在以下几个方面。

在人们的身体中，精气具有重要作用，如果人们的精气不调，就会对人们身体内部的肝脏造成影响，从而出现功能紊乱的现象，常常会出现痰湿、瘀血，这是肿瘤成因之一。采用中医中药可以减毒去邪，减少灰尘、有毒物质等与人们之间产生的作用，从而降低肿瘤的发病率。

● 已病防变。在肿瘤出现的过程中，往往不是直接发展到这一阶段的，早期发现非常重要，尤其在癌前病变及原位癌阶段就应早期干预。在《格致余论》中："与其求疗于有病之后，不若摄养于无疾之先；盖疾成而后药者，徒劳而已，是故已病而不治，所以为医家之怯；未病而先治，所以明摄生之理"，也体现出了这一观点。

● 已变防渐。根据当前的医学研究表明，肿瘤患者的病程越长，治疗的效果就越差，通过进一步扩散，威胁到患者的生命。在我国传统的中医治未病理念中有着这一内容：适中经络，未流传脏腑，即医治之。四肢才觉重滞，即导引、吐纳、膏摩、针灸，勿令九窍闭塞。也就是说在疾病出现的早期进行治疗，效果会更好。此时疾病在患者体内较为浅显，很容易对其进行根治，能有效避免病情恶化，导致患者的病情加重。而当病邪发展起来后，就会影响患者的正气，从而加重了治疗的难度。因此，利用治未病理念，可以在患病早期对患者进行治疗，既能提高治疗的效果，又有利于患者快速康复。

已愈防病。早期对肿瘤治疗一段时间之后，会使患者的病情有所好转，但是依然会有一些邪气未散尽，存留在患者的体内，阴阳不和，导致患者体内的正气依然不足，气血处于削弱的状态。因此，利用治未病理念，就可以对患者好转后的生活进行合理的中药治疗，及相应的膳食，以改善患者体内阴阳不和的问题，使患者体内的气血得以提高，从而增加了患者的抗病能力，抑制肿瘤疾病的复发。

在对就医患者进行护理时，采用中医治未病的理念，对肿瘤疾病的预防具有重要意义。这体现了预防的重要性，加强了对肿瘤的防范意识，并通过摄取、养生等增强了患者的抗邪能力，有效降低了肿瘤疾病的发生率，为人们的生活质量提供了强有力的保障。

▶ 常见的抗肿瘤中药有哪些？

中医里很早就有关于肿瘤的记载，我国早在殷墟甲骨文中就有"瘤"这一病名，到宋代东轩居士著《卫济宝书》中第一次使用了"癌"这一病名。中医文献上的"痈疽""积聚""瘿瘤""乳岩"等病名，都包含了癌症的信息。

通过临床实践和药理实验研究，目前认为有一定辅助治疗肿瘤作用的单味草药达数百种以上，如：人参、三七、茜草、半夏、甘草、白英、乌梅、泽漆、青黛、喜树、雄黄、乌头、莪术、沙参、龙葵、忽木、大黄、藤黄、僵蚕、牛黄、蜈蚣、壁虎、瓜蒌、舞茸、斑蝥、猪苓、牛银、冬凌草、黄药子、半枝莲、半边莲、夏枯草、补骨脂、天南星、急性子、天胡荽、威灵仙、八月札、山慈菇、石上柏、石见穿、肿节风、猫爪草、垂盆草、天花粉、山海螺、凤尾草、农吉利、三尖杉、白头翁、天门冬、决明子、仙鹤草、蟾酥皮、山豆根、穿心莲、薄荷叶、紫锥花、五加皮、五倍子、无花果及白花蛇舌草等。

按照肿瘤种类分类

- 适用于各种肿瘤:斑蝥、蜈蚣、壁虎、全蝎、水蛭、地鳖虫、夏枯草、铁树叶、野百合等可用于辅助治疗各种肿瘤。
- 适用于胃癌:喜树、水梅根、藤梨根、水红凌等可辅助治疗胃癌。
- 适用于食管癌:猫眼草(小狼毒)、板蓝根、黄药子、急性子、鬼针草等可用于辅助治疗食管癌。
- 适用于肝癌:蟾皮、天葵子、凤尾草、半边莲、猪殃殃、天胡荽、平地木等可辅助治疗肝癌。
- 适用于肺癌:白花蛇舌草(龙舌草)、半枝莲(并头草)、鱼腥草、山海螺、白英(白毛藤)等对辅助治疗肺癌有一定疗效。
- 适用于胰腺癌:牛黄、青黛、野菊花等可辅助治疗胰腺癌。
- 适用于宫颈癌:天南星、莪术、半夏可辅助治疗宫颈癌。
- 适用于白血病:猪殃殃、羊蹄草、长春花(日日红)等可辅助治疗白血病。
- 适用于乳腺癌:山慈菇、蒲公英、芙蓉叶、玉簪花等可辅助治疗乳腺癌。

　　抗癌中药的临床运用,是中医药治疗癌症的一大进展,体现了中医学辨证与辨病相结合的思想。只有这样才能够推进肿瘤的治疗工作不断取得新的进展。

常用抗癌药的作用

- 三七:有明显的广谱治疗癌症的作用,同时止痛、止血。
- 土大黄:止血,通便,对白血病、肠癌、骨髓癌有治疗作用。
- 土鳖虫:有广谱治疗癌症的作用。
- 大蒜:有治疗肺癌的作用。
- 山豆根:有广谱治疗癌症的作用。
- 山慈菇:消肿散结,有广谱治疗癌症的作用。
- 马勃:可治疗恶性淋巴癌。
- 马齿苋:有治疗食管癌、肠癌的作用。
- 天冬:能治疗乳腺癌,防止乳腺癌手术后转移。
- 天葵子:用于治疗纵隔、鼻咽、甲状腺、乳腺、淋巴癌。
- 天南星:治疗颅内、食管癌。
- 天仙子:有杀死癌细胞的作用。

- 五味子:可治疗血癌。
- 五灵脂:有抗肿瘤、增强免疫功能的作用。
- 乌梅:可抑制癌症,增强免疫功能,治疗食管、直肠癌,消除多种息肉。
- 牛黄:可治疗舌癌。
- 甘松:可治疗皮肤癌。
- 龙葵:可治疗多种癌症,升高白细胞,消除胸、腹水、镇咳。
- 仙鹤草:有细胞毒性作用。
- 白英:有广谱抗癌作用。
- 白矾:抑制癌细胞增生。
- 白花蛇舌草:有广谱抗癌作用。
- 半枝莲:抑制白血病,抗基因突变,促进免疫功能增强。
- 地龙:具有很强的抗癌活性,增高白细胞,调节免疫功能。
- 西洋参:具有抗癌活性,对于各种泌尿、生殖系统的癌症有效。
- 藏红花:有细胞毒性作用,对于癌性出血和其他出血均有作用。
- 肉桂:治疗血癌、卵巢囊肿。
- 花蕊石:治疗乳腺癌广泛转移。
- 没药:有抑制癌症的作用,促使癌细胞逆转,增强免疫功能。
- 诃子:有抑制癌细胞增生的作用。
- 补骨脂:抑制癌细胞增生,升高白细胞,增加红细胞,提高免疫功能,刺激骨髓。
- 阿魏:抑制癌细胞增生,升高白细胞、血小板,治疗血管瘤。
- 鸡血藤:升高白细胞、血小板,对肝癌、骨癌有治疗作用。
- 败酱草:有强烈抑制癌细胞的增生作用,促使癌细胞转化为正常细胞。
- 鱼腥草:抑制癌症扩散,增强免疫功能,止咳,消除胸水。
- 栀子:可治疗肝癌。
- 茜草:有强烈抑制癌细胞增生的作用,能明显升高白细胞,治疗绒毛上皮癌。
- 荜茇:治疗纵隔肿瘤。
- 旱莲草:抑制癌细胞增生,增强免疫力,诱生干扰素,治疗肝癌。
- 威灵仙:治疗乳腺癌、肺部鳞癌、未分化癌、黑色素瘤、食管癌。
- 骨碎补:治疗骨癌。
- 蚤休:治疗肝癌,缓解肺癌疼痛。
- 穿山甲:治疗胰腺癌、肝癌。

- 穿山龙:治疗甲状腺瘤伴甲亢。
- 扁豆:治疗各种癌。
- 儿茶:治疗扁桃体癌。
- 绞股蓝:有广泛抑制癌细胞扩散的作用,避免白细胞减少。
- 莪术:广泛抑制癌细胞增生。
- 徐长卿:治疗骨癌。
- 海龙:治疗女性生殖器癌、胃癌。
- 海马:治疗乳腺癌。
- 海螵蛸:治疗绒毛膜上皮癌。
- 桑葚子:治疗肠癌,能激活淋巴细胞。
- 菝葜:治疗消化道癌。
- 黄芪:增强免疫功能,治疗放疗、化疗的白细胞减少。
- 淫羊藿:治疗肺癌、外阴白斑。
- 琥珀:具有各种抗癌作用,治疗阴茎肿瘤。
- 葶苈子:有消除和抑制癌性腹水的作用。
- 硫黄:治疗消化道癌症。
- 紫草:治疗各种癌症和白血病。
- 紫河车:增强免疫功能,含干扰素,有抗癌、抗病毒的作用。
- 紫花地丁:治疗泌尿、生殖系统癌症。
- 紫石英:治疗子宫癌、膀胱癌等。
- 锁阳:有增强免疫功能、增强骨髓造血功能的作用。
- 蒲黄:有多种抗癌作用。
- 蜈蚣:能治疗多种癌症。
- 蝉蜕:有高度抗癌活性、明显镇痛的作用。
- 漏芦:抗肝癌、乳腺癌、胃癌,增强免疫功能。
- 熊胆:能够抑制癌细胞增生。
- 蕲蛇:具有强烈的生理活性,应用得当,疗效十分确切,在抗癌、扶正祛邪、消炎方面有独特疗效,镇痛效果比吗啡要强,更持久。
- 僵蚕:有治疗脑癌、声带癌、鼻咽癌、乳腺癌等的作用。
- 薏苡仁:有抑制癌细胞增生的作用。
- 壁虎:是安全有效的抗癌药,用于食管癌根治者;因为可抗结核,能消慢性炎症、愈合瘘管等;对伴有炎症者,或炎症引起肿块、包块者,当重点考虑;对子宫肌瘤、卵巢囊肿伴有炎症者也试用。

- 瞿麦：有强烈抑制癌细胞增生的作用，可治疗膀胱癌、子宫肌瘤等。
- 蟾蜍：可治疗胃癌、肝癌、何杰金病、白血病、颈部转移癌肿，也可用于各种肿瘤放疗后的辅助治疗。
- 蟾酥：能抑制颧上、下颌未分化癌、间皮癌、胃癌、肝癌等肿瘤细胞的呼吸，对白血病细胞有抑制作用，可防止放疗、化疗引起的白细胞下降，有类似肾上腺的作用。
- 鳖甲：治疗肝癌、慢粒型白血病。
- 露蜂房：治疗乳腺癌、骨癌、子宫颈癌、肝癌等。
- 麝香：治疗脑癌、卵巢癌、子宫颈癌、肺癌、肝癌等。

中药抗癌思想的运用，必须在中医学辨证论治的基础上，灵活地选用，不提倡盲目使用。只有辨证论治才是硬道理，只有在中医学思想指导下，选择用药才是真正领悟了中医学的奥妙所在。

▮▶ **如何从中医学角度分析抗肿瘤中药？**

（1）抗肿瘤中药分类

● 清热解毒类。此类药物甚多，具有清热解毒的作用，使用于热毒较甚者，能直接杀伤癌细胞或抑制癌细胞生长。临床实践证明夏枯草、鸦胆子、独角莲、虎杖、马勃、胡黄连、山豆根、白头翁、白花蛇舌草、半枝莲、猫爪草、天花粉、穿心莲、大黄等药物在肿瘤治疗中有一定疗效。

● 活血化瘀类。本类药物具有消瘀肿、止疼痛的作用。具有抗肿瘤作用的活血化瘀药有全蝎、穿山甲、水蛭、川芎、红花、丹参、三棱、莪术、郁金、乌药、当归、大黄、五灵脂、鸡血藤、喜树、紫杉等。

● 软坚散结类。中医认为，癌肿主要由痰、瘀、毒交阻而成，治宜解毒、化痰、消瘀，还须软坚散结、消癌肿。常用药物有夏枯草、海带、水红花子等。

● 扶正固本类。"正气虚亏"是癌症的主要原因，治疗宜扶助正气。癌症患者免疫功能低下，治疗癌症的同时，应调节机体的免疫功能。补益药能扶助正气以祛邪,可提高免疫功能。主要应用中医理论,根据气、血、阴、阳之不同虚证,选用不同的补益类药物。补血类药物如当归、生地、熟地等,补阴类药物如天冬、玉竹、天花粉等,补阳类药物如鹿角、菟丝子等。

● 以毒攻毒类。毒性药物的应用在癌症中应用很广,取其"以毒攻毒"之意,这些药物具有抑制癌细胞的生长作用,或者消肿止痛。毒性药物以虫类和动物类药物为多,如全蝎、地龙、蜈蚣等。矿物药如雄黄、水银也常用于治疗癌症,这些药物主要用于配制丸、散、膏等,一般不做汤剂,其中尤以外用为常见,局部应用可起到化腐、解毒、消瘤的作用,适应于皮肤癌等。毒性药物由于其药理峻猛,副作用较大,因此使用宜慎,不可长期使用,如有中毒症状出现,应立即停药。剧毒药物如砒霜、轻粉,用量应严格控制在国家药典规定的剂量之内。

● 抗癌活性类。在长期的抗癌中药研究中发现,许多药物具有抗癌活性,其有效成分被分离制成抗癌制剂,如长春碱、鸦胆子油,均已在癌症治疗中广泛应用。

● 其他类。以上种类并不能包括全部抗癌中药,目前不断有抗癌中药被发现和应用,如白头翁素、栀子等。在辨证的基础上,加用这些药物,有更加明显的抗癌疗效。但是必须根据情况辨证使用。

(2)中药抗肿瘤的作用及其机制

随着分子生物学和分子药理学对肿瘤本质和作用机制方面的阐述,新的肿瘤治疗途径及靶点的发现,为中药抗肿瘤研究提供了新的思路和方法,作用机制得到了进一步阐明,主要有以下几个方面。

● 诱导肿瘤细胞凋亡。机体在正常情况下,细胞增殖和凋亡达到一种平衡稳态,一旦细胞的增殖或凋亡发生异常,这种平衡稳态失调可导致细胞恶性增殖形成肿瘤,从而促进肿瘤细胞凋亡可达到使肿瘤缩小、癌症消退的目的。结果表明,诱导肿瘤细胞凋亡是抑制肿瘤的生长作用机制之一。

● 抑制肿瘤细胞增殖。正常人体细胞分裂的速度是在一定范围内进行的,肿瘤细胞的分裂周期加快或细胞凋亡异常,肿瘤细胞数量持续增加,肿块增大。夏枯草能显著减少 G0/G1 期的食管癌 ECa109 细胞,从而抑制肿瘤细胞的增殖。

● 细胞毒性作用。对肿瘤细胞核酸、蛋白质合成和代谢的影响。肿瘤细胞的生长增殖较正常细胞快,主要表现为 DNA、RNA 和蛋白质等生物大分子的合成代谢水平较正常细胞高,且合成代谢与分解代谢失衡。许多中药都是通过对肿瘤细胞核酸、蛋白质合成和代谢的影响而发挥抗癌或抑癌作用的。

● 逆转肿瘤细胞的多药耐药。肿瘤的多药耐药指肿瘤细胞对一种抗肿瘤药物出现耐药的同时,对其他结构各异、作用机制不同的抗肿瘤药物亦产生交叉耐药现象。

● 对肿瘤细胞侵袭和转移的影响。侵袭和转移是恶性肿瘤的基本特征,也是导致肿瘤患者死亡的主要原因。肿瘤转移是一个多环节、多步骤、复杂的级联过程,受多种因素调控。中药及其成分干预肿瘤转移的机制表现为多靶点、多效应作用。近年来国内外对中药干预肿瘤转移,分别从中药及其成分对肿瘤细胞外基质的降解作用、对肿瘤细胞迁移运动能力的影响、对肿瘤细胞黏附的影响、对肿瘤血管生成的抑制作用、对肿瘤转移相关基因表达的影响等方面进行了研究。

● 对机体免疫具有增强作用。机体免疫功能状态随着肿瘤不断生长而进行性下降,特别是晚期带瘤患者机体的各种特异性和非特异性免疫功能均受到显著抑制。许多中药能激活和增强机体免疫系统的抗肿瘤机制。研究证实,从中药中分离得到的一些多糖,具有显著的免疫增强作用和抗肿瘤作用。

▶▶▶ 常见的抗肿瘤方剂有哪些?

(1)常见抗肿瘤的中医方剂

● 中医方剂一

【辨证】热毒炽盛。

【治法】清热凉血解毒。

【方名】金黛散。

【组成】紫金锭 6g,青黛 12g,牛黄 12g,野菊花 60g。

【用法】上为细末,每日 3 次,每次 3g。

● 中医方剂二

【辨证】气滞血瘀。

【治法】疏肝理气,活血化瘀。

【方名】柴胡蚤休汤。

【组成】炒柴胡 10g,蚤休 15g,茯苓 10g,赤芍 10g,白芍 10g,茜草 10g,当归 10g,郁金 10g,制香附 10g,黄芩 15g,莪术 15g,全瓜蒌 20g,生鳖甲 20g,虎杖 20g,甘草 10g。

【用法】水煎服,每日 1 剂,每日服 2 次。

● 中医方剂三

【辨证】气滞瘀阻。

【治法】清化湿热,祛瘀理气。

【方名】清化抗癌汤。

【组成】茵陈 12g,山栀 9g,三棱 9g,莪术 9g,山甲 9g,广郁金 9g,炒枳壳 9g,生牡蛎 30g,半枝莲 30g,七叶一枝花 30g,白花蛇舌草 30g,露蜂房 15g。

【用法】水煎服,每日 1 剂,每日服 2 次。

(2)肺癌中医方剂

【处方】南瓜藤(秧),每次用500g,煎水1000g,当茶饮。

【处方】王不留行、三棱、莪术各20g,海藻、半枝莲各30g,红花、桃仁各15g。(本方咳痰带血者慎用)。

加减:气虚者,加生黄芪30g,白术、茯苓各15g;血虚者,加全当归、何首乌、阿胶(烊化)各10g;阴虚者,加沙参、麦冬、百合、天花粉各12g;阳虚者,加制附子、官桂各8g,补骨脂15g;胸水多者,加葶苈子、鱼腥草、桔梗各20g;若咳嗽痰多者,加半夏、苏子各15g。

【用法】将上述药水煎3次后合并药液,分2~3次口服,每日1剂。

【处方】鱼腥草、半枝莲、党参、生黄芪各30g,白花蛇舌草50g,淮山药、沙参、土茯苓各20g,生地黄15g,川贝母、知母、天门冬、麦冬各12g,三七、陈皮、生甘草各5g。

加减:胸痛者,加丹参、郁金、赤芍药,瓜蒌各15g;胸水者,加龙葵、桔梗、生薏苡仁、葶苈子各15~20g;伴高热者,加生石膏60~80g(先煎30分钟);伴低热者,加银柴胡、地骨皮各10g。

【处方】仙鹤草、败酱草、蚤休、南沙参、北沙参各30g,白花蛇舌草30g,夏枯草、芙蓉叶各20g,生薏米25g,葶苈子、苦参、生半夏、元参各12g,葶苈子、百部、天冬各15g。

加减:咳嗽者,加杏仁、川贝母、款冬花、前胡各10g;痰多者,加制南星、陈皮、法半夏、苏子各10g;痰中带血者,加参三七、仙鹤草、白及、生地榆各15g;胸痛者,加蜈蚣、全蝎、元胡、徐长卿各6~10g;胸水者,加龙葵、桑白皮各20g。

【处方】全瓜蒌、白花蛇舌草、蚤休、生黄芪各30g,半夏、陈皮、浙贝、茯苓各12g,蜈蚣2条,炙百部、紫菀、炒白术各15g,砂仁10g,甘草6g。

加减:阴虚甚者,加沙参、麦冬;胸水者,加泽泻、桑白皮;发热者,加鱼腥草、板蓝根;咯血者,加仙鹤草、侧柏叶、三七粉(冲)。

【处方】白花蛇舌草 50g，半枝莲 10g，夏枯草 10g，米仁 50g，甘草 10g。煎服，每日 1 剂。

(3)乳腺癌中医方剂

乳腺癌是多发于绝经期前、后妇女乳腺部位的恶性肿瘤，尤以独身、婚后未生育或生育后未哺乳者较多见,也可由乳房的良性病变转化而成。临床以乳房部结块、质地坚硬、高低不平、病久肿块溃烂、脓血污秽恶臭、疼痛日增为主要表现。中医称本病为"乳岩",其病理主要因情志内伤,冲任失调,气滞痰瘀互结而成。

【处方 1】瓜蒌 30g,蒲公英、夏枯草、全当归、黄药子、金银花、紫花地丁、金银花各 20g,白芷、薤白、桔梗、赤芍、天花粉、甲珠各 15g,肉桂 10g,生甘草梢 15g。

加减:面色苍白、疲倦乏力者,加党参、生黄芪、何首乌各 20g;面赤发热、口干心烦者,加川黄连、黄芩、知母、川黄柏各 10g,生地黄 15g;四肢不温、腰酸腿软者,加制附子、杜仲、续断、桑寄生各 15g;淋巴结转移者,加生薏米、生牡蛎各 30g,昆布、海藻各 15g;肿瘤已溃烂者,加生黄芪 60~100g,蒲公英、紫花地丁加至 40~60g;口干、大便秘结者,加生川军（后下）、枳实、青皮各 10g,白芍 20g。

【处方 2】半枝莲、金银花、昆布、海藻、决明子各 30g,熟地黄、丹参、枸杞子、黄芪、太子参、茯苓各 20g,女贞子、陈皮、川石斛、怀山药、炙鳖甲各 15g。

【处方 3】白花蛇舌草、夏枯草、野菊花、丹参、全瓜蒌、牡蛎、海藻各 30g,穿山甲、制鳖甲、昆布、怀山药、露蜂房、王不留行籽各 15g,红花、桃仁各 10g。

【处方 4】白芥子、王不留行籽、七叶一枝花、全瓜蒌、香附子、当归各 12g,八角金盘 6g,薏苡仁 30g,淫羊藿 15g,仙鹤草、黄芪各 30g,炮穿山甲 9g。

加减:局部疼痛者,加元胡、郁金;淋巴转移者,加天葵子、海藻、昆布、浙贝;骨转移者,加补骨脂、透骨草;肺转移者,加和参、北沙参、云雾草;失眠者,加北秫米、淮小麦、炙甘草、生龙骨、生牡蛎;乳头流水者,加金樱子、蒲公英、乌梅;胁肋筋胀不舒者,加伸筋草、威灵仙。

(4)大肠癌中医方剂

【处方1】方药:内服,炙黄芪、生白芍、党参各15g,当归、延胡索各12g,川楝子、半夏各9g,陈皮、炙甘草、木香各6g,降香3g。

适应证:结肠癌。腹痛,便行不畅,质稀不成形,形瘦色萎,舌体瘦瘪,脉弦滑。证属气滞血瘀、瘀凝毒聚、邪热盛、正气衰竭者。

【处方2】方药:八角金盘、生山楂各12g,石见穿、山慈菇、八月札、黄芪、鸡血藤各30g,败酱草、党参、丹参各15g,大黄6g,枳壳10g。

适应证:晚期直肠癌。

【处方3】方药:党参、石斛、麦冬、柏子仁、茯神、桑螵蛸、覆盆子、菟丝子、补骨脂各9g,黄芪、夜交藤各15g,陈皮、姜半夏各6g,砂仁1.5g。

适应证:结肠癌术后淋巴结转移。便血,胸闷泛恶,腹胀纳呆,大便溏薄,盗汗,口渴多饮,喉间多黏痰,消瘦乏力,低热。

(5)膀胱癌的中医方剂

根据其症状不同可以分为八类,中医针对不同症状给出了八种中药方。

● 肾气虚弱型

【证候】小便不通,或淋漓不畅,排出无力,腰痛乏力,舌质淡,苔薄白,脉细。

【治法】补肾益气。

【方药】参蛤散加减。石韦、瞿麦、淡竹叶、薏米各15g,猪苓、王不留行各30g,蛤蚧、人参各10g(另煎兑水),黄芪25g,桑螵蛸、云苓、当归各12g。

● 脾气虚弱型

【证候】小便欲解而不得出,或量少而不爽利,血尿,肢体倦怠乏力,肌肉消瘦,大便溏泄,纳呆乏味,气短言微,舌质淡,苔白,脉沉无力。

【治法】健脾益气,通利水道。

【方药】补中益气汤加减。石韦、瞿麦、淡竹叶、生薏米各 15g,猪苓、王不留行各 30g,人参 10g(另煎兑水),黄芪 25g,白术、当归、陈皮、升麻、柴胡各 10g,甘草 6g。

● 脾肾两虚型

【证候】腰痛,腹胀,腰腹部肿块,血尿,食欲缺乏,呕吐,恶心,消痛,面色白,虚弱气短,舌质淡,苔薄白,脉沉细无力或弱。

【治法】健脾益肾,软坚散结。

【方药】四物汤合左归饮加减。石韦、瞿麦、淡竹叶、生薏米各 15g,猪苓、王不留行各 30g,人参 10g(另煎兑水),黄芪、补骨脂、杜仲各 10g,白术 12g,黄精、枸杞子各 30g,甘草 6g。

● 肝郁气滞型

【证候】情志抑郁,或多烦易怒,小便不通或通而不畅,血尿,腰痛,胁腹胀痛,苔薄或薄黄,舌红,脉弦。

【治法】疏肝理气,通利小便。

【方药】沉香散加减。石韦、瞿麦、淡竹叶、生薏米各 30g,猪苓、王不留行各 30g,沉香、橘皮、当归各 10g,冬葵子 12g,滑石 25g,若气郁化火,可加龙胆草、山栀以清郁火。

● 湿热下注型

【证候】小便不得出或小便量少热赤,尿急、尿频、尿痛,血尿,小腹胀满,腰背酸痛,下肢水肿,口苦、口黏或口渴不欲,舌苔黄腻,脉滑数或弦数。

【治法】清热利湿,化瘀止痛。

【方药】八正散加减。石韦、瞿麦、淡竹叶、生薏米各 30g，猪苓、王不留行、小蓟、白茅根各 30g，丹皮 12g，乳香、没药、蒲黄各 10g，赤芍、元胡各 15g。

● 肺热壅盛型

【证候】小便不通或不畅，血尿，发热，咳嗽，咽干痛，呼吸急促，烦渴欲饮，苔薄黄，脉数。

【治法】清肺泄热，通利水道。

【方药】清肺饮加减。石韦、瞿麦、淡竹叶、生薏米各 30g，猪苓、王不留行各 30g，黄芩、桑白皮、麦冬、车前子、云苓、木通、山栀各 10g。若心火旺则舌尖红，可加黄连清心火；有鼻塞、头痛，脉浮等表证，可加薄荷、桔梗以解表宣肺。

● 瘀血内阻型

【证候】面色晦暗，腰腹痛，腰腹部肿块，肾区憋胀不适，舌质紫黯或斑瘀点，苔薄黄，脉弦或涩或结代。

【治法】活血化瘀，理气散结。

【方药】桃红四物汤加减。石韦、瞿麦、淡竹叶、生薏米各 30g，猪苓、王不留行、丹参各 30g，桃仁、红花、川芎、元胡、香附、枳壳各 10g，赤芍15g。

● 阴虚内热型

【证候】口干不欲饮，五心烦热，小便短赤，大便干，腰骶部疼痛，低烧，消瘦，舌质红，苔薄，脉细数。

【治法】滋阴清热，活血化瘀。

【方药】知柏地黄汤加减。石韦、瞿麦、淡竹叶、生薏米各 30g，猪苓、王不留行、丹参各 30g，知母、黄柏、山药、泽泻、丹皮、云苓、熟地各 10g，赤芍 15g，泽兰 12g。

ⅡⅡ▶ 活血化瘀类中药在肿瘤防治中有哪些作用？

活血化瘀法则作为中医常用疗法，历来受到医学家的重视。多年来在中医、中西医结合肿瘤临床及实验研究中，对该法的研究从未中断，也有多项令人鼓舞的研究成果，但总体来讲并不令人满意。

恶性肿瘤的主要特征是肿块，有形可征、坚硬不移，属中医的血瘀证范畴。临床证实恶性肿瘤患者的确处于明显高凝状态。高凝状态一般又与病情的轻重有关，随着病情不断加重，癌细胞不断生长、浸润、转移，机体逐渐显示高凝趋势。血瘀是肿瘤形成与发展的主要病理机制，而且出现在各个病理阶段，因而不同时期使用活血化瘀的中药对肿瘤的防治有重要的临床意义。活血化瘀中药配合放射治疗鼻咽癌可以改善其血液高黏状态，改善微循环，减少远处转移。

肿瘤治疗的现状主要是活血化瘀法，目前以下几个结论应当成为共识：肿瘤患者临床表现多见肿块，疼痛、出血，面色晦暗，舌质暗紫，有瘀斑、瘀点、爪甲有瘀点，脉涩等，可见恶性肿瘤普遍存在血瘀证，且随着病情变化有不同程度的改变。临床观察到手术、放疗、化疗等手段亦会增加血瘀证的发生，或使血瘀证加重。活血化瘀法是治疗肿块的方法之一，对于改善患者症状（如疼痛、发热等），及病理体征疗效确切，但应视病症不同合理选用。

（1）活血化瘀的中草药分类

● 散寒化瘀药。即用温热的药物配合活血化瘀药物，以温经通络散寒化瘀，驱散阴寒凝滞之邪，使经脉舒通血活瘀化。取"寒者热之"，"血得温则行"之义。寒为阴邪，最能收引经脉，凝滞气血而导致气血瘀滞。这里的寒凝包括两个方面，一种是外寒客络，阳气受困；另一种是脾肾阳虚，阴寒内生。在临床应用散寒活血化淤治疗方法时，应当区分清温经通阳活血通脉和补阳益火活血化瘀。

常用药物:温经通阳如桂枝、附子、肉桂、吴茱萸、细辛、炮姜等;补阳壮火如淫羊藿、巴戟天、杜仲、葫芦巴、仙茅等;活血化瘀常选性温的川芎、当归、红花、乳香、五灵脂、骨碎补、天仙藤、急性子、川续断等。方剂举例:当归四逆汤,阳和汤,右归饮合桃红四物汤等。

适应证:温经通阳活血化淤运用于外寒客于脉络的血瘀症,主要表现除有血瘀外,另见局部苍白,发凉,疼痛得热则缓,舌淡或紫,苔白润,脉沉细或沉紧。常见于动脉的闭塞、狭窄、或痉挛性疾病,此类疾病早期可以上述症状为主。补阳益火活血化淤法除运用于有上述表现外,尚有腹胀便溏、腰膝发冷、小便频数或不利、阳痿遗精、脉沉细等,常见于动脉的狭窄或闭塞性疾病的后期,由于内外之寒常相互影响、互为因果,临床表现错杂,应分清主次,辨证论治,酌情配伍用药。

● 祛湿化瘀药。即用燥湿或渗湿的药物配合活血化瘀药物,以祛除湿邪,促使血活瘀化。湿为阴邪,其性黏滞,易阻气机而致脉络阻滞而血瘀。湿邪有外侵或内生之分,病理过程中又有寒化和热化之别,且与脾之运化、肾之温煦有密切的关系。从四肢血管性疾病的特性来看,外湿多从热化,所以具体应用祛湿活血化瘀时,又要区分清热利湿与健脾温肾利湿活血化瘀。

常用药物:清热利湿,如赤茯苓、车前子、淡竹叶、泽泻等;健脾利湿,如茯苓、薏苡仁、苍术、白术、赤小豆等;温肾化湿,如益智仁、肉桂、桂枝、乌药、威灵仙、木瓜等;活血化瘀兼渗利水湿者,如性寒凉之益母草、马鞭草、虎杖、半枝莲、穿山龙、木通、落得打等,性偏于温之泽兰、天仙藤等,性平之刘寄奴、王不留行等。方剂:五神汤、三妙丸加减、五苓散加减、苓桂术甘汤加减。

适应证:清热利湿活血化瘀法适用于湿热瘀证,主要表现为除有血瘀证象外,见患部肤红灼热、水肿或疮面湿烂,舌红,苔黄腻,脉滑数等,常见于下肢深静脉血栓形成急性期、急性丹毒、血栓性浅静脉炎等疾病。健脾利湿活血化瘀适用于脾虚湿瘀证,主要表现为下肢水肿、全身倦怠、脘腹胀满、大便溏稀、舌苔白腻、脉濡缓等,见于下肢静脉瓣膜功能不全、静脉血栓形成恢复期。温肾利湿活血化瘀适用于肾虚湿瘀证。主要表现为患肢水肿、肤冷、全身畏寒、舌淡、苔白润或白腻、脉沉弱等。常见疾病有糖尿病血管病中、晚期,血栓闭塞性脉管炎后期以及下肢静脉性疾病后期。由于内外湿互为,湿性重着,缠绵难祛,所以临床要辨清主次,慎重配伍。湿聚火煎可以成痰,痰湿同类而有异,治疗上还应选用祛痰之剂,如温化寒痰的白芥子、半夏、白附子等;清热化痰的贝母、瓜蒌、瓦楞子、猫爪草、海藻、昆布以及行气消痰的莱菔子、薤白、橘红、陈皮等,配合应用,以增加疗效。

● 理气化瘀药。即用理气的药物,调畅气机,气行则血行,使其血活瘀化。气之为患,不外乎气滞、气虚、气逆。而四肢血管病症又以气滞、气虚多见。气为血帅,是血液运行的动力,所以气机不畅,郁滞不行则血行为之涩,而致血瘀,气虚不能推动血液运行,血行缓慢而成瘀。反之,血为气母,气赖血载,血瘀既成又致气滞,在病理上互为因果,相互影响,气血密切相关,决定了理气法在血管病症中的重要性和普遍性。又由于肝主疏泄,调畅气机,又主藏血,所以舒肝行气在四肢血管病症的治疗中有更重要的意义。综上所述,临床上具体应用时还须分辨行气和益气活血化瘀两种方法的应用。

常用药物:疏肝行气性偏凉如柴胡、川楝子、郁金等,性偏温之佛手、青皮、枳壳等,以及性平之香附、香橼等。益气如黄芪、党参、太子参、白术、山药、炙甘草等。方剂:血府逐瘀汤加减,补阳还五汤加减。

适应证:疏肝行气活血化瘀适用于肝郁气滞血瘀证,凡四肢血管病症均可酌情使用,尤宜于病情随情志刺激而变化,或患者忧郁不安者,益气活血化瘀。适用于气虚血瘀证,主要现象为除有血瘀证象外,可见病久体倦、纳差、气短、心悸舌淡、苔白、脉虚无力等症状,常见于动脉狭

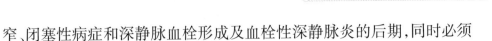

窄、闭塞性病症和深静脉血栓形成及血栓性深静脉炎的后期,同时必须注意,行气太过易耗气,温燥之品能伤阴,临床应用宜慎重。

● 清热化瘀药。即用寒凉的药物配合活血化瘀药物,清解热邪,以使络宁血活瘀化。是"热者寒之"之义。"夫脉者,血之府也",所以热邪侵入脉络多及血分;又有热之甚即为毒,热邪灼津伤阴,虚热内生。"血受热则煎熬成块",阻滞脉道,而成血瘀,由此可见,具体应用清热活血化瘀法时,首先应分清虚实,及分辨在气、在血。从而推演出清热凉血、清热解毒和养阴清热活血化瘀三种方法。

常用药物:清热凉血如水牛角、赤芍、牡丹皮、紫草、生地、玄参、大青叶等;清热解毒如金银花、连翘、紫花地丁、蒲公英、千里光、土茯苓等;养阴清热如生地、玄参、天花粉、白芍、麦冬、沙参、地骨皮、知母、黄柏等。活血化瘀如兼清热凉血之牡丹皮、紫草、丹参、赤芍、郁金、凌霄花、鬼箭羽等,兼清热解毒之红藤、虎杖、败酱草、金荞麦、落得打等。方剂:五味消毒饮合清营汤加减,四妙勇安汤加减。

适应证:清热凉血活血化瘀运用于血热血瘀症,主要表现除有血瘀征象外,可见皮肤发红、灼热、瘀斑色红或紫、舌红绛、脉数等,常见于急性血栓性静脉炎、浅静脉炎、复发性丹毒、红斑性肢痛症等。清热解毒活血化瘀运用于热毒瘀滞症,主要表现如上述(除舌脉外),还可伴溃疡、苔黄厚、脉弦滑而数等,常见于动脉狭窄,闭塞性疾病坏疽早期或合并感染时。养阴清热活血化瘀法适用于阴虚血瘀症,主要表现除有血瘀征象外,且病程较长,局部发热、恶凉、恶热,或伴五心烦热。咽干口燥,舌红少苔,脉细数等,常见于动脉狭窄,闭塞性疾病后期。从周围血管疾病的临床来看,清热活血之法常因病情中实热与虚热难分,热邪与热毒没有明显的界线而三种方法常相合而用,但又必须辨清主次轻重,相应而用。

● 补血滋阴化瘀药。即用补血滋阴药物配合活血化瘀药物,以增加血液使其充盈脉道,血活瘀化。血液在脉道中流行,血量充沛则脉道充盈;血液虚少,阴津不足则脉道萎闭,继而成瘀。所以应补血滋阴,增液盈脉,活血化瘀。

常用药物:补血滋阴药如生熟地、阿胶、首乌、枸杞子、龙眼肉等,活血兼补血者如鸡血藤、当归等。方剂:四物汤加减。

适应证:血虚血瘀症,主要表现除有血瘀征象外,多为久病体弱、头晕、面色萎黄或苍白、唇爪色淡、心悸、舌淡、脉细等。常见于动脉狭窄、闭塞性疾病的早期或后期。

● 平肝潜阳化瘀药。即用平肝潜阳药物配合活血化瘀药物,以使阳潜血和,络通血活,而达到瘀化的目的。肝阳升发太过血随气逆,并走于上,脉络壅塞,可致血瘀。故应平肝潜阳,解除壅阻,以化血瘀。

常用药物:钩藤、代赭石、生龙骨、生牡蛎、鳖甲、刺蒺藜、天麻、石决明等。活血化瘀如性偏凉润之如丹参、牡丹皮、玄参、赤芍、牛膝、郁金、凌霄花等。方剂:镇肝熄风汤加减。

适应证:阳亢血瘀症,主要表现除有血瘀征象外,多为头胀痛、眩晕、眼花、耳鸣、情绪易激动,并见腰痠足软、脉弦紧等。常见于多发性大动脉炎(胸腹主动脉型)及闭塞性动脉硬化症伴脑动脉硬化者。

下面简要介绍常见的活血化瘀药物

- 石见穿:苦,辛,平。入肝经。清热解毒,活血化瘀。对 S180 有抑制作用。适应证为食管癌,胃癌,肠癌及其他常见肿瘤。用量 15~30g。

- 庶虫(别名土鳖虫):辛,咸,寒。有小毒。归肝经。破血逐瘀,续筋接骨。对体外白血病细胞有抑制作用。适应证为肝癌、子宫颈癌、骨肉瘤及多发性骨髓瘤等。用量 3~9g。

- 赤芍:辛,苦,微寒。归肝,心经。清热凉血,活血化瘀。各种肿瘤用量 10~15g。本品含芍药甙,并含少量的芍药内脂甙及氧化芍药甙等多种甙类,牡丹酚,苯甲酸,鞣质,树脂,挥发油,B-谷甾醇,胡萝卜甾醇等化学成分。

- 麝香:辛,温。归心,肝经。开窍醒神,活血化瘀,消肿止痛。麝香酊稀释液,体外实验有抑制大肠杆菌、金黄色葡萄球菌、猪霍乱弧菌的作用。能抑制胃酸分泌,促进慢性溃疡愈合,对人体食道鳞癌、胃腺癌、结肠癌、膀胱癌等肿瘤细胞有抑制作用,浓度大时作用更强。各种肿瘤用量0.06~0.3g。

- 丹参:辛,苦,微寒。归心,肝经。活血祛瘀,凉血调经,养血安神。对EC有抑制作用。适应证为食管癌,胃癌及肠癌等。用量15~30g。
- 莪术:辛,苦,温。入肝,脾二经。破血祛瘀,行气止痛。对S180、L615肝癌实体型有抑制作用。适应证为子宫颈癌、肝癌、胃癌、肠癌及甲状腺癌等。用量10~15g。
- 水蛭:辛,咸,平。有小毒。归肝经。破血逐瘀。卵巢癌、肝癌、胃癌、宫颈癌等各种肿瘤用量0.6~1.5g。
- 王不留行:辛,苦,平。归肝,胃,膀胱经。活血通经,下乳,利尿通淋。对艾氏腹水瘤,人体肺癌细胞有抑制作用。乳腺癌、肝癌、肺癌泌尿系统肿瘤等用量15~20g。
- 铁树叶:甘,微温。入胃经。活血消肿,化痰利湿。药物敏感试验,胃癌细胞敏感。适应证为肺癌,胃癌,肝癌,子宫颈癌及鼻咽癌等。用量15~30g。

▌▶ 清热解毒类中药在肿瘤防治中有哪些作用?

(1)热毒与恶性肿瘤的关系

热毒是恶性肿瘤发生、发展的重要原因之一。中医文献论述了恶性肿瘤的发病机制之一,即热邪久留体内,血遇热则凝,津液遇火灼为痰,热与痰、瘀等蕴结形成热毒,热毒阻塞于经络脏腑,进而形成肿瘤。

(2)清热解毒中药抗肿瘤的研究进展

现代医学认为肿瘤生长速度较快,代谢旺盛,产生大量代谢产物,因而肿瘤本身是偏热的。另外,肿瘤的机械压迫,造成脏器功能失调及气血循环障碍,通透性较强,容易发生感染。同时肿瘤组织坏死、液化、溃烂也容易伴发炎症。清热解毒中药在抗肿瘤的同时,则能控制和消除肿瘤及其周围的炎症和水肿,因此在肿瘤治疗时使用清热解毒药物,也是阻止肿瘤发展的手段之一。根据药理研究报道,清热解毒中药具有以下作用。

- 直接抑制肿瘤:某些清热解毒中药具有的抗癌活性,如白花蛇舌草可使癌细胞有丝分裂受到显著的抑制,使癌组织变性坏死;体外实验对不同类型的白血病的肿瘤细胞、吉田肉瘤、艾氏腹水癌、肝癌细胞有一定的抑制作用。

● 诱导肿瘤细胞凋亡:冬凌草甲素对肿瘤细胞的 DNA、RNA 和蛋白质合成以及钠泵转运活性均有明显抑制作用,可使 HL-60 细胞产生损伤,激活凋亡信号,引起细胞凋亡。八角莲的根茎提取物鬼臼乙叉甙,可使人早幼粒白血病 HL-60 细胞早期表现是 DNA 降解,未发生膜破损及通透性改变,DNA 琼脂凝胶电泳为梯状 DNA 电泳图,电镜形态学见细胞皱缩、胞浆致密、染色质聚集并形成凋亡小体等表现。土贝母制剂对体外培养的人体肾颗粒细胞癌细胞系 GRC-1 和裸鼠移植性人体肾透明细胞癌 RLC-310 的生长具有抑制作用,并可诱导癌细胞凋亡。天花粉蛋白可引起瘤细胞 G0、G1 期细胞增加,S 期细胞减少,呈现 G0、G1 期阻滞现象,并有诱导肿瘤细胞凋亡的作用。

● 调节机体免疫功能:实验发现白花蛇舌草可通过刺激机体的免疫系统,促进小鼠脾 B、T 淋巴细胞的增殖,还可明显促进小鼠抗体形成细胞的形成,使抗体分泌量增加;同时促进小鼠骨髓细胞增殖反应和 IL-2 的分泌,提高网状内皮系统吞噬功能,使 B、T 淋巴细胞和单核细胞发挥协同作用,杀伤和吞噬肿瘤细胞。天花粉主要成分为天花粉蛋白,它可促进人体外周血单核细胞分泌 IL-2 和 IL-6,进而通过细胞因子网络调节机体整体的免疫功能。天花粉蛋白还可提高红细胞 C3b 受体及超氧化物歧化酶活性水平,提高红细胞免疫功能,以及促进 NK 细胞活性等免疫调节作用。绞股蓝能增加正常小鼠脾脏和胸腺的重量,能增强小鼠腹腔巨噬细胞的吞噬功能,增加大鼠 T 细胞数量,提高小鼠特异性抗体溶血素的含量,促进 NK 活性,提高脾细胞 IL-2 的生成。重楼皂苷 I ~ III 在小鼠成纤维细胞 L-929 培养基中,可引起刀豆球蛋白 A 诱导的小鼠淋巴细胞增殖效应,并能促进小鼠粒巨噬细胞克隆形成细胞（GM-CFC）增殖等。

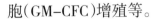 抗炎、解毒、退热：清热解毒药如白花蛇舌草、金银花、连翘、蒲公英、黄连、大青叶等均有一定的抗菌、抗病毒作用，对病菌产生的内毒素有解毒、灭活作用，也有对抗其他微生物毒素的作用，抑制炎性渗出或炎性增生，从而控制或消除肿块及其周围的炎症和水肿。清热解毒药本身就有诱导凋亡及免疫调控的作用，对肿瘤本身也具有一定作用。清热解毒药物可通过解毒、拮抗内毒素、调节免疫机能等，从而达到退热作用，其退热时多不伴有明显的发汗，与解表药的退热机制不同。

● 阻断致癌物防突变：夏枯草、山豆根、白鲜皮等可减少小鼠胃鳞状上皮癌前病变及癌变的发生。红藤、菝葜、野葡萄根、漏芦等能减少细胞在致癌物质作用下发生突变。飞扬草中的鞣花酸，在鼠和人体组织移植所做的体内和体外试验中，对化学物质诱导的癌变及其他多种癌变，均有明显的抑制作用。

● 抗氧自由基：近年来发现自由基损伤参与多种疾病的病理生理过程，如炎症、免疫失调、动脉粥样硬化、恶性肿瘤、衰老等。研究发现，很多清热解毒中药具有抗氧自由基的作用。如半枝莲醇提取物可清除 OH、O_2，抗脂质过氧化，是种有效的自由基清除剂及抗氧化剂。白花蛇舌草的醚提取物具有很强的抗氧化活性，抗氧化成分以黄酮、萜类、羟基蒽醌、酚类化合物为主。山豆根多糖具有清除羟自由基的作用，对调理酵母多糖诱导的小鼠脾脏淋巴细胞释放 H_2O_2 具有抑制作用。绞股蓝皂苷能防止内源性氧自由基产生，并能消除外源性的氧自由基，并可以强化超氧化物歧化酶的活性。

● 逆转肿瘤细胞的耐药性：苦参的主要成分苦参碱能降低糖黏蛋白 P170 和肺耐药蛋白 LRP 的表达，抑制化疗药物经跨膜蛋白及囊泡和泡吐途径排出细胞，增强化疗药物细胞毒性作用；抑制 TOPO Ⅱ 活性，降低其对耐药细胞 DNA 的修复能力，从而干预肿瘤获得性多药耐药的产生。

（3）清热解毒中药在恶性肿瘤治疗中的广泛应用

● 牛黄：入心、肝二经，苦甘寒清热解毒、镇惊、祛痰开窍，对中枢神经系统有抑制作用，有抗癌解毒利胆的作用。适应证常见于各种肿瘤，如脑瘤、肝癌、肺癌、白血病，用量 0.3～0.6g。

● 射干：苦寒入肺、肝二经，清热解毒、利咽消痰，对 S180 有抑制作用。适应证为喉癌、扁桃体癌、食管癌，咽喉癌、肺癌等，用量 9～15g。

● 山豆根：苦寒，入心、肺、大肠三经，清热解毒、消肿止痛，利咽。山豆根生物碱有实验抗癌作用，广山豆根 S180、S37、S14 和大鼠的实体型，腹水型，吉田肉瘤以及腹水型肝癌均有抑瘤作用。适应证为喉癌、食管癌、扁桃体癌，胃癌及肝癌等，用量 15～30g。

● 马勃：辛平入肺经。轻宣肺气，清热解毒、利咽止血，对皮肤真菌有抑制作用，适应证为舌癌、咽喉癌、肺癌、食管癌及扁桃体癌等，用量 3～9g（包煎）。

● 七叶一枝花：又名（蚤休、重楼），苦微寒小毒，入肝经，清热解毒、消肿止痛，熄风定痉，对 S180、S37 实体型肝癌有抑制作用。适应证为消化道癌症、肺癌、脑肿瘤及恶性淋巴瘤。临床多用于热毒壅滞的恶性淋巴瘤、肺癌、鼻咽癌、脑肿瘤及消化系统肿瘤如胃癌、食管癌、肝癌等，常配入复方内使用。本品入煎剂 15～30g（抗肿瘤剂量）。

● 苍耳子：甘温有小毒，入肺、脾二经，清热解毒，祛风通窍，散结止痛，对 EC 有抑制作用。适应证为鼻咽癌，用量 3～9g。

● 白花蛇舌草：甘淡凉，要入胃、大肠、小肠。清热解毒、软坚散结，利水消肿，对 U14 有抑制作用，能刺激网状内皮系统增强白细胞的吞嚼作用。适应证为各种常见肿瘤及消化道肿瘤，用量 30～60g。

● 白英（蜀羊泉）：苦微寒，入肝、胃二经，清热解毒、利水消肿，对 S180,WK256 有抑制作用，对人体肺癌有抑制作用。适应证为肝癌、胃

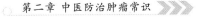

癌、肺癌、膀胱癌及子宫颈癌等,用量 15~30g。

● 半枝莲:辛凉入、心肺二经,清热解毒、利水消肿。对S180有抑制作用。适应证为各类常见肿瘤,用量 30~60g。

● 龙葵:苦寒有小毒,入胃、膀胱二经,消热解毒、利水消肿。复方龙葵对胃癌细胞有抑制作用。适应证为胃肠道癌症、乳腺癌、肺癌、肾癌、膀胱癌及癌性胸腹水,用量 15~30g。

● 草河车:(红蚤休)苦微寒入肝经,清热解毒对S180有抑制作用。适应证为食管癌、胃癌、肝癌、肺癌及鼻咽癌等各种肿瘤,用量 30~60g。

● 石上柏:甘平入肺、大肠二经,清热解毒、凉血止血,对S180、U14有抑制作用,能延长实体瘤小鼠的生存期。适应证为鼻咽癌、肺癌及绒毛膜上皮癌等,用量 30~60g。

● 藤梨根酸涩,凉入胃、膀胱二经,清热解毒,祛风燥湿,消肿止血。对S180,U14有抑制作用。适应证为食管癌、胃癌及肠癌等,用量 15~60g。

● 紫草根:甘咸寒入肝、胃二经,清热解毒,透疹,凉血。对S180及绒毛膜上皮癌有抑制作用。适应证为肝癌、肺癌、白血病及绒毛膜上皮癌,用量 5~30g。

● 蛇莓:甘酸寒入肝、胃二经,清热解毒、散瘀消肿对S180及艾氏腹水癌有抑制作用。适应证为肝癌、肠癌、膀胱癌及乳腺癌等各种肿瘤,用量 15~30g。

● 青黛:咸寒入肝、肺、心、胃四经,清热解毒,凉血泻肝散郁火。对体外白血病细胞有抑制作用,并有抗病毒作用。适应证为白血病及癌性发热,用量 1.5~3g。

● 苦参:苦寒入心、肝、胃、大肠四经,清热解毒,燥湿,祛风杀虫。对S180、U14及EC有抑制作用。适应证为子宫颈癌、肝癌、大肠癌及皮肤癌等,用量 9~30g。

● 马鞭草:苦微寒入肝、胃二经,凉血破血,杀虫解毒。对 S180、U14 有拟制作用。适应证为子宫颈癌、肝癌、急癌性腹水等,用量 15~30g。

● 猪殃殃:辛苦凉入脾、心、小肠三经,清热解毒,利尿消肿。对 S180 有抑制作用。适应证为肠癌、膀胱癌、肝癌、淋巴肉瘤、癌肿、白血病及乳腺癌等,用量 30~60g。

● 蒲公英:甘苦寒入肝、胃二经,清热解毒,散结消肿。对人体肺癌有抑制作用。适应证为乳腺癌、肺癌、胰腺癌、癌性发热及甲状腺癌等,用量 15~60g。

● 断肠草:辛温有大毒,解毒祛邪、散瘀止痛。对 S180 有抑制作用。适应证为肝癌、肠癌,皮肤癌及骨肉瘤等,用量 10~15g。

● 农吉利:苦淡平,清热解毒。对 L615、WK256 腺癌 755 有抑制作用。适应证为皮肤癌、子宫颈癌、食管癌及胃癌等,用量 10~60g。

● 墓头回:苦酸涩寒入肝经,清热解毒,燥湿止血。对 EAC 有明显的抑制作用。适应证为子宫颈癌、肝癌及白血病等,用量 9~15g。

● 椿根皮:苦涩寒入胃、大肠二经,清热燥湿,止泻止血。对 S180、S37 及 HeLa 细胞有抑制作用。适应证为子宫颈癌及肠癌等,用量 15~30g。

● 凤尾草:苦寒入大肠、小肠、肾三经,清热解毒,凉血止血,利湿。对 S180,S37 有抑制作用。适应证为肺癌、肠癌、宫颈癌、卵巢癌及膀胱癌等,用量 30~60g。

● 天葵子:甘苦寒有小毒,入心、小肠二经,清热解毒、利水消肿。对金黄色葡萄球菌,抑瘤作用尚在实验中。适应证为肺癌、鼻咽癌、膀胱癌、肠癌、肾癌、前列腺癌及恶性淋巴肿瘤,用量 9~15g。

● 乌梅:酸平入肝脾肺大肠四经,涩肠敛肺,杀虫生津。对 S180 有抑制作用。适应证为肠癌、肺癌等,用量 9 ~ 15g。

● 大蒜:辛温入脾、胃二经,健胃止痢。有抗腹水肉瘤的分裂作用。

适应证为肠癌、食管癌及子宫颈癌等,用量 9～15g。

● 柘木:甘温无毒,入肝、胃、肺三经,消瘀止痛,化痰散结。对S180、S37 有抑制作用。适应证为食管癌、胃癌及肠癌等,用量 30~60g。

● 八月扎:苦平无毒,入肝经,理气散结,解毒祛邪。对 S180、S37 有抑制作用。适应证为肝癌、胃癌、肠癌、肺癌及乳腺癌等,用量 9~30g。

▌▶ 渗湿利水类中药在肿瘤防治中有哪些作用?

凡能渗湿利水、通利小便的药物叫渗湿利水药,是中药中的利尿药,但也不完全等于利尿药。有形的水分在体内滞留,形成水肿,宜用渗湿利水药消除水肿。部分药物兼有健脾止泻、行滞通乳、清热逐痹等作用。

中药中的湿有两种含意:一是有形的水分在体内滞留,形成水肿,尤其以下肢水肿明显者,宜用渗湿利水药消除水肿;二是痰饮,黏稠的液体为痰,如慢性支气管炎就有大量痰液积留,胃炎等会引起水分或分泌物在胃内积留,以及体腔内的异常液体(胸水、腹水等)都属于痰饮,可适当配合渗湿利水药治疗。湿与热所致的各种湿热证如淋浊(泌尿系感染或结石)、湿热发黄、疮疡等也可用渗湿利水药治疗。

此类药物性平,甘淡渗泄。主入膀胱、脾、肾经。药性下行,能通畅小便、增加尿量、促进体内水湿之邪的排泄,故有渗湿利水的作用。有的药物性寒凉,又有清热利湿、止泻止痢止带、利胆退黄、通淋止痛、利尿排石等作用。部分药物兼有健脾止泻、行滞通乳、清热逐痹等作用。

现代研究表明,渗湿利水药均有不同程度的利尿作用,能增加尿量、尿素氮化物、尿酸等排泄。部分药物有抑菌、解热、消炎、止血、祛痰止咳、镇静降血压、利胆等作用。渗湿利水药对心性水肿、肝性水肿、肾病水肿、泌尿系统感染、泌尿系统结石、肝胆系统炎症、胆结石等病具有一定治疗作用。部分药物还可用于防治高血压、糖尿病、关节炎、气管炎等。

这类药物药理作用如下。

(1)利尿作用

本类药物大部分都有不同程度的利尿作用,如茯苓、泽泻、木通、金钱草、半边莲、猪苓、玉米须、瞿麦、扁蓄等。泽泻对大鼠的利尿作用因生产季节、用药部位、炮制方法不同而效果亦异。开花后采集的半边莲比开花前的利尿作用强。金钱草、半边莲长期连续应用,利尿作用逐渐减弱。由半边莲中所提得的半边莲素静注对犬类,有非常显著的利尿作用,2mg/kg利尿强度与10mg/kg汞撒利相当。扁蓄、金钱草、泽泻等药物的利尿作用与其所含的钾盐有关。猪苓对人有显著的利尿作用,可使尿量及尿氯排出量增加,家兔口服其煎剂呈现利尿,但腹腔注射流浸膏,则利尿作用软弱。茯苓利尿作用可因动物种类而异。地肤子无利尿作用,氯化钠排泄量增加是灰分所致。茯苓与其他药物配伍,如五苓散(茯苓、猪苓、泽泻、白术和桂枝)、四苓散(茯苓、猪苓、泽泻和白术)等利尿作用显著。导水茯苓汤对正常人或动物利尿效果不明显或较弱,而治疗慢性肾炎,对水肿严重患者的作用较显著。

(2)抗菌作用

渗湿利水药,特别是利尿通淋药,经体外抗菌试验,有不同程度的抗菌作用,茵陈对结核杆菌及球菌等有抑制作用。扁蓄浸出液对某些真菌有抑制作用,对细菌的抑制作用较弱,泽泻能抑制结核杆菌的生长,木通水煎剂及半边莲对多种致病真菌也有不同程度的抑制作用。地肤子水浸剂在试管内对许蓝黄癣菌、粤杜盆小芽孢癣菌等皮肤真菌有抑制作用。

(3)利胆作用

中医用茵陈治疗黄疸,动物实验也证明,茵陈及其有效成分6,7-二甲氧基香豆素能增加胆汁的排泄,有明显的利胆和防治实验性肝炎作用。玉米须能促进胆汁排泄,降低其黏度,减少胆色素含量,多用于无并发症的慢性胆囊炎、胆汁排出障碍的胆管炎患者。

(4)其他作用

● 降压。茵陈水煎剂、6,7- 二甲氧基香豆素均有降压作用。扁蓄对猫、犬、兔都可引起降压。半边莲素 A、B 静脉注射有降压作用,可持续1小时以上。车前子治疗高血压病亦有效,除个别病例有胃部不适外,无其他不良反应。

● 影响脂质代谢。泽泻有抗脂肪肝、降血脂作用,并对家兔实验性高脂血症有防治作用。茵陈治疗动物高胆固醇血症效果较好,对主动脉弓段的病变、内脏脂肪沉着,均表现保护作用。车前子对人有降低血清胆固醇的作用。

● 降血糖。茯苓、泽泻有轻度降血糖作用。玉米须的发酵制剂可使家兔血糖明显降低。

● 影响免疫功能。由猪苓提取的多糖能增强荷瘤小鼠(S180)单核巨噬细胞的吞噬功能;对正常人可使 T 淋巴细胞转化率显著增加,促进抗体的生成;有抗肉瘤及抗癌的作用。茯苓亦能增强免疫功能。

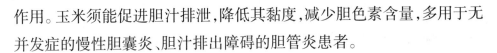 **渗湿利水药物如何分类?**

此类药根据其药性和作用的不同,可分为利水渗湿药、清热利湿药和利水通淋药。

● 渗湿利水药:性味多甘淡平或微寒,利水消肿。主治:水湿内停之水肿,小便不利等证。主要用于脾不健运、水湿停留,肾及膀胱气化不行所致的水肿、小便不利、痰饮眩悸,以及水走大肠引起的水湿泄泻等证。常用药有茯苓、猪苓、薏苡仁、蟋蟀等。

● 利水通淋药:性味多苦寒或甘淡寒,利尿通淋。主治:下焦湿热淋证。主要用于热淋石淋、小便涩痛等证。常用药有冬葵子、扁蓄、瞿麦、石韦、海金砂、金钱草、扛板归、蝼蛄等。

● 清热利湿药:性味多苦寒,清热利湿,利胆退黄。主治:湿热黄疸。主要用于湿热水肿、小便不利、湿热黄疸、赤白带下、湿热泻痢,湿温暑温等证。常用药有泽泻、车前子、车前草、滑石、木通、通草、萆薢、冬瓜皮、茵陈蒿、赤小豆、灯芯草、地肤子、木防己、玉米须、鸭跖草等。

本类药物味多甘淡,具有利水消肿,利尿通淋、利湿退黄等功效。适用于小便不利水肿、淋证、黄疸、湿疮、泄泻、带下、湿温、湿痹等水湿所致的各种病症。

应用渗湿利水药,需视不同病证,选用有关药物,做适当配伍。如水肿骤起有表证者,配宣肺发汗药;水肿日久,脾肾阳虚者,配温补脾肾药;湿热合邪者,配清热药;寒湿相关者,配祛寒药,热伤血络而尿血者,配凉血止血药;至于泄泻、痰饮、湿温、黄疸等,则应分别与健脾、芳香化湿、或清热燥湿药配伍。

1)茯苓:甘,淡,平。入脾、心、肾经。渗湿利水,健脾补中,宁心安神。对 S180 有抑制作用。适应证为各种常见肿瘤,用量 15～30g。茯苓含茯苓聚糖、三萜类化合物、蛋白质、脂肪、卵磷脂、胆碱、组胺酸、麦角甾醇等。茯苓具有利尿作用,能增加尿中钾、钠、氯等电解质的排出。有增强免疫、镇静和降低血糖的作用。煎剂对金黄色葡萄球菌,大肠杆菌,变形杆菌等有抑制作用。此外,还有一定的抗肿瘤作用。

2)猪苓:甘,淡,平。归肾、膀胱二经。渗湿利水。适应证为肺癌、膀胱癌、肾癌、前列腺癌等,用量 15～30g。

3)木瓜:辛,酸,微温。归肝、脾、胃三经。祛风湿,舒筋,化湿。对 EC 有抑制作用。适应证为胃癌、肠癌、骨肉瘤等,用量 9～15g。

4)木通:苦,寒。归心、小肠、膀胱经。利尿通淋、通经下乳。能抑制肿瘤细胞生长。适应证为膀胱癌、乳腺癌等,用量 9～15g。

5)泽泻:甘,淡,寒。归肾、膀胱经。渗湿利水、泻热。对实体肿瘤有

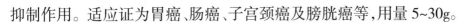

抑制作用。适应证为胃癌、肠癌、子宫颈癌及膀胱癌等,用量 5~30g。

6)野葡萄藤:甘、平。入胃、膀胱二经。利尿消肿,清热祛湿。对 S180 有抑制作用。适应证为泌尿系统肿瘤及恶性淋巴瘤等,用量 15~60g。

7)石见穿:辛、苦、平。入胃、膀胱二经。清热利水,平肝散结。对 U14 有抑制作用。适应证为食管癌、胃癌及贲门癌,用量 15~60g。

8)垂盆草:又名鼠牙半枝莲。甘、淡、微酸、凉。归心、肝、胆、小肠四经。清热解毒利湿退黄。适应证为肝癌,用量 15~60g。

9)泽漆:辛、苦、微寒。有毒。归小肠、肺、大肠三经。利水消肿,化痰止咳,外用解毒散结。对 S180、S37 有抑制作用。适应证为肺癌、肝癌及淋巴肉瘤等,用量 10~15g。

10)石韦:苦,微寒。归肺、膀胱二经。利水通淋,清肺止咳,凉血止血。适应证为肺癌、膀胱癌及放疗、化疗后的白细胞减少,用量 15~60g。

11)瞿麦:苦,寒。归心、小肠、膀胱三经。利尿通淋,活血通经。适应证为泌尿系统肿瘤,用量 10~30g。

▮▮▶ 扶正固本类中药在肿瘤防治中有哪些作用?

（1）中医对肿瘤的认识

中医对肿瘤发生机制的认识是从整体观出发形成的。中医认为肿瘤不是一个孤立的疾病,而是有一系列病理演变造成的全身性疾病的局部表现;西医注重局部、微观治疗,而中医注重整体和宏观辨证;西医注重病原的致病性,中医注重病原的反应性。中西医将二者有机地结合起来,采用扶正固本的方法达到治标不伤本的目的。

（2）瘀毒内结是肿瘤发展的必然结果

中医学认为情志不调,饮食劳倦,湿热痰浊与邪毒内结,从而形成肿瘤。肿瘤的发生都是由于气血亏虚,正气不足为主要病因,气、血、痰、湿、瘀蕴结于脏腑,脏腑功能失调,机体免疫力下降而形成。其病理是瘀毒内结,也是肿瘤发展的结果。

（3）扶正固本是治疗肿瘤的基本法则

扶正固本就是扶助正气,巩固根本,调整机体的免疫功能,增强免疫系统防御能力以抵御外邪的侵袭,强身健体。中医的扶正固本不是单纯指西医的增强免疫力,在扶持机体免疫力的同时,根据疾病传播的规律,提前扶持可能传播的组织器官,减少肿瘤的转移。扶正可以祛邪,祛邪的作用就是祛除病源的致病性和消除异常的免疫反应,使疾病不再发生和发展。扶正固本治疗的肿瘤患者大都具有神疲乏力,怕冷少气,懒言,头晕目眩,脉细弱无力等气阴耗损,脏腑功能降低及代谢障碍等一系列症状,故对恶性肿瘤的治疗因遵守补肾健脾,活血化瘀,消导及抗癌等法则。对肿瘤的治疗如有口渴口干,干咳少痰,五心烦热,潮热盗汗,舌质红,苔少等肺阴虚症状,宜益气养阴,用天门冬、麦门冬、北沙参、元参等;乏力,纳差,怕冷自汗,腰酸头昏等脾肾阳虚者用附子、干姜、肉桂、淫羊藿、仙茅、鹿角霜等;咳嗽痰少,气喘头晕,遗尿腰痛者属肺肾阴虚证,用生地、山萸肉、鳖甲、川贝母、蛤蚧等;胃胀、嗳气、口干口渴、吞酸口苦者用北沙参、石斛、麦门冬等;一般早期宜祛邪为主,扶正为辅;中期宜扶正祛邪同时兼顾;晚期宜扶正为主,祛邪为辅,注重扶正不留邪,祛邪不伤正,攻补兼施。

（4）扶正固本法治疗肿瘤的理论依据

● 扶正固本与免疫调节实验研究表明,扶正固本的中药都具有调节免疫功能的作用,调动机体自身的抗癌能力,起到抗癌、增效、减毒等作用。细胞免疫有特异性免疫和非特异性免疫。补气养血,滋阴补肾的中药具有调节和改善非特异性免疫功能的作用。如黄芪、当归、白芍、生地、川芎、人参、阿胶、茯苓、白术、黄精、灵芝、仙茅、淫羊藿、女贞子、党参、山药、山萸肉、猪苓等,可以提高B淋巴细胞的免疫功能,激活巨噬细胞的吞噬功能,提高白细胞总数,血清溶菌酶的活性,诱生干扰素等;

益气健脾,补肾养血的中药具有改善特异性免疫功能的作用。如人参、黄芪、白术、肉桂、肉苁蓉、黄精、仙茅、当归、熟地、白芍均能增强 B 淋巴细胞功能,调节 CAMP 水平,提高 T 淋巴细胞功能,促进自然杀伤细胞(NK 细胞),淋巴细胞激活杀伤细胞(LAK 细胞)及巨噬细胞功能,促进白细胞介素Ⅰ、Ⅱ的作用。还有些中药具有免疫双向调节作用,如黄芪、白术、防风;能诱导干扰素的中药有黄芪、当归、红花、丹参、降香、瓜蒌、石斛等;能促进免疫球蛋白形成的中药有黄芪、人参、鳖甲、麦冬、天冬、北沙参、山萸肉、何首乌、紫河车、生地、元参等;调节内分泌作用的中药有鹿角胶、女贞子、旱莲草、黄精、淫羊藿、仙茅、六味地黄丸等,乳腺癌、宫颈癌需要内分泌治疗的患者, 此类药对激素的水平和活性有很好的调节作用,且无毒副反应。

● 扶正固本与 T 淋巴细胞亚群肿瘤免疫学研究表明,肿瘤患者的细胞免疫与肿瘤的发生、发展密切相关。T 淋巴细胞亚群是构成机体免疫防御的重要因素,它对免疫系统有识别、清除肿瘤细胞的功能。CD3为总 T 淋巴细胞,CD4、CD8 为 T 辅助细胞,相互协调完成免疫调节,两者比值正常时,能发挥正常抑制肿瘤作用,若比值失衡会导致免疫系统紊乱。当机体出现恶性肿瘤时,该平衡状态就会被打乱,将会严重影响其数量比例,导致机体免疫功能紊乱。单纯的化疗会明显降低患者的免疫功能,而化疗加扶正固本的中药能对患者的免疫功能起到一定的恢复作用。化疗杀伤肿瘤细胞的同时, 药物毒性也抑制了机体的免疫功能。化疗相当于中医的祛邪,虽可杀死癌细胞,但亦可耗伤人体的正气,损伤脏腑气血。中药扶正固本能够调补先、后天功能,改善机体内环境和调动机体自身的抗癌能力,改善患者症状。

(5)扶正固本可影响细胞周期

细胞周期有 G1 期(合成前期 2～3 天)、S 期(DNA 合成期 1~2 天)、G2 期(DNA 合成后期 2～3 小时)、M 期(分裂期 1～2 小时)、G0 期(全休期,几秒至几十年)。由于细胞周期调控失常,细胞无限增殖是癌变的主要原因,对细胞周期进行调控,抑制肿瘤细胞增殖,使肿瘤细胞停滞于 G0、G1 期,而不进入 S 期、M 期,从而抑制肿瘤细胞生长和转移。

(6)扶正固本与细胞凋亡

细胞凋亡是由基因调控的主动死亡过程,是维持细胞数量恒定和内环境稳定的重要机制。中药诱导细胞凋亡的主要机制是抑制肿瘤细胞增殖周期,影响癌基因和抑癌基因的表达,提高机体免疫功能,影响端粒酶的活性,调节凋亡信号传导及调节体内激素水平并诱导凋亡。

(7)中西医结合治疗肿瘤的意义

中医扶正固本。中药是调理机体内环境,提高机体免疫功能,通过加强调节机体的有效抗病反应,从而改变宿主对肿瘤的生物反应,来提高抗肿瘤的能力。中药扶正固本与西医结合防治肿瘤,可以提高患者的生存期,改善生存质量,对放、化疗可起到减毒增效及抑制肿瘤复发的作用,中西医结合,优势互补是当前内科领域中,治疗恶性肿瘤的有效模式。通过中药扶正固本,健脾补肾的方法,全面改善机体状况,增强机体免疫力,以达到抑制肿瘤增殖、浸润及转移,也达到标本兼治,扶正祛邪的目的。实验研究表明中药健脾与补肾可调节免疫系统、内分泌系统、代谢系统、周围神经系统、胃肠胰系统,从整体改善机体的免疫功能。

肿瘤患者进行手术、放疗、化疗后乏力,纳差,精神萎靡,恶心呕吐,脱发耳鸣,口渴口干,大便燥结,白细胞下降,宜攻补兼施。药物组成:北沙参 15g,太子参 15g,党参 15g,人参须 15g,生地 12g,山药 10g,山萸肉 30g,茯苓 10g,丹皮 6g,泽泻 10g,桂枝 10g,白芍 10g,甘草 6g,生姜 6g,大枣 4 枚,浮小麦 30g,麦冬 10g,五味子 3g 等。白细胞下降加黄芪 30g、丹参 15g,苦参 15g,破故纸 10g,鸡血藤 15g 等;红细胞低加当归 10g~15g,女贞子 15g,旱莲草 15g,何首乌 15g。血小板低加玉竹 10g,黄芪 15g,土大黄 10g,生地 10g,龟板 15g 等;血小板增多加紫草 30g,龙胆

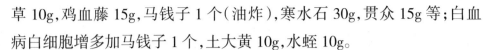

草 10g,鸡血藤 15g,马钱子 1 个(油炸),寒水石 30g,贯众 15g 等;白血病白细胞增多加马钱子 1 个,土大黄 10g,水蛭 10g。

肿瘤的发生,在病理本质上属本虚标实,本虚主要指由于脏腑功能失调导致的气血阴阳偏衰的临床表现,标实是在脏腑气血阴阳虚损的情况下出现的,如血瘀、痰浊、瘀滞、毒火及积聚等病理产物。因此,肿瘤防治的任何阶段都应该灵活运用扶正培本治疗原则。

(8)体现扶正培本治则的不同肿瘤防治方法

● 健脾益气法。脾胃为后天之本,对于疾病的不同时期和阶段都应该注意顾护脾胃之气。如明·张景岳说:"脾肾不足及虚弱失调之人,多有积聚之病。"《外证医案》中也明确指出:"正气虚则成岩。"由此可见,正气虚弱是恶性肿瘤形成和发展的根本条件。肿瘤细胞相对于人体来说为邪,而人体正气应驱邪外出,若正气虚,无力抗邪,肿瘤细胞就会不断滋生,正所谓"邪之所凑,其气必虚。"

健脾益气法临床常可以选用具有补益中气的药物, 如生黄芪、白术、党参、太子参、甘草、黄精、生山药、白扁豆等。健脾益气法可以应用于肿瘤发病的不同阶段。

● 益气养阴法。晚期肿瘤患者,由于癌毒之邪气日趋旺盛,正气日益亏损,患者进食水减少,患者多出现乏力、发热、口干、便秘、自汗出等诸多气阴两虚的临床症状。临床的放疗是一种带有"火热"性质的物质,长期作用于人体可产生很强的伤阴症状,临床上长期接受放射治疗的患者多出现口干、口苦、口渴、咽喉疼痛、周身乏力、失眠等气阴两伤的虚损证候,因此,在治疗上也多采用益气养阴的治疗方法。

益气养阴法临床常可以选用, 具有益气养阴功效的药物, 如太子参、西洋参、南沙参、北沙参、麦冬、天冬、石斛、天花粉、鳖甲等。

● 健脾益肾法。恶性肿瘤患者到晚期,伴随着骨等多发转移,多出现腰酸膝软、头晕目眩、形体消瘦、精神萎靡等肾虚症状。同时,长期化疗的患者,容易出现因化疗药物引起的肾毒性症状,如耳鸣、头晕、腰痛、尿频、乏力、腹泻、便秘等,皆可从中医的肾虚论治,采用健脾益肾法进行调理。

健脾益肾法临床常可以选用具有补肾健脾功效的药物,如枸杞子、牛膝、女贞子、菟丝子、肉苁蓉、补骨脂、熟地黄、黄精、何首乌等。

早期的肿瘤患者,可以采用手术方法根治的,应尽早进行手术切除原发病灶。同时应该给予中医扶正治疗干预。这个过程中的干预对于恢复患者因为手术创伤造成的气血虚损、阴阳失调等具有重要意义,同时手术切除后给予中医扶正干预可以调控人体的阴阳平衡,维持内环境的动态平衡,既可以扶持正抑制癌性细胞的活性,防止肿瘤的复发,也可以控制局部环境的平衡,防止肿瘤的转移。

对于手术后的中医药扶正治疗可以选取具有健脾益气为主要治疗方案,可以选用以党参、黄芪、西洋参、太子参等具有补气作用的中药为主进行组方遣药。

减轻放射治疗和化学治疗的不良反应。放疗和化疗是目前临床上除了手术比较重要的肿瘤治疗手段。放射线除破坏肿瘤细胞外,同样也会使正常组织和器官受到射线的损伤。放疗主要的不良反应有:鼻咽部、口腔黏膜及皮肤损伤、放射性肺炎、骨髓抑制,以及放射性直肠炎、膀胱炎等。其中口鼻黏膜及皮肤的损伤会在放疗期间出现,患者会出现口干咽燥、口腔溃疡等症状。中医认为放疗副作用的病因病机是"火热之邪",易于耗伤人体阴液,因此在放射线治疗期间,应该始终采用在扶持正气治疗原则指导下的益气养阴治法来达到顾护阴津、养阴润燥。

化学治疗临床应用广泛,会产生各种各样的化疗副反应。如胃肠道反应,表现为口干、恶心、呕吐、食欲缺乏、腹痛、腹泻等。中医认为恶心呕吐主要可以分为胃寒呕吐和胃热呕吐。可以分别选用固护温补胃气为主的药物和健脾养阴为主的药物,同时,配合对证和胃降逆止呕的药物。

对于腹泻症状,可以选用健脾渗湿化湿的药物进行干预。对于出现的便秘症状,则可以分别辨证,根据气血阴阳的虚损情况,分别选用补气、温阳、滋阴、养血等治疗方法。

骨髓抑制现象也是临床化疗时最常见的不良反应,患者可以出现粒细胞减少和血小板减少,随着用药时间的延长和剂量的加大,患者的红细胞也会受到影响。中医认为"脾为气血生化之源",肝"藏血",肾"主骨生髓藏精",精血同源。当骨髓造血功能受到影响时,可以主要采用中医以健脾为主,还得兼顾补益肝肾。

综上所述,无论是对于放射线治疗引起的不良反应,还是化学治疗引起的不良反应,中医药都主要在临床上以固本扶正为主要治疗原则,选取益气养阴、补益肝肾、温阳、滋阴、养血等多种以扶正为主的治疗方法。

(9)扶正固本为主治则的现代研究

改善患者的免疫系统功能。肿瘤微环境中存在的主要"免疫抑制"机制为肿瘤细胞的存活迁移提供了保障,相当于中医的以"正气虚损"为主的环境。中医药的现代研究表明采用扶正为主的中药干预,可以提高患者的免疫功能。

▌▌▶ 软坚散结类中药在肿瘤防治中有哪些作用?

软坚散结,是指用软坚药物治疗浊痰瘀血等结聚有形病证的方法。肿瘤形成后,聚结成块,有的坚硬如石,故称之"岩"。对此,《内经》很早就提出了"坚者消之……结者散之"的治法,以后逐渐形成软坚散结之法。软坚散结药物能使肿块先软化,以后逐渐消散。软坚药物味多咸。

肿瘤多是有形的肿块,治疗除根据症状分别予以扶正培本、理气活血、清热解毒等方法外,还应用软坚散结类药物以消除肿块。软坚散结类药物抗肿瘤主要在于直接杀伤癌细胞。病理学及超微结构观察表明,散结片对肝癌细胞具有较强的杀伤破坏作用,直接作用于肝癌细胞膜结构,使细胞膜溶解破碎,粗面内质网扩张,线粒体肿胀,空泡化,使肝癌细胞整体崩解碎裂。

● 山慈菇:辛,寒,有小毒。归肝、胃二经。清热解毒,消肿散结。对S180艾氏腹水癌及WK256有抑制作用。适应证为乳腺癌、甲状腺癌、皮肤癌、恶性淋巴瘤、良性瘤等,用量3~9g。

● 夏枯草:辛,苦,寒。入肝、胆二经。清热泻火、软坚散结、对S180,U14有抑制作用。适应证为胃癌,甲状腺癌、乳腺癌、肝癌及恶性淋巴瘤等,用量15~30g。

● 牡蛎:咸,涩,微寒。入肝、胆、肾三经。软坚散结,平肝潜阳,固涩制酸。药敏试验对肿瘤细胞有抑制作用。适应证为肺癌、肝癌、胃癌、甲状腺癌及恶性淋巴瘤等,用量20~60g。

● 海藻:咸,寒。入肝、胃、肾三经。化痰散结,利水消肿。海藻提取物有抑制肿瘤作用。适应证为甲状腺癌、胃癌、肝癌、肺癌及恶性淋巴瘤等,用量15~30g。

● 猫爪草:辛,温,平,有小毒。入胆经。解毒消肿,软坚散结。对小鼠S180,S37,EC有抑制作用。适应证为恶性淋巴瘤、甲状腺癌、乳腺癌等,用量15~30g。

● 僵蚕:咸,辛,平。归肝、肺、胃三经。熄风止痉,祛风通络止痛,化痰散结。对S180有抑制作用。适应证为脑瘤,肺癌、喉癌、神经系统肿瘤及恶性淋巴瘤,用量9~15g。

● 马钱子:辛,苦,寒。有大毒。入肝、脾二经。活血通络止痛,攻毒散结消肿。对S180有抑制作用。适应证为食管癌、胃癌、肠癌及肺癌等,水煎1~1.5g。

● 昆布:咸,寒。归脾、肝、肾三经。消瘀散结,利水消肿,抗癌。各种肿瘤,用量9~15g。

● 海蛤壳:咸,寒。归肺、胃二经。清肺化痰,软坚散结。适应证为肺

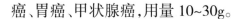

癌、胃癌、甲状腺癌,用量 10~30g。

● 喜树碱:苦,寒,有毒。能消肿散结,化瘀解毒,用量 10~20g。

● 蜣螂:咸,寒。有小毒。清热通便,消瘀散结。适应证为消化道癌、鼻咽癌、膀胱癌。用量 3~15g。

● 鳖甲:甘,咸,寒。归肝、肾二经。补肝肾阴,退虚热,软坚散结,潜阳。各种肿瘤用量 10~30g。

● 壁虎:咸,寒。有小毒。祛风定惊,通络散结。脑瘤、神经系统肿瘤、肝癌,用量 0.3~0.9g,吞服。

● 海带:咸,寒。消瘀散结。适用各种肿瘤,用量 9~15g。

● 斑蝥:辛,微寒,有毒。入肝、胃二经。破血,攻毒,散结。对 S180,SAK,ARS 腹水型及实体型均有抑制作用。适应证为肝癌、食管癌、乳腺癌、肺癌、胃癌及皮肤癌等,用量 0.3～0.6g(大者一只,小者二只)。

● 急性子:微苦,温。有小毒。入肝、脾二经。软坚散结,活血通络,开关利窍。药敏试验对胃淋巴肉瘤细胞敏感。适应证为食道癌、贲门癌及胃癌等,用量 6~9g。夏秋采全草,种子称为急性子,能破血攻坚;全草能祛风活血,消肿止痛;花能通经活血;根能祛风除湿。种子含凤仙甾醇、皂甙、多糖、挥发油、槲皮素等,花含矢车菊素、山柰酚等,根含矢车菊素甙。

● 葵树子:甘,涩,平。入心、肝二经。软坚散结,消瘀止痛。对 B22 有抑制作用。适应证为鼻咽癌,食管癌及绒毛膜上皮癌,用量 30~60g。

● 天南星:辛,苦,温。有毒。归肺、肝、脾三经。燥湿化痰,祛风止痉,消肿散结,止痛。鲜南星提取物对 S180 有抑制作用。适应证为肺癌、食管癌及子宫颈癌等,用量 9~15g。

● 黄药子:苦,辛,寒。有小毒。归脾、肝二经。消痰散结,清热解毒。对 AS180 有抑制作用,黄药子油对 U14 有抑制作用,动物实验对缺碘和不明原因的甲状腺肿有治疗作用。适应证为甲状腺癌、食管癌、胃癌、肠癌、乳腺良性瘤及甲状腺肿瘤等,用量9~20g。

● 瓜蒌:甘,微苦,寒。归肺、大肠二经。清热化痰,宽胸散结,润肠通便。对肉瘤及腹水癌均有抑制作用,适应证为胃癌、肠癌、乳腺癌、肝癌、胰腺癌等,用量9~30g。

▍▍▶ 中医治疗肿瘤的原则是什么?

中医认识到癌细胞本是人体的一部分,只是在阴阳平衡失调、五行生克乘侮发生变化的前提下,人体的免疫监控系统失去作用,正常组织细胞发生改变,逐渐发展,从而形成肿瘤。中医对肿瘤的治疗形成了整体辨证理论的基础,形成了抗癌祛邪、扶本固正相结合的治疗方法,以调理气血、调整阴阳平衡、维持正常生命体征而扶本,以培补正气、清热散结,清理"毒源"而治本。中医治疗肿瘤必须遵守以下几个原则。

(1)必须分清是人的病,还是病的人的问题

中医治疗肿瘤中不能忘记人与病这个关系,什么时间用药以病为主,什么时间用药以人为主。中心还是人的问题,目的是控制肿瘤、提高生活质量。

如果病情处于早期,人体正气充足,这时可用以毒攻毒的药去治病;如果病情处于晚期,患者体质差正气不足时,治疗首先以治人救人为主,即用中药不断扶患者之正气,找准时机再去攻邪。

(2)对肿瘤治疗同治疗其他疾病一样,要寻求个体化治疗方案,这是中医特色所在

对于同一个肿瘤患者,因为前期治疗方案不同,手段不同,体质状态不同,中医将研究出不同处方及不同的治疗方法来治疗,即中医的肿瘤治疗必须寻求个体化治疗。只有个体化治疗才能使中药有的放矢,发挥最大疗效。

如肺癌患者,中医会分出肺阴虚、痰饮内停等五种类型,不同类型

的癌症必须有不同的主攻药和配伍药以及引经药，比如治肝癌的药物治脑癌无效，治脑癌的药物治肺癌也无效，反之亦然。同时还要区分身体强弱，年龄大小，或用强攻，或用扶正，剂量更是大不相同。而且在治疗过程中往往会出现许多变化，必须及时调整配方，以确保对症施治。治疗癌症还有局部与整体的关系，局部为标，整体为本；邪气为标，正气为本。治病求本是中医治疗肿瘤的总目标，但往往必须标本兼治，危急时还要先标后本，逐步调整治疗方案。

(3)中医治疗肿瘤强调整体观念，这是中医与西医的不同之处

中医对肿瘤治疗的优势所在是中医认为人的生命状态、生理功能是一个密不可分的有机整体，而疾病只是机体整体功能失衡后，在身体上的一个局部反应，所以中医在肿瘤治疗上更多的是通过对患者整个身体状态的调整，从而使局部病变得到缓解，这是中医与西医的不同之处。

▮▶ 中医药治疗肿瘤的目标是什么？

目前为止，根据客观的科学证据来看，中医治疗肿瘤主要在以下几个方面。

● 术后患者，利用中药确实可以使患者的身体恢复得比较好，并且能让身体比较迅速地康复。因为手术对身体有损伤，尤其是造成气血亏虚，而中药在这方面有一定优势。

● 中药可以减少肿瘤的复发和转移，现代医学研究已发现数百种中药均有不同程度的抗肿瘤作用，因而按照中医辨证施治的原理，会减少肿瘤的复发与转移。目前，已有许多临床试验证实这点。

● 中药可以缓解放疗、化疗的副作用，因为放疗、化疗所产生的副作用较大，有很多患者放疗、化疗效果比较好，但是因为其产生的副作用往往让患者难以接受，中药可以比较好地缓解放疗、化疗的副作用。

● 对于一些晚期的,或者病灶不适于手术和放疗、化疗的患者,服用中药主要是起控制肿瘤生长、提高生活质量、延长生存时间的目的,所以中药可能在肿瘤治疗的不同阶段起到不同的作用。

▶ 中医可以根除肿瘤吗?

中医治疗在肿瘤的不同阶段,应用的方法和思路是不一样的。如果患者已经做了放疗、化疗或者手术,已经对身体有所损伤,这个时候吃中药的目的是提高放疗、化疗的效果,及手术后的效果,所以这时要以扶正为主。如果患者真正到了晚期,或者到了不能用手术或者放疗、化疗治疗的阶段,这时会加一些抗癌的中草药来控制肿瘤的生长,因为这个时候要对肿瘤进行控制,所以不同的阶段使用中药的方法和目的是不一样的。

肿瘤的发生与体内的环境密切相关,也就是说,患者的体内环境特别适合肿瘤细胞生成与生长,主要是病因与湿邪关系最密切,想治疗好肿瘤,就要彻底改变患者的体质,通过中医治未病的理念以减少肿瘤的发生。

▶ 中医在头颈部肿瘤治疗中原则是什么? 有哪些参考方案?

头颈部恶性肿瘤是指颅底到锁骨上、颈椎前这一解剖范围内的所有恶性肿瘤,一般不包括颅内、颈椎及眼内的恶性疾病,包括头面部软组织、耳鼻咽喉、口腔、涎腺、颈部软组织、甲状腺等部位的恶性肿瘤。在我国头颈部恶性肿瘤较多,占 19.9%~30.2%。头颈部解剖复杂,各类器官密集,组织来源众多,因其存在于相同的解剖位置,且有许多相同或相近的特点,因此将头颈部肿瘤并作一个疾病范畴来讨论。头颈部肿瘤主要包括鼻咽、口腔、口咽、喉、下咽及甲状腺癌等,治疗的原则仍以早期手术或放疗,中晚期以放疗、化疗为主。中医古籍中尚无本类疾病的统一名称,多属于"鼻渊"(鼻咽癌)、"牙疳"(牙龈癌)、"喉百叶"

(喉癌)、"石瘿"(甲状腺癌)等范畴。因病位在上焦,故根据经络学说责之于病变部位所主的脏腑,进行脏腑、经络及气血津液辨证,其病机早期见于上焦积热,气滞、痰浊、瘀毒蓄积而成肿块,后期正气耗伤,诸损不足。

中医认为头颈部肿瘤有其共同的病机特点,"火曰炎上""风性上行",热(火)、痰、瘀、毒邪结聚,久则耗伤气阴。头面部为手、足三阳的汇聚处,气血充盛,若邪气郁积,则脉络失和、气机升降、通行受阻,而致气血失和、络脉不通,见肿胀、疼痛等症状,特别是一些接受放疗的患者,可见咽痛、汤水难咽、咽部黏膜充血、红肿溃疡、口舌生疮等火毒上壅的表现,还有的患者有明显火毒伤阴表现,如口渴咽干、便结溲黄、张口受限、颈部活动不利、麻木等诸多放疗的副反应。治疗以升散郁火、清泄热毒、化痰消瘀为主。

本病尽管病理类型很多,但大部分为鳞癌,其次为各类腺癌,故在治疗上现代医学目前仍以早期手术或放疗、中后期放疗、化疗的治疗模式为主,但有70%~80%的患者就诊时已是局部晚期,所以根治性机会不大,姑息性治疗在本病的治疗中占有重要的地位;中医则以辨证论治为总的治则,运用扶正祛邪,调整阴阳,恢复脏器功能等,早期以祛邪为主,兼或扶正,后期以扶正为主或兼有祛邪,终末期主要是对症治疗,减轻患者病痛,提高生活质量,延长生存期。

(1)基本原则

根据头颈部肿瘤的临床证候和病机特点,早期局部症状明显,病性以邪实,尤其以热毒为主,治疗重在清热解毒,以祛邪扶正;后期邪毒久留不去,正气耗伤,势必合并虚象,病性以正虚为主,治疗重在益气养血生津,扶正以祛邪。同时根据经络学说,不同的病变部位,在其主脏或腑的攻补上也有不同的侧重。总之,因其病证多属本虚标实,故以清热解毒、扶正培本为其治疗方法。

（2）参考方案

● 围术期应用方案。手术前，患者一般情况较好，往往以局部病变为主，属于中医"邪盛正不衰"阶段，治宜清热解毒，软坚散结，活血化瘀；术后早期恢复体力时，属于"邪衰正亦损"的阶段，故不主张过分祛邪，以扶正治疗为主，治宜补益气血、养阴生津、行气通窍等，可以促进器官功能的调整，气血得以恢复，对术后康复和免疫功能的提高有一定的改善和提高作用。

● 围放疗期应用方案。放疗是头颈部肿瘤常用的治疗方法之一，放疗期间多表现为明显的局部及全身的燥热伤阴之证。表现为局部皮肤的干燥、皲裂、变色，腺体分泌减少，黏膜损伤，食欲下降等，故临床治宜泻火解毒、养阴生津，重点在于减轻放疗对正常组织、器官的损伤，增加患者的耐受力和免疫力，同时也可提高放疗的敏感性。

● 围化疗期应用方案。近几年来，由于铂类及紫杉类药物的应用，全身化疗成为中晚期头颈部肿瘤患者治疗的重要手段。化疗后多见脾胃受伤、气血不足之象，中药除了具有清热解毒、软坚散结、活血化瘀的功效外，还可辨证地治宜养血生血、健脾和胃、补益肝肾。

● 康复期应用方案。头颈部肿瘤的康复期，均属于中医"邪去正衰"的阶段，治宜扶正为主，采用气血阴阳双补，调整脏腑功能，以促进器官正常功能改善和恢复为主。

● 晚期姑息治疗应用方案。头颈部肿瘤的晚期，属于中医"正虚邪盛"的阶段，主要表现为诸脏虚损、气血阴阳不足，同时邪毒蕴结进一步明显或经过前期治疗邪气亦有所损伤，这时治疗重在扶正，在患者有限的生存期内，辨证与辨病结合，标急与本缓结合，积极加强对症治疗，减轻患者病痛，提高生活质量，延长生存期。

鼻咽癌治疗的主要手段是放疗和化疗，中药作为鼻咽癌综合治疗的一种手段，在放疗增敏及减轻放射治疗、化学治疗副反应及提高患者生存质量上有一定的功效。扶正固本为头颈部恶性肿瘤的基本治则。祛邪法可缩小或消散恶性肿瘤的体积，故头颈部恶性肿瘤的治疗应重用扶正与祛邪法的使用。强调以中医药治疗缓解手术及放疗、化疗的并发症为主，以保障手术及放疗、化疗等主要措施的顺利进行，最大限度地发挥综合治疗对头颈部恶性肿瘤的疗效。

▌▶ 中医在皮肤癌中有哪些作用？

中医认为"正气虚则为岩"，易引起正气虚衰，情志内伤、冲任不调、饮食不节、体内阴阳失衡、脏腑经络功能障碍，发生气滞血瘀、痰凝湿聚、积块结聚而发生肿瘤。

皮肤为人之藩篱，易受外邪侵袭，其为病不仅与外感六淫有关，亦与脏腑功能失调相连。肺主气，外合皮毛，肺气失调，则皮毛不润；肝藏血，调节血量，肝阴血不足，则皮肤血燥不荣；脾为后天之本，气血生化之源，若脾失健运，则气血化生乏源，肌肤失养，且脾不健运，易聚津成湿，可与外邪相挟为患。皮肤癌与肺、肝、脾之关系最为密切。外感六淫，风毒燥热之邪，久羁留恋，内耗阴血，夺精灼液，或湿毒久留，皆可变生恶疮，发为本病。

大量临床实践证明，对早、中期的皮肤癌可行手术或放疗，多数患者可获治愈。晚期患者可行放疗，部分患者可获治愈。有转移的患者采用化疗可延长患者生存期。中医可以弥补手术治疗、放疗、化疗的不足，既能巩固放疗、化疗的效果，又能消除放疗、化疗的毒副作用，通过提高人体的免疫力来对抗癌症。

（1）中医治疗

● 辨证分型治疗。本病中医辨治尤其要注意肝、脾、血热、血燥、血虚以及湿毒痰浊。

1）脾虚痰凝型

【证候】皮肤中呈囊肿块，内含较多黏液，色呈蜡黄，逐渐增大，亦可破溃流液,其味恶臭,食欲缺乏,或有腹胀消瘦,舌黯红,苔腻,脉滑。

【治法】健脾利湿,软坚散结。

【方药】羌活胜湿热加减。羌活、独活、白芷、防风、川芎、白术、白芥子各 10g,茯苓、薏苡仁、白花蛇舌草各 30g,猪苓、紫河车、夏枯草、莪术、山慈菇各 15g。

若见形瘦骨,加黄芪 20g、党参 15g,以健脾益气;夜寐不宁者加炙远志、酸枣仁、合欢皮各 15g,以宁心安神;破溃流液多者加白鲜皮、地肤子各 20g,以加强燥湿解毒之力;有淋巴结转移者,加昆布、海藻各 15g,以软坚散结。

2)血瘀痰结型

【证候】皮肤起丘疹或小结节,硬块,逐渐扩大,中央部糜烂,结黄色痂,边缘隆起,有蜡样结节,边界不清,发展缓慢。或长期保持完整的淡黄色小硬结,最终破溃,舌黯红,苔腻,脉沉滑。

【治法】活血化瘀,软坚散结。

【方药】活血逐瘀汤加减。当归、桃仁、丹皮、苏木、莪术、白僵蚕各 10g,瓜蒌、赤白芍、海藻、野百合各 15g,山慈菇 20g,丹参、牡蛎、白花蛇舌草各 30g。

大便溏泄者,加茯苓、党参各 15g,以健脾止泄;腹胀纳呆者加法半夏、陈皮、白术各 10g,以健脾理气;皮肤干燥或痒者加防风 10g,地肤子、金银花各 20g,以疏风解毒。

3)肝郁血燥型

【证候】皮肤起小结节,质硬,溃后不易收口,边缘高起,色黯红,如翻花状或菜花状,性情急躁,心烦易怒,胸胁苦满,舌边尖红或有瘀斑,舌苔薄黄或薄白,脉弦细。

【治法】疏肝理气,养血活血。

【方药】丹栀逍遥化裁。丹皮、柴胡、当归、香附、三棱、莪术、桃仁、白术各 10g,栀子 12g,赤白芍、茯苓各 15g,白花蛇舌草、半边莲各 30g。

出血不止者,加生蒲黄、生地榆各 10g,仙鹤草 30g,以清热止血;胸闷甚者加厚朴、郁金各 10g,以理气解郁。

4)血热湿毒型

【证候】初起皮肤为一隆起米粒大至黄豆大小的丘疹或小结节,呈黯红色,中央可结黄褐色或黯灰色痂,边缘隆起坚硬,日久病损可逐渐扩大,甚至形成溃疡,流液流血,其味恶臭或为渗液所盖,久久不愈。亦有形成较深溃口,如翻花状或外突成菜花样,舌红,苔腻,脉弦滑。

【治法】清热凉血,除湿解毒。

【方药】除湿解毒汤化裁。白鲜皮 20g,生薏苡仁、土茯苓、白花蛇舌草、仙鹤草各 30g,栀子、丹皮、连翘、紫花地丁、金银花、半枝莲各 15g,生甘草 10g。

肿块疼痛较甚者,加延胡索 15g,乳、没各 10g,以活血镇痛;肿块坚硬者加牡蛎、丹参各 30g,昆布 15g,以软坚散结;口干苦者加黄芩 10g、竹茹 15g,以清肝降火;发热者加柴胡 10g、地骨皮 30g,以除虚热。

(2)专方及验方

● 泻火散加味。生石膏、防风各 12g,藿香、炒栀子、甘草各 9g,全蝎 6g,全蜈蚣 2 条,水煎服,每日 1 剂。或用散剂,上方共研细末,日服 2 次,每次 9g,白开水送服。主治鳞状上皮癌。

● 生地、茯苓皮各 12g,白花蛇舌草、半枝莲各 30g,紫花地丁 15g,当归、赤芍、贝母、僵蚕、干蟾皮、三棱、莪术、王不留行子、金银花、泽泻各 9g,甘草 4.5g,每日 1 剂,分 2 次水煎服。外敷金黄散、千金散,4 天换 1 次。主治皮肤鳞状细胞癌。

● 丹参、赤芍、桃仁、当归、干蟾皮、泽泻、僵蚕各 9g,蒲公英 30g,茯苓皮 12g,川芎、甘草得 4.5g,三七 1.5g(另吞)。若出现伤阴表现,加用大剂生地、石斛、玄参、天花粉等。每日1剂,分2次水煎服。外敷金黄膏、桃花散。主治面部鳞状细胞癌。

● 中医组方

1)三虫膏:马陆(鲜)、斑蝥(鲜)、埋葬虫各20g,硫黄30g,红吡15g,冰片15g,麝香5g,皂角刺、威灵仙各20g。外用。

2)鳞状细胞癌用药:山慈菇、秋水仙、莪术、山豆根、龙葵、黄药子、夏枯草球、蒲公英、鱼腥草、丹参、赤芍、肿节风。内服。

3)基底细胞癌用药:白花蛇舌草、蚤休、薏苡仁、猪苓、蛇霉、菝葜、娃儿藤、半边莲、墓回头。内服。

(3)外治法

● 外洗方。皮肤癌形成溃疡或向外呈菜花样瘤、感染流脓流汁、恶臭污秽者,可在外敷药前,用下列处方煎汤泡洗:蛇床子、龙葵、败酱草、蒲公英。浸洗患处,每日1～2次。

● 农吉利流浸膏将农吉利制成浸膏,涂于患处,每日换药1次。

● 蟾酥软膏取蟾酥10g,溶于30mL清洗液中,再加入40g磺胺软膏。上药调匀,每次适量外敷肿瘤处。

● 用仙人掌,刮去皮刺,捣如泥,摊于纱布之上,敷于患处,复以绷带包扎固定。敷药同时取7只全蝎,黄泥封煅,研细,黄酒冲服,每周1次。

● 炉甘石60g,密陀僧60g,冰片1.5g,共研细末,再与猪板油250g捣匀,捶成软膏状,涂于患处。

(4)饮食调养

● 手术后饮食。皮肤癌手术后,耗气伤血,宜多食用补气养血之品,选用粳米、扁豆、大枣、龙眼、荔枝、香菇、鹌鹑蛋、胡萝卜、山药、藕粉粥、豆类等。

● 放疗时饮食。放疗时耗损阴液,宜多食滋阴养液之物,选用鲜蔬菜、鲜水果如菠菜、水白菜、藕、白梨、香蕉、葡萄及泥鳅、海参、甘蔗粥等。

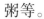 化疗时饮食。化疗时气血两损,宜常服用养气之品,选用核桃仁、桑葚、白木耳、香菇、菱角、薏米粥、黄鳝等。

▶ 中医在脑瘤中有哪些作用?

脑肿瘤生长于颅内,是神经系统中较为常见的一种疾病,对神经系统的功能有很强的危害,甚至会危及生命。脑瘤这种疾病可能会发生在任何年龄。流行病学发现诱发脑肿瘤的因素有两种。一种是遗传因素;另一种是外因,如化学因素及病毒等。脑瘤可起源于脑、脑膜、神经、血管等,或由其他组织或脏器肿瘤转移或侵犯颅内而形成,大都有头痛、颅内高压及局灶性症状。

脑瘤在传统医学中称谓不一,基于临床症状较为复杂,在中国传统医学中分别归属于"头痛""呕吐""目盲""癫痫""眩晕""痿症"等范畴,也归属于"征瘕"或"岩"(癌)的病种中。

中医讲究辨证辨病,对症下药。

(1)瘀毒阻滞型

【主证】头痛剧烈,如锥如刺,疼痛部位固定不移,夜间痛甚,或眼球外突,或头皮麻木,或抽搐、呕吐。舌质紫暗或瘀斑,脉沉弦或细涩。

【治则】解毒化瘀、通窍止痛。

【方剂】通窍活血汤加减。药用桃仁、红花、三棱、莪术、穿山甲、白芍、川芎、三七、石菖蒲、白花蛇舌草、半枝莲、麝香等。每日1剂,水煎服。

【加减】瘀阻重者加水蛭、虻虫;抽搐者加全蝎、蜈蚣、地龙;兼气虚者加北沙参;兼阴虚者加龟板、鳖甲、女贞子、旱莲草;兼便秘者加大黄、槟榔;兼呕吐者加姜半夏、茯苓、竹茹;兼失眠者加珍珠母、龙齿、琥珀、朱砂。

(2)肝胆实热型

【主证】头部胀痛或头痛欲裂,面红目赤,心烦易怒,喷射呕吐,口苦,口气臭秽,呼吸气粗,尿黄或短赤,大便干结。舌质红赤或红绛,苔黄,脉弦数。

【治则】清肝泻火、利湿泄热。

【方剂】龙胆泻肝汤加减。药用龙胆草、黄芩、栀子、生地、当归、泽泻、夏枯草、石见穿、半边莲、贯众等。每日1剂,水煎服。

【加减】热重者加黄连、黄柏;大便不通者加大黄;胸胁痛者加青黛、白蒺藜;神昏谵语者加安宫牛黄丸、至宝丹;抽搐者加天麻、钩藤、全蝎、地龙。

(3)脾肾阳虚型

【主证】头痛头晕,耳聋目眩,视力障碍,神倦乏力,形寒肢冷,少气懒言,恶心、呕吐,腰膝酸软。儿童见发育迟缓,肌肉萎软;男子阳痿不举;女子月经量少,甚则闭经、毛发脱落。舌质淡,苔白润,脉沉细或细弱无力。

【治则】温补脾肾、解毒散结。

【方剂】金匮肾气丸加减。药用制附子、姜半夏、熟地、山药、生芪、胆南星、枣皮、茯苓、穿山甲、鸡内金、川芎、杜仲、半边莲、筚草等。每日1剂,水煎服。

【加减】视力障碍者加沙苑子、枸杞子、补骨脂;多尿者加金樱子、覆盆子、桑螵蛸;神疲乏力重者用北沙参、黄精;抽搐者加全蝎、蜈蚣。

(4)肝肾阴虚,肝风内动型

【主证】头痛眩晕,目眩耳鸣,视力障碍,恶心、呕吐,肢体麻木,失眠健忘,咽干颧红,烦躁易怒,大便干结。或震颤,抽搐,偏瘫,舌强失语,神昏谵语,项强,斜视上吊,角弓反张。舌质红,少苔或苔黄燥,脉弦细数。

【治则】滋阴潜阳、镇肝息风。

【方剂】镇肝息风汤合天麻钩藤饮加减。药用生地、生龟板、生牡蛎、生龙骨、怀牛膝、生杭芍、玄参、生赭石、天麻、钩藤、天冬、石决明等。每日1剂,水煎服。

【加减】目赤心烦者加黄芩、栀子、夏枯草；头痛剧烈者加杭菊花、白蒺藜；呕吐者加竹茹、姜半夏；抽搐者加地龙、僵蚕、全蝎、蜈蚣。

(5)痰浊阻滞型

【主证】头痛，头部困重，眩晕欲仆，呕吐痰涎，喉中痰鸣，或口吐白沫、抽搐，或表情淡漠、精神萎靡、意识蒙眬，或舌强不语、半身不遂。舌体胖大，舌苔白腻或厚腻，脉滑或弦滑。

【治则】化痰降浊、开窍醒脑。

【方剂】三生丸合涤痰汤加减。药用姜半夏、白附子、胆南星、天麻、石菖蒲、郁金、瓜蒌、陈皮、枳实、茯苓、白芥子、细辛、海藻、昆布等。每日1剂，水煎服。

【加减】兼痰热之象加黄连、竹茹、竹沥；痰涎壅盛者加礞石；兼有血瘀者加桃红、红花；抽搐者加地龙、蜈蚣、地鳖虫；兼目胀者加决明子、菊花、车前子、猪苓、泽泻。

【辨病用药】脑瘤辨病的常用药有夏枯草、白花蛇舌草、山豆根、山慈菇、薏仁、天南星、凌霄花、杭菊、半夏、地鳖虫，牵牛子、紫草根、决明子、钩藤、天麻、野菊花、牛黄、苍耳子、人工麝香、防风、泽兰、苏木、葵树子、菝葜、蝉蜕、守宫、僵蚕、金剪刀、七叶一枝花、地龙、菖蒲、贯众、蛇果草、马钱子及土茯苓等。

▮▮▶ 中医在甲状腺结节治疗中有哪些作用？

甲状腺结节是临床常见病的多发病，2011年我国流行病调查显示，甲状腺结节患病率高达18.6%，这意味着每5人中就有1人患有甲状腺结节。甚至有的报告指出，在近年体检中发现50%~70%的人有甲状腺结节。非手术治疗中，左甲状腺片抑制TSH水平，17%~25%的患者甲状腺结节缩小达50%以上。而应用中医辨证治疗该病显示出独特的优势，值得大力提倡。

本病属中医瘿瘤范畴,其发生主要与先天体质因素、环境因素、社会因素有关,饮食水土失宜以及气、火、痰、瘀关系密切。由于素体饮食失宜,情志失调而致肝旺克脾、疏泄失常、气机郁滞、气郁化火、津烁痰结、痰气交阻而成瘿瘤;气滞可使血行受阻而产生气滞血瘀;病久则阴亏气耗,气阴两虚。其病位于颈前,与肝关系最为密切,与心、脾、肾三脏有关。

(1)辨证论治

瘿瘤辨证首先要明确标本,即紧抓阴虚肝旺为本,气、火、痰、瘀为标这个基本病机;其次,要辨病情轻重、病程长短、脏腑偏重。养阴清热、解郁化痰是治疗本病的基本治则,具体运用时应根据具体症候、病位、病程、年龄、体质等情况来区别对待。

● 气郁痰结。此型多见于疾病初期,由于情志内伤,肝气郁结,疏泄失常,气机郁滞,津液不运,壅滞成痰结于颈前,病变脏腑主要在肝胆,与脾胃有关。症见:颈前肿胀,可触结节开随吞咽动作而上下,咽部异物感,纳呆,或胸胁胀痛,或双乳胀痛,舌淡苔白或厚腻,脉弦滑。治以疏肝解郁,化痰散结。方用逍遥散加减:当归 15g,柴胡 10g,白术 15g,白芍 15g,茯苓 15g,甘草 10g,薄荷 3g,郁金 10g,姜半夏 10g,陈皮 15g,厚朴 10g。方中柴胡、郁金疏肝解郁,当归、白芍养血调肝,白术、茯苓、甘草理脾运湿,姜半夏、厚朴、陈皮宽胸理气、行气开郁、化痰散结。胸胁胀痛重者,加枳壳、川芎;口渴者去半夏加天花粉;若恶热汗出、心悸失眠、舌红苔黄、脉弦或弦数,为气郁痰结化热之征,治宜用丹栀逍遥散加玄参、生地等。

● 肝火旺盛。此型多合并甲亢,病位在肝,与心、胃有关。由痰气郁结,郁而化火,肝火炽盛所致。症见:颈前肿胀,烦躁易怒,恶热多汗,消谷善饥,手指震颤,伴口苦咽干、头晕目眩、心悸失眠、大便秘结,舌红苔黄,脉弦数。治以清肝泻火。方用龙胆泻肝汤加减:龙胆草 10g,黄芩 6g,栀子 6g,柴胡 10g,当归 15g,生地 15g,甘草 10g,夏枯草 15g,郁金 10g,

山药 15g。方中龙胆草泻肝火,黄芩、栀子清火泄热以助龙胆草之力;当归、生地滋养阴血,以助津液之源;柴胡、郁金疏达肝气;甘草调和诸药,与山药并用可防苦寒药物伤伐胃气;加用夏枯草以养阴清热、化痰散结。胃热盛者,加石膏、知母以清胃热。心悸失眠者加柏子仁、酸枣仁养心安神。

● 痰瘀互结。疾病气郁日久,津液不运,壅滞成痰,血行受阻,血瘀停滞而致痰瘀互结。症见:颈前肿大,触之坚硬,咽中异物感,伴面色晦暗或胸胁刺痛、心悸,水肿,舌质暗,有瘀斑,脉结代或涩。治以化痰散结、活血化瘀。二陈汤合血府逐瘀汤加减:陈皮 15g,姜半夏 10g,茯苓 15g,浙贝 10g,当归 15g,生地 15g,桃仁 10g,白芍 15g,川芎 10g,红花 6g,川牛膝 15g,枳壳 12g,桔梗 10g。方中二陈汤理气化痰,血府逐瘀汤活血化瘀,行气止痛。

● 气阴两虚。此型由于病程的进展,气郁痰结热壅,伤阴耗气,而出现气阴两虚之证。病位可见于心、肝、脾、肾。症见:颈前肿大不显,扪之可及,或仅彩色超声可见,伴乏力、失眠,虚烦潮热,或渴不欲饮;或手足心热,头晕耳鸣,舌红或舌淡,苔少,脉细而无力,或细数。治以益气养阴。方用生脉散加味:北沙参(或党参)15g,麦冬 15g,五味子 10g,柴胡 10g,姜半夏 10g,黄芩 6g,甘草 10g,厚朴 10g,炒白术 15g,玄参 20g,生地 12g,郁金 15g。也可于方中加入小柴胡汤以疏肝清热,若偏于脾气虚者用党参加炒白术,偏于肾阴虚者用北沙参,加玄参、生地。

甲状腺结节的发生,主要病因起于"气郁",将行气开郁、宽胸理气、理气化痰、行气活血等法运用其中,常用药物有柴胡、郁金、枳壳、陈皮、半夏、厚朴、川芎、丹参、桔梗等。主要病机为"阴虚",养阴清热之法贯穿于治疗的始终,临证时根据具体情况应用北沙参、玄参、生地等,或轻或重,灵活加减。另外,针对甲状腺结节患者的"恐癌"心理,在应用中药治疗的同时,进行必要的检查和随访,一方面观察疗效,根据复查结果确定下一步治疗方法和措施;另一方面进行心理疏导,以帮助甲状腺疾病患者缓解精神情志因素的影响嘱咐患者注意饮食清淡, 不食辛辣刺激和高碘食物,注意情绪调节,保持心情舒畅,心态平和。

(2)常用经验方剂

● 逍遥散(当归 9g、茯苓 9g、白芍 9g、白术 9g、柴胡 9g、生姜 3 片、薄荷 3g、甘草 3g)。

● 龙胆泻肝汤(龙胆草 6g、柴胡 6g、泽泻 12g、车前子 9g、木通 9g、生地 9g、当归尾 3g、栀子 3g、黄芩 9g、甘草 6g)。

● 杞菊地黄丸(熟地 9g、山萸肉 9g、山药 30g、泽泻 6g、丹皮 9g、茯苓 9g、枸杞子 6g、菊花 6g)。

● 益胃汤合四君子汤(黄芪、党参、沙参、山药、白芍、麦冬、生地、玉竹、冰糖)。

● 竹叶石膏汤(竹叶 9g、生石膏 30g、制半夏 9g、麦冬 18g、人参 5g、甘草 3g、粳米 9g)。

● 白术散与痛泻要方(人参 6g、白术 9g、茯苓 9g、甘草 6g、白扁豆 9g、莲子肉 9g、薏苡仁 15g、砂仁 3g、桔梗 6g、白芍 6g、陈皮 3g、防风 6g)。

● 桂附八味丸合理中丸(干地黄 9g、山药 15g、山萸肉 9g、泽泻 6g、茯苓 9g、丹皮 9g、肉桂 6g、附子 6g、人参 6g、干姜 6g、白术 9g、炙甘草 6g)。

● 镇肝熄风汤(怀牛膝 30g、生赭石 30g、生龙骨 15g、生牡蛎 15g、生龟板 15g、白芍 15g、玄参 15g、天冬 15g、川楝子 6g,生麦芽 6g、茵陈 6g、甘草 4g)。

● 天麻钩藤饮(天麻 6g、钩藤 9g、生石决明 30g、山栀 6g、黄芩 9g、川牛膝 9g、杜仲 9g、益母草 9g、桑寄生 9g、夜交藤 9g、茯神 9g)。

● 炙甘草汤(炙甘草 12g、人参 6g、干地黄 30g、桂枝 10g、阿胶 6g、麦冬 10g、麻仁 20g、生姜 10g、大枣 10 枚)。

● 海藻玉壶汤（海藻 6g、陈皮 3g、贝母 9g、连翘 6g、昆布 9g、制半夏 9g、青皮 3g、独活 6g、川芎 6g、当归 9g、甘草 3g、海带 9g）。

● 酸枣仁汤（酸枣仁 9~12g、知母 9g、川芎 3~5g、茯苓 9g、甘草 6g）。

▮▮▶ 中医在食道癌中有哪些作用？

食道癌在中医学上多属"噎膈""噎"的范畴，《诸病源候论》记述："噎膈者，饥欲得食，但噎塞迎逆于咽喉胸膈之间，在胃口之上，未曾入胃即带痰涎而出""其槁在上，近咽之下，水饮可行，食物难入，名曰噎"。本病的病变部位在食道，故清代杨素园谓："食管中系有形之物，阻挠其间"。食道癌发病与脾肾亏虚、寒湿痰瘀交结有关，中医的治疗原则为滋阴养血、健脾益气、除痰祛瘀、软坚散结及扶正固本。

【处方一】罹患食道癌，而有咽下困难、呕吐等症状时，可取半夏 18g、附子 1.5 ~ 3g、栀子 9g。水煎取汁，分 3 次服。

【处方二】上述方剂，加上甘草、干姜，水煎取汁服用，效果更佳。

【处方三】有吞咽困难，并发喘咳症状时，除了可服用上两剂之外，也可取茯苓 18g、杏仁 12g、桑白皮 3g，水煎取汁服用。此方剂对于咽喉痛、喘咳、吞咽困难有效。

【处方四】大青叶 30g、猫眼草 30g、人工牛黄 6g、硇砂 3g、威灵仙 30g、制南星 9g、制成浸膏干粉。每日 4 次，每次服 1.5g。

【处方五】硼砂 60g、朦石 45g、火硝 30g、硇砂、梅冰片、上沉香各 9g。制法：上药共研细面，过一百目筛，密贮瓶内备用。用法：用时取约 1g 含化咽下，不可用开水送服，每 30 分钟含咽 1 次；直到肿消，痰涎吐尽，饮水得下时，即改为 3 小时服 1 次，再服 3 次即停止。注意不可多服、常服。疗效：本方适应各种食道癌晚期，食管突然出现堵塞、滴水不能下咽时服用。

【处方六】北沙参 18g、丹参 9g、当归 12g、川贝 6g、杏仁 9g、瓜蒌皮

9g、砂仁壳 4.5g、桃仁 9g、红花 4.5g、荷叶蒂 9g、杵头糠 9g、郁金 9g、吉林参 6g、生地 150g、茯苓 60g、半夏曲 60g。制法:浓煎取汁,兑入白蜜约500g,炼蜜收膏。用法:每次服 1 匙,每日 2 次,温开水冲服。

▶▶ 中医在肺癌中有哪些作用?

近年来肺癌的发病率在全球范围内呈持续上升的趋势,这一趋势在中国尤其明显。据统计,我国每年大约有超过 60 万人死于肺癌。每10~15 年,肺癌的患者人数就会增加 1 倍,预计到 2025 年,我国肺癌患者将达 100 万,成为世界第一肺癌大国。流行病学研究显示,肺癌与吸烟、污染、辐射、感染等密切相关。

肺癌包括小细胞肺癌和非小细胞肺癌,目前常用治疗方法有手术、放疗、化疗、靶向药物治疗、免疫治疗及中医治疗等。非小细胞肺癌手术为首选;病变较晚无法手术或因身体状态无法手术时,可考虑放疗、化疗、靶向治疗及免疫治疗等;小细胞肺癌通常采取化疗与放疗相结合的综合治疗,但是早期小细胞肺癌的手术治疗引起了人们的重视。中医宜辅助于肿瘤治疗的各个阶段,以达到延长患者生存期、提高患者生存质量的目的。

中医学上肺癌属于"肺积""息贲""积聚"等范畴。多由于感受六淫邪毒、饮食损伤、情志怫郁、宿有旧疾等,导致脏腑功能失调,产生气滞、血瘀、湿浊、痰凝、热毒等病理变化,蕴结于肺脏,邪毒积聚而为肿瘤。

中医对肺癌的病因病机的认识,主流观点为内外因相结合而为病,其中正虚之内因为主,外因通过外淫内侵,与痰浊、瘀血等相杂,终成癌变。经云:"升降出入无器不有,出入废,则神机化灭;升降息,则气立孤危。"倘若升降出入失调,有害不能排除,久之酿生毒邪。毒邪深陷久病入络,瘀血裹结,精血为之乖变,恶气乃起,癌瘤乃成。肺癌其发病在于虚、瘀、痰、毒互结。多因正气先虚,邪毒乘虚而入,致肺气郁结,宣发肃降无权,痰浊瘀血内生使然,而正虚是关键,并认为肺癌本质属阴邪。肺癌是因虚而发病,因虚而致实,是一种全身属虚,局部属实的疾病。肺癌的虚以气虚、阴虚、气阴两虚为多见,实则不外乎气滞、血瘀、痰凝、毒聚之病理变化。

临床上大多数肺癌患者确诊时已失去手术治疗机会,需要放疗、化疗综合治疗,往往需要配合中药治疗;但也有少部分患者拒绝放疗、化疗而应用单纯的中医药治疗。长期的临床实践表明,中医药在稳定和缩小病灶、减少转移、改善生存质量、延长生存期等方面均有一定疗效。

中医治疗肺癌按中医辨证分型,采用个体化治疗。

(1)气血瘀滞型肺癌

【症状】咳嗽不畅,胸闷气憋,胸痛有定处,如锥如刺,或痰血暗红,口唇紫暗,舌质暗或有瘀斑,苔薄,脉细弦或细涩。

【治法】活血散瘀,行气化滞。

【药方】桃红四物汤加味。本方用四物汤调血行瘀,核桃仁、红花、丹皮、香附、延胡索等通络活血,行气止痛。若反复咯血,血色暗红者加蒲黄、藕节、仙鹤草、三七、茜草根;瘀滞化热,舌燥者加沙参、天花粉、生地、玄参、知母等;食少、乏力、气短者加黄芪、党参、白术。

(2)痰湿蕴肺型肺癌

【症状】咳嗽,咳痰,气憋,痰质稠黏,痰白或黄白相间,胸闷胸痛,纳呆便溏,神疲乏力,舌质暗,苔白黄腻或黄厚腻,脉弦滑。

【治法】行气祛痰,健脾燥湿。

【药方】二陈汤合栝蒌薤白半夏汤。二陈汤理气燥湿化痰,合栝蒌薤白半夏汤以助行气祛痰,宽胸散结之功。胸腔胀闷、喘咳较甚者,可加用葶苈大枣泻肺汤以泻肺行水;痰郁化热、痰黄稠黏难出者,加海蛤壳、鱼腥草、金荞麦根、黄芩清化痰热;胸痛甚,且瘀象明显者,加郁金、川芎、延胡索行瘀止痛;神疲纳呆者,加西党参、白术、鸡内金健脾助运。

（3）阴虚毒热型肺癌

【症状】咳嗽无痰或少痰，或痰中带血，甚则咯血不止，胸痛，心烦寐差，低热盗汗，或热势壮盛，久稽不退，口渴，大便干结，舌质红，舌苔薄黄，脉细数或数大。

【治法】养阴清热，解毒散结。

【药方】沙参麦冬汤合五味消毒饮。方中用沙参、玉竹、麦冬、甘草、桑叶、天花粉、生扁豆养阴清热；金银花、野菊花、蒲公英、紫花地丁、紫背天葵清热解毒散结。若咯血不止，可选加生地、白茅根、仙鹤草、茜根、参三七凉血止血；大便干结加栝蒌、桃仁润燥通便；低热盗汗加地骨皮、白薇、五味子育阴清热敛汗。

（4）气阴两虚型肺癌

【症状】咳嗽痰少，或痰稀而黏，咳声低弱，气短端促，神疲乏力，面色白，形瘦恶风，自汗或盗汗，口干少饮，舌质红或淡，脉细弱。

【治法】益气养阴。

【药方】生脉饮。本方用党参补肺气，麦冬养阴生津，五味子敛补肺津，三药合用，奏益气养阴生津之功。

肺癌气虚征象明显者加生黄芪、太子参、白术等益气补肺健脾；偏于阴虚者加北沙参、天冬、玄参、百合等养阴增液；咳痰不利，痰少而黏者加贝母、栝蒌、杏仁等清肺化痰。若肺肾同病，由阴损阳，出现阳气偏虚者，可加仙茅、淫羊藿、巴戟天、肉苁蓉、补骨脂等温补肾阳。上述证候中，如合并上腔静脉压迫综合征，出现颜面、胸上部青紫水肿，声音嘶哑，头痛晕眩，呼吸困难，甚至昏迷的严重症状，严重者可在短期内死亡。中医治疗肺癌从瘀血、水肿论治，活血化瘀，利水消肿可使部分患者缓解。常用方剂如通窍活血汤、五苓散、五皮饮、真武汤等。压迫症状较轻者，可在辨证施治方药中，酌加葶苈子、猪苓、生麻黄、益母草等清肺除塞，活血利水。在肺癌的长期临床研究过程中，已筛选出一些较常用的抗癌中药,如清热解毒类药:鱼腥草、龙葵、白英、白花蛇舌草、板蓝根、蚤休、山豆根、蒲公英、农吉利、石上柏、野菊花、金荞麦、石见穿等;化痰散结类药:夏枯草、山慈菇、土贝母、土茯苓、黄药子、栝蒌、贝母、南星、半夏、杏仁、百部、马兜铃、山海螺、菝葜、守宫、干蟾皮等;活血止血类药:乳香、没药、桃仁、地榆、大黄、穿山甲、三棱、莪术、泽兰、水红花子、威灵仙、紫草、延胡索、郁金、苏木、白屈菜、徐长卿、露蜂房、三七等;攻逐水饮类药:葶苈子、大戟、芫花、商陆、车前子、猪苓、泽泻等。

▮▮▶ 中医在肝癌中有哪些作用?

肝癌是指发生在肝脏部位的肿瘤病变。肝脏是肿瘤好发部位之一,良性肿瘤较多见。肝癌作为我国常见的恶性肿瘤之一,严重危害着人类健康。根据流行病学资料,我国肝癌的发病率和死亡率占全部恶性肿瘤的第三位, 仅次于肺癌、胃癌。肝癌可发生于任何年龄, 但以31～50岁最多,男女比例约为8:1。病理学主要分为起源于肝细胞的肝细胞癌和起源于肝内胆管系统的肝内胆管癌, 二者均以腺癌为最多。肝癌早期切除的远期疗效较好,但大多数肝癌患者在确诊时已属晚期,现代综合治疗方法常为介入治疗、靶向治疗、放疗、化疗和免疫治疗。肝癌的中医治疗也是本病的治疗手段之一。此外,目前科学水平与相关临床研究表明,多数肝癌手术并不能完全根除癌细胞,术后复发与转移较常见。年老体弱者就不能进行手术,但放疗、化疗、靶向治疗的副作用也不小。所以积极做好中医药对肝癌的预防和治疗是具有重要意义的。

根据肝肿瘤的病因机制和临床症状,中医学认为肝肿瘤主要是由于湿热、虚邪、寒邪等入侵身体,再加上饮食不节而损伤脾胃、气滞血瘀以及情志郁结等造成疾病的发生。从中医的观点可以知道,导致肝脏受损现象出现的原因是多种多样的,主要有以下几类:饮食无常,导致脾胃受损,食宿停滞,酿湿生痰,郁而化热;经常暴怒,肝脏受损。中医认为肝肿瘤临床中多属于"肝积""痞气""鼓胀""黄疸"等范畴。

中医治疗肝癌强调的是整体调节,辨别邪盛与正虚之孰轻,孰重而调治之。作为综合治疗的一种方法,与手术、放疗、化疗配合应用。中医药应当贯穿整个肝癌治疗的全过程,不过每个阶段的用药和治疗的目的不同,对于早期肝癌而言,主要观察术后有没有出现复发和转移情况,早期的肝癌在手术切除肿瘤后,术后一年复发率高达50%左右,因此,手术切除肿瘤后再服用中药可提高患者的机体免疫力、促进脏腑功能恢复,以降低复发率;而对处于放疗、化疗阶段的肝癌患者,配合中医药治疗能减少药物的副作用,以助于提高其生活质量和生存期。晚期肝癌患者则以扶正和祛邪为主,与化疗、介入治疗、靶向药物配合,保护肝功能,减少治疗过程中的不良反应。

(1)中医药治疗的适应证

● 晚期肝癌无法接受手术、放疗、化疗者。

● 老年肝癌患者,或合并严重的肝硬化患者,不能耐受手术、放疗和化疗者。

● 作为手术治疗、放疗、化疗的辅助治疗措施。

(2)临床常用以下治法辨证加减

● 健脾益气法:适用于体倦乏力、脉弱、舌苔薄、舌质不红者。可用人参(或党参)、当归、白术、云茯苓、陈皮等。

● 益气补血法:适用于贫血或失血后、面色萎黄、唇甲苍白、头晕无力、舌质淡、脉细弱者。可选用黄芪、党参、白芍、鸡血藤、当归、枸杞、仙鹤草等。

● 理气消导法:适用于胸胁胀满、脘腹胀闷、食后胀甚、胃纳不佳或作为腹水辅助治疗者。可用陈皮、白术、苍术、枳实、川厚朴、大腹皮、乌药、降香、焦三仙、鸡内金、谷芽等。

● 清热解毒法:适用于黄疸或伴有热证者、舌质红、舌苔黄腻、脉滑而数者。可用茵陈、栀子、薏仁、白花蛇舌草、半枝莲、虎杖根等。

● 活血化瘀法:适用于肝区疼痛、舌有瘀斑等典型血瘀者。可用莪术、生蒲黄、红花、川芎、桃仁、元胡、郁金等,注意有出血倾向者和晚期肝癌者慎用。

● 软坚散结法:适用于肝区有肿块者。可用山慈菇、炙鳖甲、浙贝母、元参、枳实、穿山甲等。

肝癌行化疗、放疗过程中,常用如下组方

● 化疗过程中:六君子汤(陈皮、半夏、茯苓、党参、白术、甘草)加减,以快助正气和胃降浊。

● 化疗后:主用黄芪、人参、白术、陈皮、半夏、当归、砂仁、焦三仙、黄连。

● 白细胞降低:主用炙黄芪、黄精、菟丝子、当归、人参、鸡血藤、紫河车、肉苁蓉、鹿角霜、龟胶、熟地、川芎等。

● 血小板降低:主用小蓟、白茅根、仙鹤草、鸡血藤、大枣、当归、熟地黄、补骨脂等。

● 放疗过程中:可加用理中汤,药用白术、茯苓、山药、薏苡仁、青皮、郁金、厚朴、香附、蒲公英、黄连、竹茹、牡丹皮等。

(3)中药治疗的优点

● 早期肝癌的治疗中使用适当的中药能有一定的抑癌、抗癌作用。

● 肝癌在中医辨证论治中,大体上分为初、中、末期,肝癌的治疗原则为攻、补二法。

● 中药进行肝癌的治疗能增强免疫功能,具有类似非特异性的免疫作用。

(4)中药治疗与化疗、放疗同时应用,具有3个优势

● 减少化疗、放疗的副反应,使患者能耐受较大剂量的化疗和放疗。

● 降低并发症的发生率(如消化道出血等),相应提高肝癌的治疗生存率。

● 减少成纤维母细胞的生成,预防或减少化疗、放疗后的组织纤维化。

▐▌▶ 中医在胰腺癌中有哪些作用?

近年来,胰腺癌的发病率在全世界范围内均有上升趋势。在美国胰腺癌已占肿瘤死亡的第 4 位;在我国,近 20 年来其发病率增长约 6 倍。胰腺癌预后差,仅有不到 20% 的患者术后可生存 5 年以上,平均生存时间不到 1 年。现代医学治疗胰腺癌主要采用手术的方法,但是胰腺癌不易早期发现,加之疾病进展迅速,疗效极差;非手术疗法如放疗、化疗对胰腺癌有一定疗效,但放疗后疼痛控制率达 80%,化疗平均生存时间可超过 1 年;免疫治疗、内分泌疗法的疗效并不肯定。胰腺癌一旦发现,80% 的患者已丧失手术机会,即使病变局限可行根治性切除,但复发和转移仍较快,5 年生存率不足 10%。近 10 年来,中医药治疗胰腺癌显示出一定疗效,尤其是胰腺癌中西医综合治疗取得了疗效,值得关注。

(1)治疗原则和方法

早期以手术治疗为主,术后辅助化疗,恢复期给予中药治疗,是目前较为理想的模式,对于局部残留者辅助同步放疗、化疗。中期以手术治疗为主,如不能切除,可行胆囊空肠吻合术以缓解黄疸。也可采用放疗、化疗与中药治疗相结合。晚期以中医药和对症治疗为主,或结合小剂量化疗。胰腺癌中医治疗多采用清热理气、化痰散结、疏肝理气、健脾消积之法。

祖国医学对胰腺病变的认识大体分成三个阶段:初期阶段包括胰腺功能及其病变。第二阶段为宋、金、元时期,论述了胰腺的形态与位置,但是以脾脏代替或概括了胰腺,认为本病预后不佳。第三个阶段为清代,中医解剖学有了新的发展,胰腺的概念也较以前清晰,认为肿块与肝脏、脾脏和胰腺在生理功能与病机方面互相关联。气机不畅,脾虚肝郁、运化失司、水湿困滞,郁久化热,湿热蕴结,日久成毒,脾胃湿热熏蒸肝胆而一身面目俱黄;情志郁怒,肝气郁结,或饮食不节,或过食厚味,而至脾失运化,结胸膈痛,形成肝脾瘀结;或素有宿毒郁热,耗阴伤血,阴虚内热,热毒迫血妄行。治疗应根据疾病不同阶段或攻、或补、或攻补兼施。

(2)基本证候治疗如下

● 湿热郁阻证

【主证】脘腹胀闷,时或疼痛,口苦纳呆,身目俱黄,大便秘结或溏薄,小便短赤,消瘦,发热,舌质红,舌苔黄腻,脉象滑数或濡滑。

【治法】清热祛湿,利胆解毒。

【方药】茵陈 15～30g,薏米 15g,郁金 10g,黄芩 10g,生大黄 6～10g(后下),虎杖 10g,茯苓 15g,猪苓 15g,白术 10g,神曲 10g,半枝莲 30g,木香 10g,栀子 10g,白毛藤 30g。腹痛较剧者加川楝子、元胡、莪术;恶心、呕吐重者加竹茹、半夏、陈皮;发热较重者加板蓝根、滑石;大便溏薄者生大黄量减半,或改用熟大黄。

【分析】本证主要见于胰头癌或壶腹部癌,临床以黄疸为主要表现。方中茵陈、虎杖、半枝莲清热利湿化浊;大黄、黄芩、栀子、郁金清热利胆;茯苓、猪苓、薏苡仁淡渗利湿,又可健脾;木香行气疏肝,佐白术、神曲健脾消导;白毛藤有加强抗癌的作用。全方具有清热祛湿、利胆退黄、解毒抗癌的功效。

● 气血瘀滞证

【主证】腹上区疼痛不已,呈持续性,常累及腰背,平卧疼痛加剧,前躬及屈腿可减轻,胸腹胀满,恶心、呕吐或呃逆,食少纳呆,口干口苦,形体消瘦,腹部可扪及包块,舌质淡红、暗红或青紫,有瘀斑,舌苔薄或微腻,脉象弦细涩。

【治法】行气活血,化瘀软坚。

【方药】当归 10g,川芎 10g,元胡 10g,川楝子 12g,桃仁 10g,莪术

15g,炮山甲 10g,浙贝母 10g,乌药 10g,白屈菜 30g,白花蛇舌草 30g,丹参 30g,八月札 10g,藤梨根 30g。伴有黄疸者加茵陈、黄芩、虎杖;胸腹满胀剧烈者加瓜蒌皮、木香、大腹皮;疼痛剧烈者加三棱、五灵脂、蒲黄;食欲缺乏加鸡内金、炒谷芽;消化道出血者加仙鹤草;便秘加大黄。

【分析】本证主要见于胰体癌,临床以腹部疼痛为主。中医认为"不通则痛",腹痛是由于气血阻滞、邪气郁闭,故应该行气活血、疏通经络、祛邪解毒。本方选膈下逐瘀汤加减,方中当归、丹参、桃仁、莪术、川芎活血化瘀;元胡、川楝、八月札、乌药行气止痛,佐浙贝母、穿山甲软坚散结,并有加强通利经隧的作用;白屈菜、藤梨根则有抵抗胰腺癌的功能。

● 阴虚热毒证

【主证】低热不退,消瘦神疲,口干,烦躁失眠,食少纳呆,腹部闷痛,大便干,小便黄,或有腹水,舌质鲜红或嫩红或红暗,少津,舌苔少或光,脉象弦细数或虚。

【治法】养阴生津,泻火解毒。

【方药】生地 15g,沙参 15g,玄参 15g,黄芩 10g,石斛 10g,知母 10g,金银花 12g,半边莲 30g,白花蛇舌草 30g,白茅根 15g,天花粉 15g,太子参 12g,全瓜蒌 12g,川楝子 9g,鸡内金 10g。伴气虚者加黄芪;血瘀症明显者加丹参、莪术;腹部胀满者加八月札、制香附;腹水较多者加泽泻、马鞭草。

【分析】本证多见于胰腺癌患者晚期或经放疗、化疗之后。癌症病久,必耗伤阴精,而放疗和化疗更可伤阴竭正,使患者出现阴虚津亏为主的表现。生地、玄参、沙参、石斛、天花粉养阴生津益肺肾,太子参益气生津,黄芩、知母清热,金银花、半边莲、白花蛇舌草解毒,川楝疏理肝气,瓜蒌皮可行气、子则润肠,鸡内金助运化消导。

● 气虚湿阻证

【主证】乏力消瘦,身目发黄,色泽晦暗,脘腹闷胀,恶呕纳呆,上腹疼痛,大便溏薄,可有下肢水肿或腹水,腹部可触及包块,舌质淡红,或有齿印,舌苔腻,脉象细濡。

【治法】益气化湿,健脾软坚。

【方药】熟附片9g,党参12g,白术12g,茯苓15g,黄芪15g,泽泻9g,猪苓15g,乌药9g,木香9g,白毛藤30g,石见穿30g,穿山甲9g,炙甘草6g,薏苡仁15g,鸡血藤15g。体虚明显,贫血者加人参、熟地、紫河车;腹水明显者加车前子、黑白丑;食欲缺乏者加鸡内金、炒谷芽;大便溏稀者加芡实。

【分析】本证多见于胰腺癌晚期,或手术后转移者。胰腺癌晚期除阴虚者外,亦多见阳气虚弱者,或黄疸日久、寒湿不化、湿毒阴邪积聚者。此时,虽为症瘕之患,"然皆系阳病结于阴邪,岂有用阴药之理"故应予温化寒湿,健脾益气,佐以解毒软坚为治。本方中以附子温助阳气,以党参、白术、黄芪、炙甘草健脾益气,配茯苓、泽泻、猪苓、薏苡仁健脾利湿,消水以退黄,伍乌药、木香行气,鸡血藤活血,穿山甲软坚,又合用白毛藤、石见穿等抗癌药物,共奏益气扶阳、健脾化湿、软坚消癌的功效。

临床目前仍以辨证论治为主,胰腺癌的辨证要点

- 胰腺多见气滞、湿困、郁热,湿热毒三者交阻的症状,治疗中强调理气、通下、消导、化痰、散结;
- 胰腺癌发病的根本是脾虚气滞,痰瘀交阻,故治疗的基点是扶脾化结,不宜专事攻下,宜扶正祛邪;
- 抗肿瘤药物可选用:白花蛇舌草30g,蛇六谷30g,猫人参30g,米仁30g,蛇莓30g,藤梨根30g,猫爪草30g,山慈菇10g,夏枯草30g,干蟾皮10g等;
- 阻塞性黄疸,单纯中药治疗效果多不佳,宜先采用手术解除黄疸后再长期服用中药。

▐▌▶ 中医在胃癌中有哪些作用？

胃癌属中医范畴的"胃痛""反胃""积聚"等，其死亡率居恶性肿瘤前列，严重危害人类生命及健康，目前胃癌治疗主要以手术、化疗为主。中医肿瘤临床证实，术后配合中医的中药治疗，对改善生存质量、延长患者生存期、减轻放疗、化疗不良反应、降低复发、转移等均有作用。近年来的临床研究表明，中医药具有一定治疗胃癌、预防复发转移的作用，实验研究表明中医药可通过多种机制干预胃癌转移过程。现将中医药在防治胃癌方面所取得的经验和优势综述如下。

(1)临床研究

● 中药复方作用研究。胃癌病变前中医治疗研究。1978 年 WHO 将萎缩性胃炎基础上伴发的肠上皮化生和异性增生列为胃癌前病变，这是胃黏膜从正常向胃癌转化过程中的一个重要阶段，重视癌前病变的治疗是预防胃癌发生的关键。

● 可提高生活质量。消痰散结方治疗胃癌在提高生存质量、缓解患者临床症状等方面，相对于单纯化疗有比较明显的优势。

● 对化疗的减毒增敏作用。化疗的不良反应最常见的是消化道反应及骨髓抑制。临床上多用益气健脾和胃降逆法来防治消化道的不良反应，用益气养血法来减轻化疗引起的骨髓抑制。

● 抗胃癌术后复发、转移。多项临床结果显示，中医药的医用使胃癌的复发、转移率明显降低。

(2)胃癌的辨证施治

胃癌 8 类基本证型的辨证标准

● **脾气虚证**：以食少、腹胀、便溏与气虚症状共见、舌淡苔白、脉缓弱为辨证要点。

● **胃阴虚证**：以胃脘嘈杂、灼痛、饥不欲食与虚热症状共见、舌红少苔、乏津、脉细数为辨证要点。

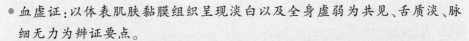

- 血虚证：以体表肌肤黏膜组织呈现淡白以及全身虚弱为共见、舌质淡、脉细无力为辨证要点。
- 脾肾阳虚证：以久泄久痢、水肿、腰腹冷痛、与虚寒症状共见、舌淡胖、苔白滑、脉沉迟无力为辨证要点。
- 热毒证：以胃脘灼痛、消谷善饥等与实火症状共见、舌红苔黄、脉滑数为辨证要点。
- 痰湿证：以脾胃纳运功能障碍及痰湿内盛症状共见、苔腻为辨证要点。
- 血瘀证：以固定疼痛、肿块、出血、瘀血色脉征、舌质紫暗或见瘀斑瘀点、脉多细涩或结、代、无脉为辨证要点。
- 肝胃不和证：以脘胁胀痛、嗳气、吞酸、情绪抑郁、舌淡红、苔薄白或薄黄、脉弦为辨证要点。

(3)治疗方案

辨证选择口服中药汤剂,8类基本证型用药规范如下述。

◉ 脾气虚证

【治法】健脾益气。

【推荐方药】四君子汤化裁。党参、白术、茯苓、炙甘草等。

◉ 胃阴虚证

【治法】养阴生津。

推荐方药:益胃汤化裁。沙参、麦冬、生地、玉竹、冰糖等。

◉ 血虚证

【治法】补血益气。

【推荐方药】四物汤化裁。当归、熟地、白芍、川芎等。

◉ 脾肾阳虚证

【治法】温补脾肾。

【推荐方药】附子理中汤合右归丸化裁。人参、干姜、附子、熟地、山药、山茱萸、枸杞、鹿角胶、菟丝子、杜仲、当归、肉桂、炙甘草等。

◉ 热毒证

【治法】清热解毒。

【推荐方药】清胃散或泻心汤等化裁。红藤、藤梨根、龙葵、半枝莲、黄连、生地黄、牡丹皮、当归身等。

● 痰湿证

【治法】化痰利湿。

【推荐方药】二陈汤化裁。半夏、橘红、白茯苓、炙甘草等。

● 血瘀证

【治法】活血化瘀。

【推荐方药】膈下逐瘀汤化裁。五灵脂、当归、川芎、桃仁、丹皮、赤芍、乌药、延胡索、甘草、香附、红花、枳壳等。

● 肝胃不和证

【治法】疏肝和胃。

【推荐方药】柴胡疏肝散化裁。柴胡、枳壳、芍药、陈皮、香附、川芎、炙甘草等。

对症加减

● 呃逆、呕吐:酌选旋复花、代赭石、橘皮、姜竹茹、柿蒂、半夏、生姜等。
● 厌食(食欲减退):酌选焦山楂、焦六曲、莱菔子、鸡内金等。
● 反酸:酌选吴茱萸、黄连、煅瓦楞子、乌贼骨、煅螺蛳壳等。
● 腹泻:酌选石榴皮、秦皮、赤石脂、诃子等。
● 便秘:酌选火麻仁、郁李仁、瓜蒌子、肉苁蓉、大黄等。
● 贫血:酌选黄芪、当归、鸡血藤、大枣、阿胶等。
● 出血:酌选三七粉、白及粉、乌贼骨粉、大黄粉、仙鹤草、血见愁、茜草等。
● 胃脘痛:酌选延胡索、川楝子、白芍、甘草、徐长卿、枳壳、香橼、八月札等。
● 黄疸:酌选茵陈、山栀、大黄、金钱草等。
● 腹水、肢肿、尿少:酌选猪苓、茯苓、泽泻、桂枝、车前子、冬瓜皮、防己等。
● 发热:酌选银柴胡、白薇、生石膏、板蓝根、紫地丁、蒲公英等。

辨病用药:在辨证论治的基础上,可以加用具有明确抗癌作用的中草药,如山慈菇、天龙、夏枯草、白花蛇舌草、藤梨根、野葡萄藤、半边莲、半枝莲、龙葵、蛇莓等。

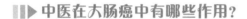

▮▷中医在大肠癌中有哪些作用？

大肠癌是包括自盲肠始至直肠的整个肠段的癌肿，是常见的恶性肿瘤，在古代中医典籍描述中，类似于"肠覃""脏毒""锁肛痔""下血""下痢""滞下"等疾病。大肠癌由于早期临床症状不明显，诊断率较低，一般到临床症状明显时，已大多属中晚期。大肠癌的治疗，目前仍以手术切除为首选方法。大肠癌手术切除率和治愈率虽然有了一定的提高，但还是有近50%的患者发生转移和复发。术后发生肝转移率为50%左右。

(1)中医辨证分型配合手术、放疗、化疗治疗大肠癌

由于手术切除仍为目前治疗大肠癌的主要方法，所以单纯以中药治疗大肠癌的临床报道较少见。多数学者应用中医辨证分型配合手术、放疗、化疗治疗大肠癌取得较好的临床效果。大肠癌病位在大肠，气滞、血瘀、热毒、湿聚、正虚为其主要的病理要素，脾虚湿毒瘀阻为其主要病机，与肝、肾关系紧密；湿邪、热毒、瘀滞为标，正气不足为本，本虚标实，以虚为主。

目前大肠癌的辨证分型尚无统一标准，治疗应根据具体临床表现运用中医基础理论正确分型，从而确立治法及方药，并随证加减，灵活变通。但治法离不开"扶正祛邪"这一理念。根据大肠癌科研协作会议(杭州·1992)所制订的方案，大肠癌基本应分为5型论治：湿热内蕴型用清肠饮加减；瘀毒结阻型用膈下逐瘀汤加减；脾肾阳虚型以附子理中汤合四神丸加减；气血两虚型用八珍汤加减；肝肾阴虚型以知柏地黄丸加减。中分化腺癌以脾肾阳虚型为主，低分化腺癌以肝肾阴虚型为主，乳头状腺癌及黏液腺癌以气血两虚型为主。

(2)中医固定处方治疗大肠癌术后患者

为便于研究很多学者用固定处方治疗大肠癌术后患者，张福忠等

用健脾化生汤与同期术后单纯化疗 64 例相比有显著性差异。

郭志雄对 38 例大肠癌患者采用扶正抑癌汤：加化疗治疗（治疗组），与 31 例单纯化疗（对照组）进行对照，结果患者体力状况好于对照组（$P<0.01$）：中位生存时间（31.4 个月）长于对照组。

（3）经方治疗

张仲景《伤寒杂病论》中所载方剂被誉为"经方"。医者必须在肠癌的复杂病理变化中正确辨证，慎重优选，灵活变通。仲景学说在肿瘤治疗中的应用，认为其辨证论治体系、理法方药思维、辨证与辨病相结合理论以及化裁变通用药等，可广泛应用于多种恶性肿瘤的辨证与治疗，对中医肿瘤学的学术发展及临床疗效的提高具有重要的指导意义。如黄芪桂枝五物汤可缓解化疗药物的外周神经毒性，炙甘草汤、小建中汤可治疗以肿瘤为代表的恶病质类疾病，小柴胡汤可治疗癌热、癌痛等，四逆散可广泛应用于肿瘤性疼痛等症状，柴胡桂枝汤可改善肿瘤患者体质，诸泻心汤方广泛应用于放疗、化疗后出现的消化道反应，收效颇为卓著。

（4）中药灌肠法

直肠给药吸收快、疗效好，克服了因梗阻等不能口服药物的问题，对下消化道肿瘤有局部治疗作用。

（5）中西医结合疗法

中药配合手术治疗可促进肠道功能的早期恢复，预防肠黏连，减少术后并发症。在大肠癌围术期中应用中药，在术前改善手术条件、术后改善腹胀、预防肠内感染方面均取得了明显的临床效果。中药配合化疗可起到增效减毒、改善临床症状、提高生活质量的作用。中药配合放疗也有重要的辅助作用，中医认为，放疗射线灼热，易耗气伤阴，患者放疗后不但出现口渴欲饮、低热盗汗、疲倦乏力等气津两伤之象，而且常出现大便次数增多，甚至便血等症状。此时，中药的运用可有效减轻此类不良反应的发生率。大肠癌放疗会出现湿热证样反应,如里急后重、腹泻及腹痛等,给予白头翁汤为主的中药会有效缓解症状。靶向药物如贝伐单抗、西妥昔单抗、帕尼单抗的临床应用,已使复发转移性结直肠癌患者的总生存期取得了长足的进步,但随即面临的是药物副反应的问题。皮疹是西妥昔单抗最常见的不良反应,皮疹的严重程度却和生存期呈正相关关系。帕尼单抗的主要不良反应包括皮疹、乏力、腹痛、恶心和腹泻。

▌▌▶ 中医在膀胱癌中有哪些作用?

膀胱癌是较为常见的肿瘤,在发达国家或地区发病率较高。国外膀胱肿瘤的发病率在男性泌尿生殖系统肿瘤中仅次于前列腺癌,居第2位;在国内则占首位,近年有增长趋势。膀胱壁由内向外分为黏膜、黏膜下层和肌层。在肌层外分为脂肪蜂窝组织及覆盖于膀胱顶部的膜。膀胱的内壁可分为三角区、三角后区、颈部、两侧壁及前壁。两个输尿管口之间连线为三角区底线。三角区是膀胱内腔的主要部分。膀胱肿瘤大部分发生在三角区、两侧壁及颈部。

膀胱癌的症状

- 膀胱癌无症状血尿。膀胱癌血尿是膀胱癌最常见的症状。血尿多为肉眼血尿,其次是镜下血尿。可为间歇性,或全程血尿,或终末血尿。
- 尿路刺激症状。肿瘤发生在膀胱三角区或合并感染时可出现该症状,或以该症状为主。故缺乏充分感染依据的膀胱刺激征患者,要尽快全面检查以排除膀胱癌。
- 其他症状。如果肿瘤浸润到输尿管口或长在输尿管口,可引起输尿管扩张,进而形成肾积水、肾脏体积增大。膀胱癌出现肺、肝、骨转移时,会出现相应症状,如咳嗽、气促、肝功能异常、肝区痛、某处骨痛,要进行系统检查以便及时做出诊断,及早治疗。膀胱癌的中、晚期症状,3/4 以上的患者以血尿为第一症状。膀胱癌多表现为无痛性血尿,少数为镜下血尿。膀胱癌血尿及贫血程度一般与肿瘤的大小成正比,但在少数情形下,一个不大的乳头状瘤可以反复出血至贫血的程度。

膀胱癌为膀胱内壁生长的恶性肿瘤,治疗手段主要有手术、放疗、化疗、灌注化疗、免疫治疗及中药治疗。对于早、中期膀胱癌行局部手术治疗,然后行膀胱内灌注化疗。对于局部晚期膀胱癌,可采用围术期放疗、化疗,择机手术。对有转移的膀胱癌以化疗、免疫治疗为主。中药可全程配合手术、放疗、化疗的全过程,达到减毒增效的目的。对于无法手术高龄的晚期膀胱癌患者,服用中药有止血、延缓肿瘤生长及减少转移的作用。

中医将膀胱癌分为八种类型。

(1)肾气虚弱型

【证候】小便不通或滴漓不畅,排出无力,腰痛乏力,舌质淡,苔薄白,脉细。

【治法】补肾益气。

【方药】参蛤散加减。石韦、瞿麦、淡竹叶、生薏米各 30g,猪苓、王不留行各 20g,蛤蚧、人参各 10g(另煎兑水),黄芪 25g,桑螵蛸、云苓、当归各 12g。

(2)脾气虚弱型

【证候】小便欲解而不得出或量少而不爽利,血尿,肢体倦怠乏力,肌肉消瘦,大便溏泄,纳呆乏味,气短言微等,舌质淡,苔白,脉沉无力。

【治法】健脾益气,通利水道。

【方药】补中益气汤加减。石韦、瞿麦、淡竹叶、生薏米各 30g,猪苓、王不留行各 20g,人参 10g(另煎兑水),黄芪 25g,白术、当归、陈皮、升麻、柴胡各 10g,甘草 6g。

(3)脾肾两虚型

【证候】腰痛、腹胀、腰腹部肿块,血尿,纳差,呕吐、恶心,消瘦,面色白,虚弱气短,舌质淡,苔薄白,脉沉细无力或弱。

【治法】健脾益肾,软坚散结。

【方药】四物汤合左归饮加减。石韦、瞿麦、淡竹叶、生薏米各30g,猪苓、王不留行各20g,人参10g(另煎兑水),黄芪、补骨脂、杜仲各10g,白术12g,黄精、枸杞子各30g,甘草6g。

(4)肝郁气滞型

【证候】情志抑郁或多烦易怒,小便不通或通而不畅,血尿,腰痛,胁腹胀痛,苔薄或薄黄,舌红、脉弦。

【治法】疏肝理气,通利小便。

【方药】沉香散加减。石韦、瞿麦、淡竹叶、生薏米各30g,猪苓、王不留行各30g,沉香、橘皮、当归各10g,冬葵子12g,滑石25g,若气郁化火,可加龙胆草、山栀以清郁火。

(5)湿热下注型

【证候】小便不得出,或小便量少热赤,尿急尿频尿痛,血尿,小腹胀满,腰背酸痛,下肢水肿,口苦口黏,或口渴不欲,舌苔黄腻,脉滑数或弦数。

【治法】清热利湿,化瘀止痛。

【方药】八正散加减。石韦、瞿麦、淡竹叶、生薏米各30g,猪苓、王不留行、小蓟、白茅根各30g,丹皮12g,乳香、没药、蒲黄各10g,赤芍、元胡各15g。

(6)肺热壅盛型

【证候】小便不通或不畅,血尿,发热,咳嗽,咽干痛,呼吸急促,烦渴欲饮,苔薄黄,脉数。

【治法】清肺泄热,通利水道。

【方药】清肺饮加减。石韦、瞿麦、淡竹叶、生薏米各30g,猪苓、王不留行各20g,黄芩、桑白皮、麦冬、车前子、云苓、木通、山栀各10g。若心火旺、舌尖红,可加黄连清心火;有鼻塞、头痛,脉浮等表证,可加薄荷、桔梗以解表宣肺。

(7)瘀血内阻型

【证候】面色晦暗,腰腹痛,腰腹部肿块,肾区憋胀不适,舌质紫黯或斑瘀点,苔薄黄,脉弦或涩或结代。

【治法】活血化瘀,理气散结。

【方药】桃红四物汤加减。石韦、瞿麦、淡竹叶、生薏米各30g,猪苓、王不留行、丹参各15g,桃仁、红花、川芎、元胡、香附、枳壳各10g,赤芍15g。

(8)阴虚内热型

【证候】口干不欲饮,五心烦热,小便短赤,大便干燥,腰骶部疼痛,低烧,消瘦,舌质红,苔薄,脉细数。

【治法】滋阴清热,活血化瘀。

【方药】知柏地黄汤加减。石韦、瞿麦、淡竹叶、生薏米各30g,猪苓、王不留行、丹参各15g,知母、黄柏、山药、泽泻、丹皮、云苓、熟地各10g,赤芍15g,泽兰12g。

▸ 中医在软组织肉瘤中有哪些作用?

软组织肉瘤治疗以手术治疗为主,辅助放疗、化疗。中药可配合于治疗的整个过程。

(1)辨证

● 肝经郁热证。症见肿块,情志不畅或易怒,心烦失眠,口干口苦,舌红,苔薄黄或黄腻,脉弦或弦滑。

● 瘀毒互结证。症见肿块,疼痛,面色晦暗无华,舌绛紫或有瘀点、瘀斑,苔薄白,脉涩。

● 肝肾阴虚证。症见肿块,不痛,伴头晕耳鸣,腰腿酸软,失眠多梦,消瘦乏力,阳痿遗精,不育,或伴潮热,舌红少苔,脉沉细。

● 痰瘀毒窜证。症见肿块,疼痛剧烈,可伴发热,舌绛红或有瘀点、瘀斑,苔薄白或薄黄,脉沉涩或见弦。

● 气血两亏证。症见睾丸肿大,质地坚硬,表面凹凸不平,形瘦乏力,少气懒言,纳呆便溏或心悸,自汗盗汗,舌质黯淡,苔薄白,脉沉细无力。

(2)分证论治

● 肝经郁热证

【治法】疏肝清热,解毒化结。

【主方】龙胆泻肝汤加减。

【常用药】:龙胆草、黄芩、栀子、柴胡、泽泻、车前子、生地、当归、夏枯草、海藻、昆布、重楼、浙菇、山慈菇、牡蛎等。

● 瘀毒互结证

【治法】活血化瘀,软坚化结。

【主方】少腹逐瘀汤加减。

【常用药】五灵脂、蒲黄、乳香、没药、当归、川芎、赤芍、鸡血藤、牛膝、香附、穿山甲、重楼、白花蛇舌草、三棱、莪术、醋蟹甲、石见穿、鸡内金、海藻、虎杖。

● 肝肾阴虚证

【治法】滋阴清热,解毒化瘀。

【主方】知柏地黄丸加减。

【常用药】生地、熟地、山茱萸、泽泻、山药、茯苓、丹皮、龟板、鳖甲、山慈菇、麦冬、元参、北沙参、女贞子、地骨皮、青蒿、黄柏、知母。

● 痰瘀毒窜证

【治法】活血解毒,清痰化结。

【主方】消瘰丸合逐瘀汤加减。

【常用药】牡蛎、夏枯草、浙贝、玄参、赤芍、川芎、当归、延胡索、木香、胆南星、白芥子、瓜蒌、五灵脂、穿山甲、虎杖、川贝、蒲公英、鱼腥草。

● 气血两亏证

【治法】补气益血，排毒化结。

【主方】八珍汤加减。

【常用药】党参、太子参、沙参、白术、茯苓、当归、黄芪、白芍、熟地、川芎、木香、砂仁、鸡内金、炙甘草。

(3)软组织肉瘤常用中药方剂

● 参芪紫银汤

【功能主治】扶正祛毒。主治滑膜肉瘤。

【处方组成】生黄芪 15g、透骨草 30g、银花藤 15g、川牛膝 30g、伸筋草 30g、野于术 10g、党参 10g、紫草 18g,水煎服。独角莲 4.5g,研末分 3 次吞。

● 参芪银翘汤

【功能主治】益气托毒,清热消瘀,软坚化痰。主治左臀部脂肪肉瘤。

【处方组成】生黄芪 30g、党参 15g、白术 12g、当归 15g、银花 30g、连翘 30g、蒲公英 30g、赤芍 12g、郁金 9g、海藻 15g、昆布 15g、陈皮 9g、半夏 9g,水煎服。

● 参芪蛇舌汤

【功能主治】益气养血,补益肝肾,清热解毒。主治纤维肉瘤。

【处方组成】生黄芪 30g、党参 15g、白术 15g、熟地 15g、枸杞 15g、淮山药 15g、天冬 15g、茯苓 12g、甘草 4.5g、首乌 9g、黄精 9g、白花蛇舌草 30g、木香 4.5g、大枣 5 枚,水煎服。

● 蛇虫参藤汤

【功能主治】益气活血,祛瘀通络,消肿散结。主治骨癌。

【处方组成】地鳖虫 10g、白花蛇舌草 10g、当归 10g、徐长卿 10g、露蜂房 6g、炙甘草 6g、蜈蚣 3g、党参 12g、黄芪 12g、熟地 15g、鸡血藤 15g、乳香 9g、没药 9g,水煎服。

● 寄生软化汤

【功能主治】健脾补肾,活血消肿,攻坚散结。主治骨肉瘤。

【处方组成】党参 12g、黄芪 12g、白术 9g、木香 6g、续断 15g、狗脊 12g、桑寄生 12g、丹参 15g、当归 9g、王不留行 9g、地龙粉 9g 分吞、全蝎粉 4.5g 分吞、牡蛎 30g、夏枯草 12g、海藻 12g,水煎服。

● 喜树仙鹤汤

【功能主治】清热解毒,活血消肿。主治多发性骨髓瘤。

【处方组成】仙鹤草 90g、蛇六谷 60g、白花蛇舌草 30g、半边莲 30g、半枝莲 30g、喜树根 10g、败酱草根 10g、蛇莓 10g、白毛藤 10g、大青叶 10g、三棱 10g、莪术 10g、赤芍 10g、红花 10g、生薏米 12g,水煎服。

● 黄芪海昆汤

【功能主治】益气托毒,清热消肿。主治晚期股骨肉瘤。

【处方组成】当归 15g、郁金 9g、川楝子 5g、黄芪 30g、党参 15g、白术 12g、银花 30g、连翘 30g、蒲公英 30g、赤芍 12g、海藻 15g、昆布 15g、陈皮 9g、半夏 9g,水煎服。

● 龟龙双枝汤

【功能主治】清热解毒,祛瘀消肿。主治尤文肉瘤。

【处方组成】{1}方一:青蒿 10g、桑枝 12g、桂枝 6g、续断 10g、木瓜 10g、伸筋草 10g、秦艽 10g、当归 10g、川芎 10g、龟板 12g、甘草 10g、龙葵 12g、猪殃殃 12g、骨碎补 15g、地骨皮 12g、银柴胡 10g、喜树 10g、半枝莲 15g、半夏 12g、白花蛇舌草 15g,水煎服。{2}方二:梨树叶 10kg、桃树叶 10kg、搜山虎 10kg、见肿消 2kg、透骨梢 2kg、骨碎补 2kg、三颗针 5kg、王不留行 2kg,用上药熬成药膏,加入麝香 10g、牛黄 10g、熊胆 5g、冰片5g,外敷。

● 鳖甲凤尾汤

【功能主治】软坚化痰，清热解毒。主治多发性骨血管瘤。

【处方组成】柴胡 9g、龙胆草 9g、夏枯草 15g、炙鳖甲 24g、地骨皮 12g、凤尾草 24g、板蓝根 15g、漏芦 6g、僵蚕 2g、蝉衣 12g、地龙 12g、生姜 2 片，水煎服。

● 补骨当辛汤

【功能主治】温经通络，温肾祛寒。主治骨软骨瘤。

【处方组成】补骨脂 15g、杜仲 15g、核桃仁 25g、威灵仙 50g、秦艽 15g、细辛 5g、川乌 5g、桂枝 10g、当归 15g、木香 8g，水煎服。

▐▐▶ 中医药对预防肿瘤的复发和转移有哪些作用？

中医认为，"正不抑邪"是肿瘤复发转移的关键。经过手术、放疗、化疗等治疗后，体内仍有可能存在微小的肿瘤病灶，即中医所谓的"余邪"，加之治疗后机体免疫功能的下降，即中医所谓的"正虚"，随着正气的下降，正虚进一步加重，癌毒的致病力超过正气的抗病力，疾病进展，出现临床症状和体征，癌毒发生扩散，从而出现肿瘤的复发转移。运用中医药，扶正与祛邪并举，消灭滋生"癌细胞"的温床，从而抵抗肿瘤的复发与转移，使一些有残存癌症病灶的患者，亦可获得较长期生存，提高远期效果。

▐▐▶ 怎样更好地通过中西医结合防治恶性肿瘤？

肿瘤防治是一个系统工程，需要社会、家庭与个人共同参与。肿瘤治疗需要手术治疗、放疗、化疗、免疫治疗、靶向治疗及中医多学科参与，实施综合治疗。

中西医结合对肿瘤治疗大有可为。随着研究的进一步开展，中西结合治疗规范化是可期待的，未来几年会有比较规范的中西结合治疗方案。

▌▶ 如何正确对待化疗与中医的关系？

大量临床观察证实，化疗联合应用中医药，能对化疗起到增效减毒的作用。一般情况下，化疗都会影响消化功能，导致血象下降、肝功能损害等毒副反应，从而使化疗延迟或中断，影响患者的治疗效果。对于出现的不良反应，目前西医只能给予升白剂、保肝药等对症处理。事实上，此期间的治疗对患者而言十分重要。因为化疗期间机体免疫功能下降是无法避免的，反复放疗、化疗后免疫功能和整个机体状态会越降越低，即随着正气的耗散，正虚进一步加重，癌毒的致病力超过正气的抗病力，疾病进展，从而更有利于肿瘤的转移与复发。在放疗、化疗期间联合扶正抗癌的中药治疗，通过抑制肿瘤、增强免疫和消除放疗、化疗所引起的不良反应起到增效减毒的作用。不仅可以确保放疗、化疗的顺利进行，而且理论上可降低转移、复发的可能性。尤其对于体质较差或者需长期连续放疗、化疗的患者，中医药治疗更为重要。中药在促进骨髓功能、提高食欲、增加体力、改善睡眠、提高机体机能状态、减轻放疗、化疗的副作用等方面都有比较好的作用，能弥补其他治疗的不足，并且不会因为治疗本身的原因而影响患者正常的身体机能，这就是中医治疗肿瘤的优势所在。

▌▶ 怎样运用中医药最大限度地减轻化疗的胃肠反应？

化疗药物为细胞毒性药物，其对肿瘤细胞的杀灭起到至关重要的作用，但在减轻肿瘤负荷的同时避免不了对机体的免疫、消化、骨髓、神经系统等多方面造成一定的损伤，出现骨髓抑制、胃肠道反应、神经毒性、器官功能损伤等不良反应。临床上消化道反应主要表现为恶心、呕吐、食欲减退、便秘或腹泻、口腔溃疡、呃逆等，常导致患者拒绝进一步治疗。5—羟色胺受体拮抗剂，如恩丹西酮、格雷司琼等，在防治化疗引起的恶心、呕吐效果方面具有里程碑的意义，总体效果十分显著。但临床上发现服用此类止吐药物容易出现腹胀和便秘,而且仍有 20% 左右的患者止吐疗效差，对迟发性呕吐的控制不够理想。祖国医学博大精深,尤其在治疗胃肠方面的疾病时,有西医不可替代的优势,不仅能减少化疗后消化道反应,而且同时可以改善患者的全身状况,增强体质,使患者对化疗的耐受性增强,保证按时完成化疗,从而提高缓解率,提高生活质量,延长生存期。

按祖国医学理论,肿瘤化疗后消化道反应当属"胃痞""呕吐"等范畴。其病位在五脏,与脾胃相关。近年来对癌症化疗所致的消化道反应的认识较多,中医理论认为"化疗药"属外来之"邪毒""药毒",在治疗恶性肿瘤的同时,不仅加重了瘀毒互结的病理过程,而且也加重了热毒内蕴的症状,并成为加重脾肾亏损的重要原因,可损伤骨髓精气,致髓亏肾虚精耗,脾胃亏虚,气血生化乏源,出现气虚血亏的病理表现。化疗虽然是治疗恶性肿瘤的重要方法, 具有祛邪的作用, 但它抑制元气对脏腑、经络功能的推动和激发作用,使元气更加亏虚。元气亏虚,脾失健运,则食欲减退,便秘或腹泻。化疗消化道反应的病理特点是脾胃虚弱,邪客内伤,气机不和。治疗应以调理脾胃为法则。化疗引起的消化道反应主要为脾虚湿困型和气阴两虚型,也夹有湿热内蕴、气血不足、心肾阳虚、气滞血瘀等。

● 中药治疗化疗引起的恶心、呕吐。脾胃为后天之本,气血生化之源,脾气旺则生化有源。化疗引起的呕吐,主要是由于化疗药物直接损伤脾胃,影响脾胃的气化运转功能。脾气不升则运化不及,胃气不降则上逆作呕。中医辨证将化疗引起的恶心、呕吐分为 3 种类型治疗,湿困脾胃型用苍朴二陈汤加味, 脾胃湿热型用苍朴二陈汤加竹茹、黄连各 9g;脾虚湿阻型用苍朴二陈汤加党参 12g、白术 10g、大枣 3 枚、焦三仙各 12g,对恶心均有较好控制率。因此,在临床上如何掌握好服药时间,对预防呕吐发生,使化疗顺利进行有着现实意义。中药治疗化疗所致的呕吐,在临床上已取得了一定的效果,但是由于缺少具体的客观指标和规范的疗效标准,不能很好地推广应用。

● 中药治疗化疗后引起的便秘。依据中医辨证将化疗引起的便秘分为3种类型治疗,气秘(情志失和、脾胃气机郁滞、肠腑传导失司,方用六磨汤加减)、虚秘(气血两亏、肠府失司,方用黄芪汤合润肠丸加减)、热造型(便秘为胃肠燥热,津液亏虚所致,方用三仁瓜蒌汤加减)。

● 化疗后以腹泻为主症的患者多属于脾虚湿盛型,方用车前泽泻汤,或胃清肠饮治疗。其组成是由半夏泻心汤、葛根芩连汤、痛泻要方3个方剂加减而成:姜半夏、姜竹茹、黄芩、煨木香、白芍药、防风、石菖蒲、苦参各10g,黄连5g,煨葛根、茯苓、炒麦芽各15g,败酱草30g。

● 化疗后以呃逆为主症的患者,谯兴兰医生提出化疗后的呃逆为正气亏虚、胃失和降所致,方用丁香柿蒂汤。罗秀玲医生认为化疗后的呃逆按照中医理论辨证应属于脾胃阳气受损,胃气上逆,方用香砂六君子汤加减。

▮▶ 如何运用中医药缓解化疗造成的血液学毒性?

化疗是目前治疗恶性肿瘤的重要治疗手段,在临床上被广泛应用,而骨髓抑制则是化疗最常见的剂量限制性毒性,其中白细胞减少尤为常见,是临床上放疗、化疗被迫减量或停药的主要原因。这不仅影响放疗、化疗方案的如期进行,也使患者免疫功能降低,增加了感染的机会,甚至并发重度感染而死亡。因此,保护骨髓功能、促进造血机能的恢复,仍是肿瘤防治工作中的一个重要方面。

骨髓抑制作为化疗主要不良反应之一,主要指白细胞下降、血小板减少及贫血等,临床主要表现为面色萎黄或苍白,唇甲色淡,疲乏无力,头晕眼花,心悸失眠,手足麻木等症状。中医认为化疗后骨髓抑制,属于气血亏虚之症,并且与脾肾关系密切。化疗后之所以产生白细胞和血小板下降,其原因与气虚不能生血、精虚不能化血有密切关系。故益气养血为治疗常法,如应用黄芪、人参、熟地黄、当归、阿胶之类,能直接升高血细胞。脾为后天之本,气血生化之源;肾为先天之本,主骨生髓、藏精、精能生血,精血互生,精血同源,故健脾和胃、益肾填精常与补气养血法同用。健脾和胃常用党参、白术、茯苓、山药等;益肾填精则用补骨脂、女贞子、鹿角胶、黄精等。亦有学者认为化疗药物作为一种有毒,在其"以毒攻毒"治疗恶性肿瘤的同时,加重了瘀毒互结的病理过程。从而提出活血化瘀治疗化疗后骨髓抑制的新思路。活血化瘀通常选用川芎、桃红、红花、鸡血藤等中药。

也有人主张根据患者骨髓抑制所致血细胞下降不同类型辨证施治。

临床表现以阴虚为主时,治当滋阴养血扶正抗癌,药用生地、黄精、菟丝子、鸡血藤、当归、首乌、女贞子、红枣、白花蛇舌草。若属气阴两虚者,则在上方基础上酌加太子参、黄芪、紫河车、西洋参。红细胞减少者一般多累及脾肾,治以益肾壮阳,补血养血为主,药用紫河车、淫羊藿、肉苁蓉、鸡血藤、当归、枸杞子、淮山药、红枣。

血小板减少者分为脾虚血失统摄或阴虚血热妄行,前者以仙鹤草、参三七、红枣、升麻;后者以养阴清热、凉血止血为主,药用西洋参、地骨皮、墨旱莲、生地炭。

骨髓受损造成全血细胞减少,应取健脾益气,补肾填精之法。药用西洋参、炙黄芪、枸杞子、淫羊藿、紫河车、女贞子、红枣。

在临床上,针对骨髓抑制可采用如下法则:健脾养胃补血,益气养血,补肾填精生血,生津补血,活血化瘀养血等。

国内在用中药防治化疗治疗中的骨髓抑制方面,许多学者进行了大量的基础研究,显示了中药在纠正骨髓抑制方面的作用。

（1）保护外周血象

● 升高白细胞。许多中药具有升高白细胞的作用。

● 对多系血细胞的保护作用。一些中药对红细胞、白细胞、血小板等三系降低均有保护作用。

（2）保护骨髓造血组织

● 对骨髓造血微环境的影响。造血微环境是指造血器官实质细胞四周的支架细胞、组织。它包括微血管系统、末梢神经、网状细胞、基质以及基质细胞分泌的细胞因子，与骨髓造血密切相关。研究证实，某些生物、化学或物理等因素均可通过损伤骨髓造血微环境而影响其造血功能。中药可以促进骨髓抑制小鼠骨髓造血微环境的修复，促进骨髓基质细胞生长及造血细胞、基质细胞黏附分子的表达，使骨髓造血细胞增生。

● 对造血干细胞／祖细胞功能的影响。造血干细胞是所有血细胞和免疫细胞的起源，它可以分化为红细胞、白细胞和血小板。骨髓造血活动与造血干细胞的存在密切相关，髓性造血干细胞具有分化为红细胞系、粒细胞巨噬细胞系、巨核细胞系造血祖细胞的能力。研究证实，多种原因均可造成造血干／祖细胞内部结构变化，或膜受体损伤，或抑制膜受体的表达，导致信息传导障碍，使 IL-3、IL-6、IL-11 等刺激因子不能发挥其正常的刺激作用，进而引起造血干／祖细胞增殖分化功能障碍或延缓。

● 对造血因子的影响。在骨髓造血过程中，细胞因子通过与造血细胞表面的相应受体结合，从而发挥其调节细胞存活、增殖、分化和凋亡的作用。双黄升白颗粒给药能够促进培养的小鼠脾细胞表达 GM-CSF 蛋白，表明双黄升白颗粒能够在蛋白质表达水平调控 GM-CSF 的生成，进而促进白细胞和骨髓细胞的分化增殖，对造血过程进行调节。

● 对骨髓细胞增殖周期的影响。骨髓细胞增殖周期是反映造血功能的重要指标之一，细胞各个时相的分布状况反映了骨髓细胞的受损和恢复程度。骨髓在受到放、化疗损伤后，绝大多数的细胞停留在 G1

期。促进细胞周期的进行，使更多的造血细胞通过 G1 期的限制点，恢复放、化疗损伤的骨髓造血功能，是当前该领域药物研究的热点之一。郑轶峰医生等人研究表明，左归丸具有促进骨髓细胞增殖、造血功能恢复的作用。

● 对骨髓细胞凋亡的影响。细胞凋亡是细胞在基因控制下的程序性死亡，是一种生理性、主动性的死亡过程，在骨髓造血过程中，细胞凋亡对于维持造血细胞的发育、分化、成熟以及造血系统的稳定发挥着非常重要的作用。刘曾敏研究表明，八珍汤能明显抑制小鼠骨髓细胞中 Bax mRNA 的表达，从而保护骨髓细胞在放、化疗引起的骨髓细胞凋亡，促进骨髓造血功能的恢复。减少骨髓细胞凋亡也是中药治疗骨髓抑制，改善骨髓造血的重要功能之一。

▮▶ 如何运用中医药缓解化疗造成的疲乏无力？

化疗是肿瘤治疗的主要手段，化疗副作用之一为乏力自汗，目前西医尚无统一规范的处理措施，祖国医学对于七劳八损采用中药方剂进行调理，获得明确效果。

一项研究观察益气养血方在改善结直肠癌患者化疗后疲乏方面的作用，将 65 例符合纳入标准的结直肠癌术后化疗的患者，分为中药干预组和空白对照组。中药干预组患者在 mFolfox6 方案化疗 4 周期后给予口服中药，通过 Piper 疲乏量表及中医证候积分，每周观察一次患者疲乏程度及中医证候的变化，连续四周；空白对照组则不予中药干预，化疗方案及观察同干预组。组方为黄芪，白术，防风，煅龙骨，煅牡蛎，浮小麦，核桃干，山萸肉，灵芝，核桃枝和甘草。

中医认为，自汗属于卫气虚弱，不能固表所致。凡大病之后，阴阳失衡，腠理失调，尤其是癌症患者放、化疗后，元气大伤，导致遍身汗出，腠理不能自固，针对这种情况，古方中医专家研制出加味玉屏风方治疗。

方中黄芪甘温,内可大补脾肺之气,外可固表止汗;重用浮小麦以止汗,两药共为君药。白术健脾益气,助黄芪以加强益气固表之力;煅龙骨、煅牡蛎收敛止汗;山萸肉酸敛以止汗,共为臣药。灵芝、核桃枝提高机体免疫力,防风走表而祛风邪,共为佐药;甘草调和诸药,加减运用。本方为治疗出汗的基础方,在临床应用时,应根据具体证型进行加减,如属鳞癌者,加冬凌草、紫草、白花蛇舌草、半枝莲等;属腺癌者,加重楼、白英、山慈菇等;多梦者,加龙眼肉;失眠者加合欢皮、炒枣仁、夜交藤等;疼痛明显者加元胡、香附和徐长卿等;肝气不舒者,加醋柴胡、郁金等;阳虚者加干姜、肉桂等;脑转移者,加白芷、冰片;头晕者,加天麻、钩藤;骨转移者加续断、杜仲、骨碎补等。

结果显示化疗后两组疲乏程度及中医证候得分均上升,但干预组上升程度低于对照组。

(1)Piper 疲乏量表

分别在干预后 1 至 4 周从行为 / 严重程度、情感、感觉、认知 / 情绪等方面比较量表得分。干预后 1 周两组疲乏程度改善,对照组无显著差异;干预 2 周后,对照组疲乏量表得分(CRF)高于干预组,有显著差异;4 周后干预组 CRF 分值明显低于对照组,差异有极显著意义。其中行为 / 严重程度改善较感觉、认知 / 情绪改善明显。观察第 2 周及第 4 周(化疗间歇期)两组 CRF 曲线较第 1 周及第 3 周(化疗期)平缓。

(2)中医证候比较

干预后 1 周两组中医证候改善,即显示出差异。神疲、乏力、自汗、懒言、头晕、手麻及脉相显示出有显著差异性,但面色、心悸、失眠、月经及舌苔等则无显著差异性。干预后第 2 周、第 3 周干预组中医证候明显改善,4 周结束后两组有效率比较,有显著差异性。

结论:益气养血方可以明显改善结直肠癌患者化疗后疲乏,降低结直肠癌化疗后患者癌性疲乏的发生率与严重程度,提高肿瘤患者的生活质量。

▶▶ 如何运用中医药缓解化疗造成的皮肤黏膜毒性？

有些化疗药物会引起各种黏膜反应，如口腔炎、口腔溃疡、食道或胃肠道黏膜充血等。最多见于口腔黏膜溃疡。中医治疗以清热解毒、滋阴养血为主。可辨证使用金银花、蒲公英、麦冬、知母、生地黄等药物，并加双料喉风散局部外用。

手足综合征又称为掌跖感觉丧失性红斑，主要表现为手指或脚趾的热、痛、红斑性肿胀，严重者发展至脱屑、溃疡和剧烈疼痛。多种化疗药物都可以引起手足综合征，如阿糖胞苷、环磷酰胺、多西他赛、长春瑞滨等。近年来，卡培他滨所致的手足综合征尤为严重，已引起人们的重视。患者在化疗期间，应尽量减少手、足皮肤的损伤概率，可穿戴宽松的鞋袜、手套，以避免手足频繁摩擦和过度挤压。可服用维生素 B6，也可以外涂尿素霜。中药外洗的疗效比较理想（赤芍、白鲜皮、苦参、地肤子、防风、红花、蝉蜕、银花等药物煎水外洗）。

▶▶ 如何运用中医药缓解化疗造成的肝肾毒性反应？

对肝功能损害的化疗药物有氟尿嘧啶、阿霉素、铂类、吉西他滨、紫杉醇、放线菌素 D、环磷酰胺等。

中医学属于胁痛、黄疸等范畴，治疗多以疏肝理气、祛瘀通络、清热利湿、养阴柔肝为法，治则如下

- 肝气郁结——疏肝理气——柴胡疏肝散
- 瘀血气滞——祛瘀通络——复元活血汤
- 肝胆湿热——清热利湿——龙胆泻肝汤
- 肝阴不足——养阴柔肝——一贯煎

治疗中需关注如下问题。

● 几乎所有药物都会在生物转化中损害肝脏，故中药性肝损害在临床不少见，也需要注意。

● 现代药理认为可引起肝毒性的中药，报道较多的有柴胡，黄芩、苍术，合欢皮，何首乌、白及、苦楝子、苦楝皮、川楝子、天花粉、千里光、贯众、青黛、丁香、黄药子、海藻、地榆、沙苑子、苍耳子、肉豆蔻、石榴皮、雷公藤、艾叶、马桑叶、四季青、鱼藤、萱草根、菊三七、大白顶草、臭草、野百合、轻粉、斑蝥、芫花、土荆芥、钩吻、大白顶草、蓖麻子、羊角菜、一叶萩碱等、藤黄、大风子、相思子、常山、望江南子、喜树、鸦胆子、五倍子、防己、诃子、农吉利、红娘子。

● 中医治疗药物性肝病，不能脱离辨证论治的基本原则，辨证同时结合辨病，并以现代药理研究为参考，选择最适宜的治法和方药。

顺铂、卡铂、达卡巴嗪等药常有一过性肾损害，尤其在用药剂量较大而又未给予水化利尿时可引起严重肾损害。

中医辨证多属于膀胱湿热、肝郁气滞、中气不足、肾阴阳两虚，中医治则如下

- 膀胱湿热——清热利湿——八正散
- 肝郁气滞——疏利气机，通利小便——沉香散加减
- 中气下陷——益气健脾——补中益气汤
- 肾阳不足——益气温阳——肾气丸
- 肾阴亏虚——滋阴补肾——六味地黄丸

大黄苦寒，具有泻下攻积、清热泻火、解毒、活血化瘀的功效，其对肾的保护作用如下

- 抑制肾小球系膜细胞及其基质的增殖，延缓肾小球的硬化。
- 缓解肾损伤后残余肾的高滤过和代偿性肥大。
- 升高超氧化物歧化酶的活性，减轻自由基所致脂质过氧化对肾脏的损伤。
- 降低血中胆固醇、三酰甘油及低密度脂蛋白，升高高密度脂蛋白，从而减轻高脂血症所致的肾小球硬化和基质增生。

▐▐▶ 如何运用中医药缓解化疗造成的心脏毒性？

有心脏毒性的药物主要为阿霉素、表柔比星等。中医学属于心悸、怔忡的范畴，多属于心虚胆怯、心血亏虚、心气不足、肝肾阴虚、痰饮内停、血脉瘀阻所致。

治疗以益气养心、滋养肝肾、理气化痰为主，治则如下

- 心虚胆怯——益气养心，镇静安神——琥珀养心汤
- 心血亏虚——益气养血，滋阴复脉——炙甘草汤
- 心气不足——补益心气——五味子汤
- 肝肾阴虚——滋养肝肾，养心安神——一贯煎
- 痰饮内停——理气化痰，宁心安神——导痰汤
- 血脉瘀阻——活血化瘀通脉——血府逐瘀汤

治疗提示如下。

● 化疗所致心脏毒性，中医辨证虚证为多，治疗以补气养心，化痰活血为辅。

● 辨证结合辨病，选择现代中药药理研究结果，如苦参的"奎尼丁"效应，治疗各种快速型心律失常，桑寄生的类异搏定样作用，治疗房性及室性期前收缩，房颤；苦参及桑寄生用量宜大效果才明显。

▐▐▶ 中药可以缓解化疗引起的麻木 / 刺痛等神经毒性吗？

长春碱类和鬼臼碱类药物常发生周围神经炎，表现为指（趾）端麻木、腱反射减弱或消失、感觉异常，少数可发生感觉消失、垂足、肌肉萎缩或麻木、直立性低血压、膀胱张力减弱、便秘或麻痹性肠梗阻。一般指（趾）端麻木可以不停药，如果出现末梢感觉消失则为停药指征，以避免发生运动性神经病。停药后感觉异常多可自行恢复，一般需要 1~2 个月或更长。

中医治疗以益气养血、活血化瘀为法,治则如下

- 气虚失运——益气健脾——补中益气汤加减
- 血虚不荣——养血和营——四物汤加减
- 痰瘀阻滞——化痰活血——桃红四物汤合二陈汤加减

▶ 中药对化疗引起的脱发有效吗?

有些抗癌药,尤其蒽环类药物常发生脱发,严重者甚至会全部脱落。化疗药作用于毛囊,引起暂时性脱发。表现为头发减少、稀疏,部分脱发或全部脱落,体毛脱落。停药后 1~2 个月均可恢复再生,并恢复至原来头发的质地、密度和颜色,再生的头发可更黑、更好。

中医治疗以益气健脾、养血生发、滋养肝肾为主,治则如下

- 中气不足——益气健脾——补中益气汤
- 血虚不足——养血生发——四物汤
- 肝肾阴虚——滋养肝肾——六味地黄丸

▶ 如何运用中医药缓解肺部肿瘤患者呼吸道症状?

(1)肺癌

原发性支气管肺癌,简称肺癌,是当今人类死亡率最高的恶性肿瘤。近 10 年来,我国肺癌的发病率和死亡率呈上升趋势,其死亡率在所有恶性肿瘤中升幅居首位,且有持续上升趋势。肺癌初次诊断时多数已经出现转移。虽经有关专家及临床工作者几十年的努力,大多数肺癌患者最终会发展为晚期,而大量的临床与实验研究表明,中医药在调整或增强机体免疫功能,改善患者临床症状,增强或巩固放、化疗效果,维持患者较长期带瘤生存,提高生活质量等方面疗效明显。

(2)肺纤维化

平阳霉素、洛莫司汀、氮芥、苯丁酸氮芥等可引起肺纤维化,主要症状为胸闷、气短,并发感染可出现咳嗽、咳痰。

辨证多为气阴两虚、肺肾不足、毒蕴血瘀等。祖国医学认为此病病

因主要包括久病损肺和误治津伤，虚血瘀、痰瘀互阻、痰热蕴肺等。因此，益气养阴、补肺益肾、如痰热久嗽，热灼阴伤，或肺痨久嗽，虚热内伤，耗伤阴津，宣肺解毒、活血化瘀、益气活血为本病的主要治则。

治则如下

- 肺脾气虚——健脾益气，补土生金——补中益气汤
- 痰湿壅肺——祛痰降逆，宣肺平喘——三子养亲汤合二陈汤
- 肺阴虚——养阴润肺——百合固金汤
- 肺肾两虚——补益肺肾，止咳平喘——人参蛤蚧散
- 脾肾阳虚——温补脾肾——金匮肾气丸
- 毒蕴血瘀——活血化瘀，清热解毒——当归芍药汤

（3）咳嗽

中医将其归为"咳喘"范畴，但对过敏性咳嗽的病因、病机、治疗并无统一认识，国内外文献大多以临床应用为主。目前中医对本病病因、病机的分析多着重于外感风寒、内伤生冷、风痰交结、气滞血瘀、痰饮伏肺、肺气闭阻、脾肾不足、肺脾不足、肾气不足等，即中医认为咳嗽的根本病理原因是以肺、肝、脾、肾为本，其中以肺为主，其余次之；风、燥、痰、瘀为标，本虚标实而致。然后依据不同病因，采用不同的中医治疗思路，运用中药治疗、综合治疗以及中西医结合治疗方法进行论治。

● 从"风"论治。《内经》曰："故风者，百病之长也，至其变化，乃为他病也，无常方，然致有风气也……风者，百病之始也"。该病的发作为外感风邪，因肺为华盖之脏，极易受风邪侵袭，使肺气不利，出现咳嗽等症状。采用以桑白皮、杏仁、蝉衣、牛蒡子、徐长卿、枇杷叶、金沸草、蚤休、炙百部、款冬花、瓜蒌皮、钩藤等随症加减，临床效果显著。

● 从"痰"论治。《活幼心书·咳嗽》亦云"有热生风，有风生痰，痰实不化，因循日久，结为顽块，圆如豆粒，遂成痰母……故痰母发动，而风随之，风痰渐紧，气促而喘，乃成痼疾。"

运用麻杏石甘汤加味治疗，该方中药组成为全蝎、白芥子、粉甘草、净

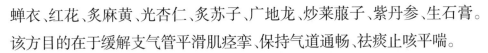

蝉衣、红花、炙麻黄、光杏仁、炙苏子、广地龙、炒莱菔子、紫丹参、生石膏。该方目的在于缓解支气管平滑肌痉挛、保持气道通畅、祛痰止咳平喘。

● 从"燥"论治。《景岳全书》云："肺苦于燥,肺燥则痒,痒则咳不能已也"。肺为娇脏,喜润而恶燥,燥热伤肺,辛散化燥之品易损肺阴,咳嗽日久不愈,耗气伤阴而致内燥愈甚,致使久咳难愈。

● 从"肺"论治。国内学者认为肺为娇脏,易感受外邪,邪留滞于肺,致肺;失肃降,肺气不利,上逆而咳;治疗上不离于肺,且当注重固肾健脾。治以三拗汤、李东垣黄芪汤及抗敏方组成合方,其中药组成有生黄芪、孩儿参、焦白术、白果、炙麻黄、杏仁、乌梅、黄芩、凌霄花、葎草、虎杖、五味子、甘草。此方可益肺止咳平喘,并有抗过敏及促进机体免疫力提高的作用。

● 从"肝"论治。咳嗽也与肝有关,因为肝为风木之脏,木性升发,风性主动,故易生肝风;小儿肝常有余,感受风热,风气通于肝,内外相引,致肝经风热为患。临床可见咳嗽伴恶风或发热,流涕,咽痒,头昏痛,舌苔薄白或薄黄,脉浮;方用桑菊饮加减:桑叶、菊花、桔梗、冬花、紫菀、炙广百部、肺经草、杏仁、炙白前根、青黛、白僵蚕,治疗肝经风热型咳嗽疗效显著。

● 从"脾"论治。痰是本病重要的病理因素之一,遵从《医宗必读》"治痰不理脾胃非其治也"之旨意,治咳必须治痰,治痰必须治脾。可拟培土生金大法,以黄芪益气固表,白术健脾,防风走表而祛风邪,法半夏能消痰涎,开胃健脾,止呕吐,去胸中痰满,下肺气,陈皮燥湿化痰,理肺气郁滞,使气顺而痰降,气化则痰亦化,茯苓健脾渗湿,使湿无所聚则痰无由生,是兼顾治本之法,太子参健脾补气,生津,生甘草和中补土,化痰止咳,使脾健则湿化痰消,并调和诸药,毛冬青清肺活血,人参叶益气健脾,养心安神,兼清热化痰止咳。

(4)咯血的中医辨证治疗

咯血为肺癌的主要症状之一，严重者甚至可危及生命。西医根据出血量的多少分别给予口服、注射止血药物，中度血量则往往需要介入止血处理。肺癌止血治疗的根本在于控制肿瘤，只有在肿瘤得到有效控制的情况下，才能在控制出血的基础上达到控制肿瘤的目的。中医在咯血治疗上有显著的成效，病机主要为风、热、血燥为主，兼有肝热脾虚。临床上宜辨证施治，分别论述如下。

● 风热犯肺证：咳嗽，喉痒，痰中夹血，发热，微恶风寒，汗出，头痛，舌红，苔薄黄，脉浮数。疏风清热止咳。桑菊饮加栀子、藕节、茅根等。

● 燥邪犯肺证：喉痒咳嗽，痰中带血，月干鼻燥，或有身热，舌红，少津，苔薄黄，脉数。生津润肺、止咳止血。桑杏汤加生地、藕节、茅根等。

● 肝火犯肺证：咳嗽阵作，痰中带血或咯血鲜红，胸胁胀痛，烦躁易怒，口苦，面赤，舌质红，苔薄黄，脉弦数。清肝泻肺止血。黛蛤散合泻白散加减。

● 肺热炽盛证：咯血鲜红、量多，痰黄稠，身壮热，胸闷心烦，口渴引饮，大便干结，小便短，舌红，苔黄干，脉洪数。清热泻肺止血。黄芩清肺汤加石膏、知母、茅根、仙鹤草等。

● 阴虚火旺证：咳嗽，痰少难咯，痰中带血或反复咯血，血色鲜红，口干咽燥，颧红，潮热盗汗，舌质红，苔少而干，脉细数。滋阴降火、清肺止血。百合固金汤加减。

● 气不摄血证：咳嗽，气短懒言，痰中带血，神疲乏力，畏冷自汗，面白无华，唇甲色淡，舌淡，脉细弱。益气摄血。拯阳理劳汤加减。

▶ 如何运用中医药缓解泌尿系统症状？

(1)泌尿系统感染

泌尿系统常见有感染性疾病，分为上尿路感染和下尿路感染。隶属于中医淋病的范畴,病因总以湿热为主,病位在肾与膀胱,急性期多以邪实之证,久病多由实转虚,表现为虚实夹杂的症候。尽管现代医学采用抗菌治疗疗效尚满意,采用中医辨证辨病治疗,对急性尿路感染的治疗效果配合西医治疗往往疗效显著,而在慢性尿路感染的治疗上,中医有现代医学无可比拟的优势。

● 尿路感染急性期的治疗认识。急性期包括了急性尿路感染和慢性尿路感染急性发作,以尿频、尿急、尿痛,痛引腰腹,小腹拘急,小便赤色灼热,舌红苔黄,腻脉滑数为主证,属于中医的热淋范畴《景岳全书·淋浊》云"淋之初病,则无不由乎热剧"。乃湿热毒邪蕴结下焦,导致膀胱气化失司,水道不利,治疗以清热利湿通淋为主法。方药组成:扁蓄、瞿麦、石苇、滑石、通草、猪苓、茯苓、泽泻、车前子、黄柏、知母、土茯苓、淡竹叶。热毒炽盛者,酌加清热解毒之品,如黄连,半枝莲,蒲公英,穿心莲,连翘等。

● 尿路感染慢性期的治疗认识。慢性尿路感染是指急性期症状已经缓解,在症状还没有完全消失,小便症状不甚明显,尿道不适感时作时止,时有腰酸乏力,反复发作,常在劳累,感冒,人体抵抗力下降时诱发。此时辨证多为湿热未尽,正气已伤,属于虚实夹杂证候,病位在肾,因正气损伤,无力抗邪,致湿热之邪留恋不去,病情反复,迁延不愈。治疗扶正祛邪,根据辨证,一方面采取养阴,健脾,补肾等手段培补正气,常用药:生地,山萸肉,山药,茯苓,太子参,黄芪,白术,桑螵蛸,金樱子,枸杞子,菟丝子,覆盆子,补骨脂,苁蓉等,另一方面继续使用清利湿热的药物,以搜荡湿热余邪,以期病情彻底康复。

● 结合现代药理的辨病治疗认识。中医治疗疾病,辨证辨病相结合已经提到一个相当的高度。根据小便培养药敏试验,选择符合药敏的中草药,在尿路感染的治疗中,对于杀灭病原菌,缩短病程起到了很重要的作用。大肠杆菌是尿路感染最常见的致病菌,约占80%~90%。对大肠杆菌有效的中药也比较多,如大黄、黄连、黄柏、知母、白头翁、蒲公英、穿心莲、半边莲、半枝莲、茵陈、虎杖等,对于一些衣原体、支原体感染,药物选用黄柏、黄连、大黄、板蓝根、地肤子等,抗真菌感染的药物如黄精、虎杖、知母、山豆根、黄连、丁香等,根据辨证适当选用,常可以收到事半功倍的效果。

(2)血尿

血尿可发生于泌尿系统感染性疾病、结石、肿瘤及全身性疾病的局部表现。临床宜鉴别诊断,依不同病因分别施治。从中医角度而言,临床所见血尿,无不以虚实分类,凡因风邪犯肺、膀胱热结、火毒迫血、心肝火旺均为实证;阴虚火旺、气阴两虚、脾肾亏虚所致尿血乃属虚证;而瘀阻气滞一证,因于堕坠外伤者属实,病久瘀阻为虚实夹杂。

● 风邪犯肺。

【主证】小便出血始于恶风发热、眼睑水肿之后,伴咽喉疼痛,咳嗽,舌苔薄白,脉浮或浮数。

【分析】由于风邪外袭,首先犯肺,肺失宣降,通调失常,肺为水之上源,风水相搏,故眼睑面部水肿;风邪袭表,则恶风发热;风邪化热则咽喉疼痛,肺失清肃之令故有咳嗽;热邪下迫灼伤脉络出现尿血。舌苔薄白,脉浮或浮数,是风邪袭表之象。

【治则】疏风宣肺,清热止血。

【方药】越婢加术汤(《金匮要略》)加减。方中麻黄宣散肺气,发汗解表;生石膏解肌清热;白术、甘草、生姜、大枣健脾化湿。加金银花、净连翘以清热利咽;白茅根、生地黄、小蓟草以清热凉血止血。咳嗽加桑白皮、淡黄芩。若发病于盛夏伏暑,可加益元散、黄连以清暑热。

● 热结膀胱

【主证】小便带血,血色鲜红,恶寒发热,小便频数短涩,滴沥不爽,少腹作胀,腰部瘦痛,舌红苔黄,脉数。

【分析】外邪侵袭,邪正相争,故恶寒发热;邪热由表入里,或他脏之热下移膀胱,热邪灼伤血络而发生尿血;湿热下注则小便频数短涩,滴沥不爽;热结下焦,迫及膀胱,气机不畅,因而小腹作帐;肾与膀胱相表里,腰为肾之府,故出现腰部疼痛。舌红苔黄,脉数均属于邪热内结之征。

【治则】清热利尿,凉血止血。

【方药】八正散加味。方中扁蓄、瞿麦、通草(代替原方木通)、车前子、滑石,甘草梢能清泄膀胱热结;大黄泄热降火,化瘀止血;生山栀能清热止血,少加灯芯引火从小便而出。内热盛可加知母、黄柏、龙胆草清利下焦之热。尿血量多可加地榆炭、蒲黄、藕节、琥珀凉血止血而不留瘀。少腹胀痛加延胡索、金铃子,小茴香以理气止痛。腰部酸痛可加杜仲、续断补肾健腰。小便频数短少涩痛,可加紫花地丁、蒲公英、淡竹叶以清热利尿。若腰腹部剧痛,尿中有砂石排出,可加金钱草、海金砂、鸡内金以清利排石。

● 火毒迫血

【主证】初起多见恶寒发热,继则高热头痛,骨节酸痛,烦躁口渴喜饮,神疲乏力,尿血,血色鲜红,可伴有衄血、便血,肌衄,舌质红,苔黄腻,脉象弦数。

【分析】风热,或火毒之邪,入侵表卫,故见恶寒发热;邪热由表入里,热势亢盛,热毒熏灼,故见高热,烦躁,头昏头痛,骨节瘦痛;热灼津液,故口渴喜饮;火毒内蕴迫血妄行则见尿血,甚至衄血、便血、肌衄;热邪伤气则神疲乏力。舌质红,苔黄腻,脉弦数为热毒内盛之象。

【治则】泻火解毒,凉血止血。

【方药】黄连解毒汤加味。方中黄芩清泻上焦之火,黄连泻中焦之火,黄柏泻下焦之火,山栀通泻三焦之火从膀胱而出。为泻火解毒之剂。热毒炽盛,衄血量多可加水牛角、生地黄、粉丹皮、赤芍药、紫草以清热解毒;凉血止血。口干喜饮可配玄参,麦冬、石斛养阴生津。气阴两亏神疲乏力者可加太子参、麦门冬、五味子以益气养阴。若病久瘀血内阻，尿血挟有血条，小便淋漓不爽者，可加猪苓、白茅根、白花蛇舌草、琥珀等清热解毒、凉血止血；加象贝母，山海螺，夏枯草、紫丹参、血竭以清热散结。

▮▮▶ 如何认识放疗与中医的关系？

放射治疗是传统癌症治疗的三大手段之一，据国际 RTOG 统计大约有 2/3 的癌症患者在其病程中需接受放疗，通过放疗获得根治的肿瘤患者占治愈患者比例的 40%。可见，放射治疗在肿瘤的治疗中占有很重要的地位，早期癌症根治放疗后的长期生存率最高可超过 90%，但放疗在杀死癌细胞的同时，不可避免地会损伤健康组织、破坏机体的免疫功能、抑制骨髓。放射损伤是限制肿瘤靶区照射剂量提高，改善肿瘤控制率的主要瓶颈。目前，现代医学治疗放射性损伤使用可选药物较少，多采用大剂量抗生素加皮质激素治疗，但疗效并不理想，且副作用较大。近几年，许多中医工作者在中医药治疗放射性损伤方面做了有益的探索。中医认为气滞血瘀是肿瘤的病因之一，而放射线有"火热毒邪"的致病特点，是热性杀伤物质，热可化火，火能灼津耗气，造成气阴亏虚证，故中医多采用活血化瘀类、清热解毒类和补益固本类中药来治疗放射性损伤。

在放疗期间，宜多饮清肺滋阴，养胃健脾的汤水。在放疗末期或放疗后，若出现眩晕疲乏、嗜睡口淡、食欲减退或大便溏薄、白细胞减少或有明显贫血，舌质晦暗、脉细或细数无力者，为脾肾亏虚，中医饮食调理原则为健脾益气，补肾添髓，在饮食调理中可适量加入人参、黄芪、女贞子、枸杞子、龙眼肉、大枣、黄精、补骨脂等，以补血和提升白细胞。

在养阴清热的原则之外，还可以根据不同的毒副反应的具体症状选取相应中药，辨证施治。

(1)放射性肺炎

肺癌患者放疗中或放疗后,出现咳嗽,气急,胸闷气短,口干,发热,吐黄痰背疼痛,舌质红,苔黄,脉弦数。CT 显示放射区域纤维样渗出性炎症。治宜清热解毒、养阴益肺。应用清燥救肺汤加桑杏汤。药物有:地丁、公英、旋参、麦冬、生地、双花、花粉、生石膏、枇杷叶、百合、桑叶、贝母、杏仁、天冬、前胡、沙参和连翘等。

(2)消化道反应

肺癌放疗中恶心呕吐,食欲减退,腹胀,疲惫无力,舌质淡红,苔薄黄燥,脉细弱。治宜健脾和胃,降逆止呕,应用四君子汤加减。药物有:竹茹、半夏、白术、当归、山药、黄芪、玉竹、焦三仙、生薏仁、茯苓、枳壳和陈皮等。

(3)骨髓抑制

患者脸色无华,头晕目眩,气短乏力,夜寐不宁,舌质淡红,脉细无力。治宜补益气血,滋补肝肾,归脾汤加减。药物有:冤丝子、补骨脂、枸杞、生地、党参、白术阿胶、当归、鸡血藤、龟板胶、黄精、玄参、石苇和女贞子等。

(4)放射性皮炎

放疗可直接引起皮肤损害,轻者色素沉着,皮肤粗糙,疼痒,重者皮肤增厚,水肿,疹甚者破溃、渗液,难以愈合。治以滋阴养血,滋阴丸和除湿解毒汤加减。药物有:丹皮、地肤子、双花、土茯苓、麦冬、地阿胶、苦参、当归、甘草、白鲜皮、天花粉等。轻者局部涂5%的莪术油或三黄膏,重者用黑降膏或烧灼伤膏。

放射性皮肤损伤是放疗中最常见的副作用,特别是颈部、腋窝、胸壁等发生率较高,表现为红斑、色素沉着、干性脱皮,后期在乳房皱褶处、腋窝区出现湿性脱皮、水泡、糜烂、渗出等,伴有疼痛,严重者可继发感染、形成溃疡、剧痛、坏死等。李翠荣医生等人用鲜芦荟和三黄密(大黄、黄柏、黄芩、苦参)外敷,取得了很好的治疗效果,以往无预防和治疗措施比较,损伤发生时间推迟,放射性皮肤损伤发生率、损伤程度明显降低,创面愈合时间明显缩短,全部患者无一例因放射性皮肤损伤中断治疗。

(5)放疗后遗症,口咽部反应

放疗后出现口干舌燥,咽部疼痛,唾液分泌减少,舌质淡红,苔薄黄燥,脉细。治以生津润燥,沙参麦冬汤加减。药物有:乌梅、梨皮、花粉、沙参、女贞子、石斛、麦冬、生地、五味子、枸杞、西洋参、天冬等。

▮▶ 如何运用中医药缓解放疗造成的血液学毒性?

骨髓抑制是肿瘤患者放、化疗的重要并发症,其所致白细胞减少诱发的感染和血小板减少引起的出血,严重影响患者的治疗和预后。

中医认为,机体气血的盛衰与脏腑的功能强弱有着密切的关系。脾为"后天之本",为人体的"气血生化之源",脾胃虚弱或后天失养或受损则气血生化乏源;肾为"先天之本""主骨生髓",肾虚精亏则髓海不充;肝统血,"藏血",肝失调养则肝不藏血,均可引起气血不荣,出现血象下降或贫血。故中医认为在补气养血的同时,应兼顾补益该三脏。而放射治疗中因热毒过盛,可引起患者在诸脏虚损的同时常伴有热象,此时补气养血则宜凉补气血;也有部分患者体弱偏虚寒,则宜温补气血。故临床上在辨证论治提升血象时常用下列治则及方药。

(1)补气养血

生芪 20～60g,西洋参 3～6g(单包另煎),生地 15～30g,太子参 15～30g,红人参 6g,白人参 6g,全当归 15～30g,熟地 9～15g,阿胶 9g(烊化冲服),黄精 15～30g,当归 10～30g,鸡血藤 15～50g,补骨脂 15～30g,紫河车 10～15g 等,可根据病情选用上述中的几味药物。

(2)健脾和胃

饮食不香,脾胃虚寒又喜热饮者,可用香砂六君子汤(党参、焦白术、茯苓、甘草、陈皮、半夏、广木香、砂仁)加减;对出现胃脘胀满、胸胁窜痛等属肝胃不和者,则选用当归、白芍、白术、甘草、柴胡等。

恶心呕吐,泛酸水,胃灼热,可用炒陈皮、清半夏、淡竹茹、生姜、黄连、麦冬、降香、柿蒂等加减。

(3)滋补肝肾

可用于机体虚弱、周身疲乏、腰膝酸软、精神不振、心悸、气短、白细胞及血小板减少者, 可用一贯煎合六味地黄丸加减。还可选用枸杞子9~15g,女贞子15g,山萸肉9~15g,补骨脂15~30g,菟丝子9~15g,杜仲9~15g,旱莲草9~15g,白芍10~15g及北沙参15g等。

总之,可升高白细胞和血小板的中药有:太子参、人参、党参、西洋参、黄芪、熟地、全当归、鸡血藤、紫河车、阿胶、鹿角胶、枸杞子、肉苁蓉、五灵脂、灵芝、穿山甲、蟾酥、水牛角、补骨脂、石苇等。升高红细胞的中药有:太子参、人参、黄芪、白术、全当归、鹿茸、三七粉、紫河车、鸡血藤、阿胶、熟地、白术、茯苓、枸杞子、补骨脂、龙眼肉、锁阳及巴戟天等。

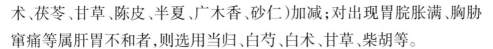 **如何运用中医药缓解放疗造成的对口腔黏膜的毒性?**

放射性口腔、咽部损伤是放射治疗头颈部肿瘤最常见的并发症和后遗症,属于急性损伤,远期并发症以唾液腺损伤为主,其临床表现为黏膜充血水肿、糜烂、破溃出血、咽喉疼痛、口干舌燥、吞咽困难等。中医认为放射性性口腔、咽部损伤属"口疮""口糜""喉痹"等范畴。冯淑萍等采用益气养阴生肌方(党参,白术,麦门冬,知母,金银花,白芷,珍珠母,山药,地骨皮,生地黄,生石膏)治疗放射性口腔炎,疗效优于锡类散对照组。刘倩等用中药汤剂银翘散加减方联合地塞米松漱口液,较单纯地塞米松漱口液疗效好,患者使用方便可操作性强,口腔黏膜损害小,且缓解疼痛效果明显。陈雪琳等应用中药煎剂(沙参,麦冬,生地,白花蛇舌草,射干,桔梗,两面针,银花,甘草,白茅根)从放疗开始至结束服用,

结果表明,两组患者鼻咽放射剂量相当,但两组患者口咽黏膜急性毒性程度差异明显,观察组Ⅲ级(口腔黏膜溃疡,只能进流食)毒性发生率仅9.62%,无Ⅳ级(出现溃疡,患者不能进食)毒性出现,而对照组Ⅲ~Ⅳ级毒性发生率分别为44.59%和16.33%。Ⅲ度以上口咽反应出现的时间较对照组晚。结果显示,中药与放、化疗结合,能明显减轻急性放、化疗的毒副反应,降低放射性口干的严重程度,对放、化疗所致的副反应有一定减毒作用。

▮▮▶ 如何运用中医药缓解放疗、化疗造成的纳差、呕吐?

口服中药汤剂或中成药治疗恶心、呕吐、腹泻为放疗、化疗较为常见的不良反应之一,中医理论认为系化疗药之邪毒攻伐脾胃,导致脾胃亏虚,升清降浊功能失司,脾运失常,导致症状发作。中医予以补益脾胃,降逆止呕,化湿止泻可明显减轻不良反应。腹腔、盆腔肿瘤的放疗,常常出现腹痛腹泻、便血等并发症,中医辨证多属虚实夹杂,热毒蕴肠,中虚气滞,脾失统血,常选用参苓白术散、归脾汤为基本方治疗。

▮▮▶ 如何运用中医药缓解放疗造成的放射性肠炎?

放射性肠损伤是盆腔、腹腔及腹膜后肿瘤,经放疗引起的肠道并发症。临床早期表现为恶心、呕吐、腹泻、排出黏液或血样便。晚期表现为腹泻、便血、甚至可因肠穿孔引起腹膜炎,腹腔或盆腔脓肿。中医认为放射性肠炎以"火、瘀、毒"为病机关键,以热毒下注、热伤血络及脾气受损、脾阳虚陷为主要病机,治疗时应健脾益肾、涩肠止泻。参苓白术散在临床防治直肠放射性损伤有显著效果。

白头翁汤加味保留灌肠在临床防治直肠放射性损伤有显著效果,结果发现治疗组临床治愈率、好转率、总有效率分别为56.3%、34.4%、90.7%。

● 蔡晓军医生等人观察了黄柏槐花汤配合金因肽治疗急性放射性

直肠炎和晚期放射性直肠损伤的疗效，发现黄柏槐花汤配合金因肽治疗放射性直肠损伤疗效较佳,治疗组临床疗效明显优于对照组。

● 李宗宪等观察了香连丸合葛根芩连汤加味防治急性放射性直肠炎的效果，发现口服香连丸结合葛根芩连汤加味保留灌肠可以有效防治急性放射性直肠炎。

● 治疗直肠炎(出血性):地榆 15g、槐花 15g、小蓟 30g、椿皮 15g、仙鹤草 30g、灌肠用(每天 1 付,每次 40 ~ 50mL,保留 20 分钟)。

● 主治放射性直肠炎(下坠、大便次数多、便黏液或便血):地榆 15g、槐花 15g、败酱草 15g、尾连 9g、地丁 9g、马齿苋 30g、白头翁 15g、木香 5g、槟榔 9g(此方口服用)。

● 主治放射性直肠炎、下坠、腰痛、腹泻不止便脓血:木香 9g、马尾莲 9g、当归 9g、赤芍 9g、槟榔 9g、地榆炭 9g、生地炭 9g、扁豆 9g、陈皮 9g、薏米 30g、诃子 9g、甘草 9g。

● 主治放射性直肠炎、下坠、腰痛、腹泻不止:党参 9g、白术 9g、茯苓 9g、扁豆 9g、陈皮 9g、诃子 9g、薏米 12g、黄连 9g、石榴皮 10~15g。

● 主治放射性直肠炎的直肠狭窄:大黄 9g、党参 9g、白术 9g、茯苓 9g、槟榔 9g、肉苁蓉 15g、郁李仁 15g、当归 6g、赤芍 6g、莱菔子 9g、甘草 9g、夏枯草 9g、马尾莲 9g。

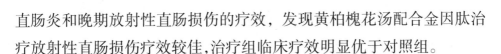

▍▶ 如何运用中医药缓解放疗造成的放射性膀胱炎？

子宫颈癌、前列腺癌、直肠癌及膀胱癌等盆腔恶性肿瘤放疗后,可引起不同程度的急、慢性放射性膀胱炎。其中最常见的是宫颈癌放疗患者。它的发生与放射剂量、放射持续时间直接相关,5%接受 70Gy 照射的患者和 50%接受 60Gy 照射的患者会发生放射性膀胱炎。临床发病时间差异性较大,急性型症状出现在放射治疗后 6 个月内,亚急性型出现在治疗后 6 个月至 2 年之间,慢性型则在治疗后 2 ~ 10 年,多数在放射治疗后 2～5 年,最长者可达 20 余年。

放射性膀胱炎的损伤主要有:移行上皮剥脱,黏膜溃疡,固有层内急性炎症反应,血管内血栓形成,病变晚期可有膀胱壁纤维化,罕见情况下有黄色瘤病变。

放射性膀胱炎的临床表现以突发性、无痛性肉眼血尿起始,主要表现为持续或反复、难以控制的肉眼血尿,多伴发尿频、尿急,部分患者因伴有感染而尿痛。有时尿中大小不等的血凝块阻塞尿道导致排尿困难,甚至急性尿滞留。部分患者有明显下腹坠胀疼痛。下腹耻骨上区触痛为常见体征。可见不同程度的失血性贫血,严重者出现双下肢凹陷性水肿,急性大量出血致膀胱填塞甚至失血性休克。其他可见发热、白细胞增多等全身表现。

按临床症状,放射性膀胱炎分为三度
- 轻度:有尿频、尿急、尿痛等症状,膀胱镜检可见黏膜充血水肿。
- 中度:膀胱黏膜毛细血管扩张性血尿,可反复发作,有时形成溃疡。
- 重度:膀胱阴道瘘(直肠瘘)形成 E6J。

溃疡发展至后期出现发射性膀胱炎三大并发症
- 溃疡侵蚀较大的血管致膀胱大出血。
- 由于膀胱过度膨胀和机械作用而引起溃疡穿孔。
- 由于溃疡破溃入临近器官而形成膀胱道瘘(直肠瘘),部分患者也可因肿瘤侵犯而形成瘘管。

中医早在《内经》时代就有"阳络伤则血外溢,血外溢则衄血;阴络伤则血内溢,血内溢则后血(便血)"的记载。放射性膀胱炎的病机是放射线灼伤了膀胱黏膜,损伤了阴络和保护阴络的阴液。临床治疗不应当单纯止血,而是应当引火下行,给邪气以出路,近代名医唐容川曰:"血为火化,泻火就是止血",同时滋养阴液,修复黏膜。治疗思路可采用凉血泻火养阴之法,临床可采用槐花散、猪苓汤和小蓟饮子加减治疗。

(1)治疗放射性膀胱炎

木通 6g，车前子 6g，甘草梢 9g，巨麦 9g，栀子 6g，川薢 12g，赤小豆 12g，黄柏 9g，白茅根 15g，六一散 9g，大小蓟 9g。

(2)主治放射性膀胱炎(尿血)

白茅根 30g，小蓟 30g，生地 15g，木通 3g，知母 9g，竹叶 9g，藕节 15g，巨麦 15g，扁蓄 9g。

现代医学研究证明，以上药物具有抗炎、止痛及抗癌等多重作用，对直肠癌放疗引起的放射性膀胱炎有显著作用，中药成本低，口服方便，副作用小，为中医药防治放射性膀胱炎提供了新途径、新方法。

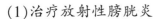 **如何运用中医药缓解放疗造成的放射性纤维化?**

放射性肺损伤是胸部放疗引起的并发症，临床上将放射性肺损伤分为早期的放射性肺炎和晚期的放射性肺纤维化。临床表现为干咳、少痰、吞咽困难、胸闷、胸痛，严重者呼吸困难、低热、血白细胞正常，抗菌治疗无效。中医认为放射性肺损伤属"咳嗽""喘证""肺痹""肺痿"的范畴。临床往往采用分期辨治的方法，即早期肃肺祛邪并重，中期益气生津为主，后期解毒排毒兼用。养阴生津方(南沙参、黄芪、百合、麦冬、枸杞、山药、茯苓、仙鹤草、桃仁、甘草等十余味中药)在治疗非小细胞肺癌放疗后急性肺损伤可明显提高疗效，改善症状，稳定体重及提高生活质量，缩短治疗时间，减少激素使用时间等。

根据恶性肿瘤放疗后肺组织损伤的各时期不同及病理的改变，以中医药治疗为主，取得较好疗效。

● 放疗初期。恶性肿瘤在其生长过程中，由于癌细胞迅速增殖，在短期内即易形成较大的实体肿块，而血管的生长常常跟不上肿瘤的增长，致使瘤体中血液循环差，因此，在放射治疗的初期以活血化瘀为主，同时早期常见口干唇燥，咽痛干咳，胸闷气急，发热心烦，纳差，喜冷饮，舌红苔薄、黄少津,脉细数等肺燥阴伤症状,故治疗常配以润肺养阴之剂。常用桃红四物汤、百合固金汤、沙参麦冬汤加减。药用:桃仁、红花、苦杏仁、地龙各 10g,丹参、鱼腥草、黄芪各 30g,当归 12g,苏木 9g,沙参、麦冬、赤芍、生地黄、百合、黄精各 15g。

● 放疗中期。在放射治疗 3~4 周后,表现为肺部照射范围内出现急性渗出性炎症。病理改变为血管渗透性增强,内皮细胞水肿,形成纤维栓子,肺泡间质水肿,胶原纤维增生肿胀,并常合并有肺内感染。多表现为热毒壅肺,痰湿内盛,气阴不足。症见发热口苦,咳嗽痰多,咳吐黄色黏痰,咳痰不爽,口干咽燥,气喘乏力,胸闷胸痛,或见咯血,舌红、苔黄,脉弦滑而数。治宜清热解毒,润肺化痰。方用千金苇茎汤、小陷胸汤加减。药用:芦根、薏苡仁、白花蛇舌草、鱼腥草、金银花各 30g,冬瓜子、瓜蒌、葶苈子、连翘、百合各 15g,黄连 8g,半夏 12g,桔梗、桃仁、鼠妇各 10g,炒蜂房 9g。

● 放疗后期。在放疗末期及结束后,炎症不断吸收、消散,逐渐形成了不同程度地进行性血管硬化及肺实质的纤维化。肺纤维化可在照射后 3 个月逐渐加重,到 1 年左右达到最严重的地步。故应积极坚持治疗,防止和减轻肺纤维化的形成。本期为气阴两虚,肺失宣降,兼血瘀之象。症见胸痛胸闷,咳喘憋气,口干咽燥,气短乏力,神疲纳呆,舌淡红、苔白,脉细数或细弱。治以补气养阴,宣肺止咳,养血活血。药用:生黄芪、鸡血藤、丹参各 30g,太子参、白术、黄精、沙参、生地黄、百合、瓜蒌各 15g,当归、桔梗各 12g,苏木、鼠妇、炒蜂房各 10g,生甘草 9g。

▣▶ 如何运用中医药缓解放疗造成的水肿?

肿瘤自身发展或放疗后因为淋巴管、血管受压或狭窄,可出现上肢、下肢水肿。如为肿瘤压迫所致,可考虑以控制肿瘤为主,给予利尿活血为主治疗。如为淋巴管狭窄,可考虑淋巴管再建或再通的外科手段。

中医中药在缓解放疗后的水肿方面有一定疗效。天津中医药大学采用针灸手段可明显缓解乳腺癌术后放疗后的上肢水肿。中医认为其主要病机为血瘀络阻,应给予活血化瘀、通络逐湿。

(1)主治放射性下肢水肿(淋巴回流受阻)

木瓜 9g,牛夕 9g,桑枝 30g,丝瓜络 6g,鸡血藤 15g,路路通 12g,络石藤 9g,薏米 12g,防己 9g,泽泻 9g,龙葵 15g,忍岑藤 15g,赤芍 9g,桃仁9g。

(2)主治淋巴回流障碍、下肢及小腿水肿

牛夕 9g,木瓜 9g,桑枝 30g,路路通 9g,山甲 6g,泽泻 9g,皂角刺 6g,地龙 9g,鸡血藤 15g,生薏米 15g,猪苓 9g。

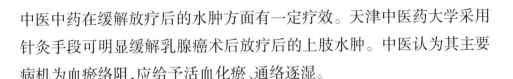 **如何认识外科与中医的关系?**

临床上,恶性肿瘤手术前的现代医学的理化指标检查是不可少的,包括血、尿、便常规,电解质、血糖指标,肝肾功能,心电图,肺功能等,但这些并不能全部表达患者实际的不适程度,如能进行围术期的中医系统辨证评估,明确患者的全身机能状况,精神状态,体质强弱,饮食好坏,各脏腑、气血的功能失调状态,作为整体情况衡量,判断是否可以立即手术,同时对发现的各种异常变化应积极地予以纠正,以保证手术的顺利进行和术后的快速康复。

恶性肿瘤手术创伤对机体的不良影响,手术前后对患者精神心理的刺激,各项创伤性检查的损伤,肿瘤坏死组织及微生物分解释放的毒素,引发患者不同宿疾及体质禀性的易感性,会造成人体组织结构及体液、内分泌的改变,从而影响人体气血、脏腑、经络的正常运行,引起阴阳平衡的失调,恶性肿瘤围术期常引起邪正盛衰的动态变化。如情志压抑、心理紧张可造成肝气郁结,木郁伤土,脾失健运而影响消化吸收功能;恐惧伤肾,心神不宁可引起烦躁失眠、胸闷头晕、心悸汗出;恶性肿瘤手术损伤及感受热邪可致气血凝滞以致局部肿胀、疼痛梗阻,甚则热入营血或入脏入络。如肺气不宣则胸闷气促,痰出不畅或术后疲闭。湿热互结中焦则口苦口干、腹胀腹痛、纳少便结。热结膀胱可致小便不利,神疲肢肿。血分有热可致神昏谵语,甚则阴阳离决。此外,体液的丢失,水、电解质的紊乱,机体的消耗都和气血瘀滞及津液的输布失常有关,形成瘀血或痰湿等病理产物。

在术后恢复期,由于余邪未净,心阴受损,还可造成气阴不足,以致低热不退,心悸盗汗,体弱乏力,便秘尿赤。气血两虚还会造成局部创面长期不愈。

(1)肿瘤围术期患者状态的评估

气是人体内活力很强、运行不息的精微物质,是构成人体和维持人体生命活动最基本的要素,它和精、津、血一样,来源于水谷精微所化生的水谷之气,它们离不开脾的运化和胃的受纳功能。由于肿瘤手术不同程度损害了机体的消化吸收功能。故气血两虚、津液不足是各类手术后,虚症最常见的病机。

气血的变化:患者由于恶性肿瘤的影响,尤其是中老年人,常存在不同程度的气血两虚。恶性肿瘤手术创伤后,消化吸收功能降低,故更易发生气血两虚。气血两虚对免疫功能有影响,对器官功能也有影响。

津液、寒、湿、燥等病邪的变化:腹部恶性肿瘤患者,由于恶性肿瘤常影响消化吸收功能,因此此类患者常存在不同程度的津液丧失,尤其是中老年人体液含量减少,更易发生津液不足。又由于津液的不足,患者多呈阴虚的表现,常会表现燥的特征。恶性肿瘤手术创伤可影响患者进食,术后发热,亦蒸发较多水分,使津液明显不足。故常发生津液不足,燥也因而加重。此外,由于患者气血两虚,常为寒所侵,湿内生,这些状况又影响患者的代谢及患者消化功能,进而又加重气血两虚。

"有形之血不能速生,无形之气所当急补"。除急性大出血外,补气必补脾,所以醒脾养胃对术后的调理十分重要。另外,在应用补气法时,根据不同见证,可采用益气养阴,气血双补,益气活血、益气渗湿、益气温阳,益气清热等方法。

(2)恶性肿瘤围术期的部位辨证

部位辨证即上、中、下三焦辨证,是中医外科一个重要的辨证法则。其学术思想源于《素问·太阴阳明论》:"伤于风者,上先受之。伤于湿者,下先受之。"历代医家对此皆有发展。至清代高锦庭在《疡科心得集》中,更明确提出了疡科病在上属风温风热,在中属气郁火郁,在下属湿火湿热的学术观点即外科三焦辨证。

围术期的中医辨证,除整体辨证外,也十分重视不同手术部位对人体气血、脏腑、经络的影响。如食管癌及肺癌、乳腺癌的手术,易引起肺气不宣,导致患者发热、胸闷气促、痰出不畅、胸痛等症状,肝癌、胃癌、直肠癌手术易引起中焦湿热,导致患者口苦纳少,胸腹不利、腹胀腹痛、排气排便障碍等。肾癌、宫颈癌、卵巢癌及下肢肉瘤手术,易导致患者舌苔厚腻、水湿胀满、痰瘀内停、小便不利,腹部出现包块等,脑癌手术易造成于瘀血内结脉道,而导致患者头晕头痛、神志淡漠或彻夜不眠、肢体麻木拘急抽搐、肢端疼痛缺血等。此外,伴糖尿病或体质差的恶性肿瘤患者术后易引起肝肾亏损,阴虚火旺之证,另外高龄恶性肿瘤患者及术前、术后大出血易造成气血亏虚,以致患者术后体力难复,创口不愈。

▏▶ 如何运用中医药缓解胸腹水?

癌性胸水为渗出液,增长迅速,不易控制和消除,大量的胸水压迫心、肺、纵隔可引起呼吸循环功能不全和衰竭,而且严重地影响着患者的生存质量。

癌性胸水是晚期癌症患者常见的并发症,提示胸膜受侵。癌性胸水为渗出液,增长迅速,不易控制和消除,大量的胸水压迫心、肺、纵隔可引起呼吸循环功能不全和衰竭,而且严重的可危及患者生命。

中医认为,癌症是由于正气虚损、阴阳失调、气机不利、血行受阻、瘀血内生、津液失于输布、津聚为痰、痰凝气滞、瘀阻脉络、痰瘀互结而成肿物。邪流胸胁,阻滞三焦,水饮积结,发为胸水,其病位、病证均符合悬饮,但又与普通外邪入侵并阻于三焦所致的悬饮有所不同,本病因癌瘤而成悬饮,故可称之为"恶性悬饮",属本虚标实之证。痰浊瘀毒和停蓄的水饮性皆属阴,祛之则非温药不能化散,而且气虚亦非温药不能调补。

故治疗癌性胸水应遵从"病痰饮者,当以温药和之"的原则,治应以温阳化饮、健脾利湿,以温阳益气泄水为主,兼以解毒养阴,能够泻肺行水、解毒抗癌,对癌性胸水有一定疗效。

▐▌▶ 如何运用中医药缓解疼痛?

癌性疼痛是降低患者生活质量的重要原因之一,患者常身心俱疲,备受煎熬。大约80%的晚期癌症患者有剧烈疼痛,估计每天世界上至少有1500万人经受着疼痛的煎熬,癌性疼痛已被认为是一种疼痛性疾病。目前常见的肿瘤有肺癌、乳腺癌、消化系统肿瘤等,癌痛有内脏痛、骨痛等,疼痛可分为轻度疼痛、中度疼痛、重度疼痛。

恶性肿瘤患者在癌痛时,常常以依赖性镇痛药物为主,甚至进行神经阻滞术治疗,但这种单一的治疗对患者镇痛效果不佳且可能存在依赖性。并且癌痛属慢性疼痛的范畴,与炎症性疼痛、神经病理性疼痛相比,有其独特而复杂的病理机制。中医学认为,癌痛的发生是气滞,血瘀,痰浊,热毒,虚损等多种原因,导致气血不足,瘀血内结而成,可有正虚血瘀、痰瘀互结、湿毒瘀阻等,瘀则贯穿癌痛始终。根据中医行气解郁、活血化瘀、燥湿化痰、通经活络、镇痛安神、补肾生髓等治则,提高肿瘤患者治疗镇痛止痛效果,可增强止痛疗效,并能够明显减轻其不良反应,充分提高患者的生活质量。

通过通经活络、镇痛安神的治疗,实现了对脊髓背角神经节中的初级感觉神经细胞功能重塑,降低这些神经细胞各种疼痛因子受体的基因表达,减少疼痛因子受体的数量,使这类受体与肿瘤组织释放的疼痛因子结合减少,从而从源头上减少对疼痛源的启动,减弱疼痛信号传导至脊髓疼痛中枢。即降低瘤体区域的外周神经的敏感性,也升高了痛阈,避免了瘤体持续刺激导致的痛觉过敏和触发的疼痛。

通过化瘀祛邪、补肾益气、疏络止痛等治疗,可在一定程度上缓解肿瘤周围水肿,降低瘤体局部组织的压力,"解救"被压迫的神经纤维末梢。同时抑制瘤体释放疼痛因子,使其被破坏的局部组织和支配的局部组织的神经分布恢复正常,从而扭转患者瘀邪交结,凝而不散等疼痛的局部病理反应,达到缓解患者疼痛、稳定病情的效果。

▌▶ 如何运用中医药治疗脑水肿及颅内高压?

脑瘤手术后、放疗后出现的大范围脑水肿,可导致颅高压同时引起相应症状。西医常用大剂量甘露醇、类固醇激素治疗,用时效果不错,但停药后病情又会反复,长期使用会影响肾脏、免疫系统的功能,带来很多不良反应。在临床实践中发现很多散风活血利水药(如钩藤、胆南星、泽泻、通草、泽兰、车前草等)对于脑水肿、脑积水、硬膜下积液有不错的疗效,长期使用未见明显不良反应,可配合脱水利尿药物使用。

很多患者由于身体状况极度虚弱,不适合做手术和放疗、化疗治疗,那么中医中药可以单独用于治疗脑瘤,中医中药有清热解毒、扶正固本等疗效,中药往往可以从整体出发,减轻患者的症状,如偏瘫、失明、痴呆等,提高患者的生活质量;部分患者通过单独中药治疗也可达到稳定病情,延长生存期的目的。

▐▌▶ 如何运用中医药改善肿瘤患者的生活质量？

生活质量以往作为一个社会学概念,反映了人类为提高生存水平和生存机会所进行的活动能力,引入到医学领域,生活质量成为对躯体、精神及社会适应能力的综合健康评价指标。在肿瘤临床中,生活质量对评估治疗效果和方法都是有益的,例如对肿瘤的治疗疗效评价往往总是强调肿瘤的缓解率,如患者肿瘤局部缩小了,甚至达到了完全缓解,但全身状况很差,生活质量很低,结果生存期并没有延长,使个人或社会没有真正受益。随着医学的发展,临床治疗学已转向生物学—社会学模式,医学的重心从以"病"为中心,转向以"人"为中心,临床医生着重关注局部肿瘤的同时,也应顾全整个机体,其中包括患者心理、精神及其社会适应能力,从而使治疗效果具有更全面、更实用的综合价值。

目前众多的肿瘤患者已为晚期且不具备根治性手术的条件,但仍需治疗,对这些患者追求根治是不现实的。甲状腺癌、前列腺癌可长期带瘤生存,甚至患者未必死于本病,加之老年患者的并发症比较多,这时更应强调顾全整体,维持患者的生活质量。

中医药的双向调解作用表现为两方面,一方面是对某些生化及免疫指标的过高或过低起到平衡作用,纠正机体的某些失调,从而对维护生活质量有益,另一方面是"扶正"与"祛邪"相结合,既有强身健体的作用,又有抗肿瘤的效果,虽然中药作用缓慢,缩小肿瘤效果一般不如放疗、化疗,但中药多不具有较大毒性,并能做到"祛邪不伤正"及"扶正不助邪"。如益气健脾、补肾安神的刺五加,是"补虚"的中药,动物实验也证明有明显的抗疲劳、耐缺氧、提高免疫的功能,在抗肿瘤及维护生活质量中发挥了重要作用;中药薏苡仁具有甘补淡渗健脾的作用,其酯类提取物具有抗肿瘤的作用。

扶正中药是一组具有补益作用的药物,包括益气、养血、滋阴、助阳的功能,对虚弱的患者能起到提高生活质量的作用,具有对放疗、化疗减毒、保护骨髓、提高食欲、增强体力、改善睡眠、精神状况以及预防恶病质、延缓终末期肿瘤患者的衰竭等作用。

中、晚期肿瘤患者的临床症状是影响生活质量的重要因素,中医药对此有较好的疗效。贾英杰等观察中药治疗与中药加化疗治疗,对中、晚期恶性肿瘤患者生活质量各因素影响的差异性。中药组与中药加化疗组在抑制肿瘤病灶方面无统计学差异。中药组在改善症状方面优于中药加化疗组。中药组在改善患者生活质量总分等方面优于中药加化疗组。显示中药治疗可以作为独立治疗方式,应用于不适合放疗、化疗的中、晚期恶性肿瘤。

▮▮▶ 如何运用中医药改善肿瘤患者的心理状态?

中、晚期肿瘤患者诸多的临床症状是影响生活质量的重要因素,包括躯体和精神的各种表现。长期生存的癌症患者的并发症,一方面来自于肿瘤治疗,如手术、放疗、化疗造成的并发症;另一方面来自中、晚期肿瘤本身所具有的诸多临床症状,同时,还引发了许多心理及社会问题。

心理及社会问题往往被医务人员及社会所忽视。例如,早期的乳腺癌患者,经过手术及放疗、化疗,肿瘤可达到完全治愈,但是患者却因缺少一侧乳房而苦恼,加之治疗带来的脱发、面色萎黄、乏力、疼痛、厌食、上肢水肿等,从而使患者精神上蒙受着患病的焦虑和治疗损伤带来的双重打击,有时会引起严重的心理障碍,导致影响患者的生活质量,甚至会产生轻生的念头,使救治效果毁于一旦,而心理障碍的纠正恰是诸多医院比较薄弱的环节。由于临床强调根治性治疗,忽视了对症治疗,使某些完全缓解和部分缓解的患者的生活质量明显下降,产生医生满意而患者难过的现象,使一些适合放疗、化疗的患者,因恐惧不良反应而放弃治疗。因而,临床医生在对待癌症患者时,不但要注重"常规"治疗,也要认识到对症治疗和姑息治疗的必要性,并配合实施心理治疗,这样才能获得最佳疗效。

温馨提示

肿瘤压迫发展带来的症状往往需要进行全身化疗、靶向治疗、免疫治疗及局部放疗来缓解,如肝、肺转移就需要全身治疗,而骨、脑转移往往需要放疗干预。在功能上的不适,尤其心理方面,往往更依赖于中医药,如养心、安神、疏肝的中药可以调解患者的精神状态、改善睡眠、减少抑郁症的发生;活血、通络、行气的中药具有止痛效果;有补肾养血功能的黄精、何首乌、女贞子等中药,能够促进头发再生;党参、白术、山药等益气健脾的中药,可增进食欲、缓解消化道症状;人参、当归、黄芪等益气养血的中药,有保护骨髓、提高血细胞的功能等。通过这些治疗,可缓解肿瘤的症状,改善患者的心理状态,提高生存质量。同时,医护工作者应该为患者创造良好的社会环境,加强心理沟通,以改善肿瘤患者的生活质量。

第三章　中医食疗与肿瘤预防

▮▶ 食物与肿瘤有什么关系吗?

20世纪70年代以来，我国癌症发病率及死亡率一直呈上升趋势。研究表明,80%的癌症病因与生活行为有关。因此,有专家提出"生活方式癌"的概念。生活方式即个人和群体在长期的社会化过程中形成的一种行为倾向或行为模式。与健康相关的生活方式包括饮食、学习、劳作、休息、运动、个人卫生、家庭卫生、人际交流、保护环境等多方面的内容。

生活方式实际上是一种生活习惯。英国癌症研究会发布报告表明,英国每年确诊的癌症患者中,超过4成的患者由吸烟、饮酒、不爱吃蔬菜和水果、不运动等不良的生活方式引起。因此衣、食、住、行都可能引发"生活方式癌",其中以吸烟、酗酒、饮食、运动与癌症的关系最为密切。

这里略去吸烟和酗酒与癌症的关系，因为这已经是众所周知的癌症诱因。

近年来,国内外针对食管癌进行了大量的流行病学和病因学研究,表明食管癌的高发与社会经济状况低下、不良饮食习惯、疾病史和家族遗传等因素有关,其中饮食因素占重要地位。

腌制食品、霉变食品以及烫食、高盐饮食,或饮食不规律、进食速度快等是食管癌的致癌危险因素。腌制食品、霉变食品中含有亚硝基化合物,该物质对多数动物有很强的致癌作用。长期吃热、烫的食物会使食道黏膜受损,70度以上的烫食对食管黏膜上皮细胞的增殖周期会产生严重影响,并且为细胞在有害代谢产物作用下产生癌变创造了有利条件。

进食速度快、饮食不规律等不良饮食方式是随着社会压力增大、生活节奏加快出现的。当食物缺乏充分咀嚼时,食物中的粗糙物质长期损伤食管黏膜,尤其是在生理狭窄区。长期饮食不规律将导致食管运动和协调障碍,并引起食管的损伤。

胃癌主要是由于环境因素(包括生活方式)所致的恶性肿瘤。国内外胃癌流行病学调查资料均表明,饮食习惯不好(三餐不定时、暴饮暴食、进食快、喜爱烫食等)为患有胃癌的危险因素。如果饮食习惯不好,容易造成胃负担过重,从而导致机械的胃黏膜损伤以及胃液的分泌紊乱,久之引起慢性胃病。而慢性胃病,尤其是萎缩性胃炎会使胃黏膜保护和屏障作用遭到破坏,增加致癌物的致癌风险。此外,常食用腌制食品会提高胃癌的危险率,动物试验和流行病学研究均发现,腌制食品摄入量与胃癌发生率呈正相关。

大量的流行病学资料表明,高脂肪膳食能显著地增加结直肠癌的发病率。研究显示,饱和脂肪酸的饮食会增加结肠中胆汁酸的浓度,并改变大肠菌群的组成,而胆汁酸经细菌作用可生成某些致癌物质。食物纤维有吸收水分、增加粪便量、稀释肠内残留物浓度、缩短粪便通过大肠的时间,从而减少致癌物与结肠黏膜接触时间的作用。所以,高脂肪饮食和膳食纤维不足是引发大肠癌的重要因素。此外,精制糖特别是蔗糖含量高的膳食可能增加患结、直肠癌的风险。

● 食管癌。经调查研究,已发现以下几个要点。①缺少维生素 A、维生素 C 和维生素 E。②缺少某些微量元素,如钼、锌、镁、硒等。③进食腌制和霉变食物。致癌物质亚硝胺可引发多种癌症,其中,二甲基亚硝胺、二乙基亚硝胺以及甲基苄基亚硝胺都能在腌制的肉类与鱼类、粗制的鱼露中发现。在陈萝卜干、陈玉米面、酸菜及某些霉变食品中,甚至香肠、啤酒中也都或多或少地存在这些致癌物质。发霉食品中除亚硝胺外还有真菌毒素,这些毒素本身可以引起癌症,还与亚硝胺有协同致癌作用。④喝酒加吸烟会引发食管癌的发生率显著上升。

● 胃癌。据国内外流行病学研究,胃癌的发生可能与下列因素有关。①喜欢吃熏烤食物。食物在熏烤过程中会产生大量的多环芳烃化合物,其中含有苯并芘等强致癌物质,它可渗透至整个食物。熏烤过程中,蛋白质在高温下,尤其在烤焦时会分解并产生致癌的成分。②饮水及粮食中的硝酸盐、亚硝酸盐含量偏高。而硝酸盐、亚硝酸盐在人的胃中，可能与胺类结合，形成亚硝胺，这是很强的致癌物质。③喜欢吃腌制食物。④吃霉变食物，发现胃癌高发区的粮食与食品受真菌污染严重，甚至在胃癌患者的胃液中，检测出真菌及其毒素。⑤酗酒可损伤胃黏膜，引起慢性胃炎。酒精可促进致癌物质的吸收，损害和减弱肝的解毒功能。

肝癌。在我国沿海地区，尤其在长江三角洲及珠江三角洲等地发病率最高。肝癌的发生与饮食的关系如下。①食物的黄曲霉菌污染。我国肝癌的地域分布与黄曲霉菌污染分布基本一致，粮、油、食品受黄曲霉毒菌污染严重的地区，肝癌的发病率与死亡率也高。②乙型肝炎病毒的传染。我国约有10%的人曾感染乙型肝炎病毒，肝炎病毒主要是由于饮食习惯和饮食卫生不好，并通过饮食和未消毒的餐具传染给健康人。部分慢性肝炎患者会发生肝癌。③水源的污染。饮水污染的程度与肝癌发病呈正相关，提示污染的水中含有致癌、促癌物质，例如蓝绿藻毒素、腐殖酸等。④酗酒。酗酒明显损伤肝脏，可导致营养不良、肝硬化，在此基础上可发展成肝癌。

结肠、直肠癌。①高脂肪膳食。吃高脂肪膳食的人群，其结肠、直肠癌的发生率比吃低脂肪膳食的人群高，这在动物实验中已得到证实。②膳食纤维不足。饮食中植物纤维素多的国家如非洲、芬兰、日本，我国的结、直肠癌的发病率明显低于欧美国家。③其他因素。多吃含丰富维生素 A 的食物，可降低结、直肠癌的发生，爱喝啤酒或既喝啤酒又喝其他酒的人群，其直肠癌发病率较高。

其他癌。很多资料证明，高脂肪与高热量的饮食与乳腺癌发生呈正相关，肺癌患者常缺维生素 A 和硒。有报告认为，高脂肪饮食可能与子宫内膜癌、卵巢癌、前列腺癌和胆囊癌的发生有关。喉癌、口腔癌与吸烟、酗酒有关，甲状腺癌与饮食中缺碘有关，鼻咽癌与饮食中亚硝基化合物(如亚硝胺)的污染有关。

癌症与饮食有着密切的关系，我们在日常的饮食生活中如果没有一个科学合理的饮食结构，而只是为了我们的嘴巴一时兴起，那么最终会给身体带来不良的影响。

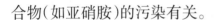 **中医食疗有哪些特色？**

中医食疗在肿瘤预防中起很大作用，特别是对消化道肿瘤预防的效果较好。肿瘤的最好防治办法是预防，我国卫生部门应当把肿瘤预防放在首位，充分挖掘和发挥中医食疗预防肿瘤的作用。肿瘤食疗通过饮食调节，增强体质，使各种治疗能正常进行，起到辅助治疗作用，并能提高免疫功能，防止复发和转移。肿瘤是消耗性疾病，合理的营养支持，已成为肿瘤治疗的重要组成部分，它与抗肿瘤治疗两者相辅相成。肿瘤忌口不是绝对的，可以变通。忌口要因人因病因治疗方法而异。中医非常重视病后食物的调养作用，并认为它是恢复健康的一个重要手段。药补不如食补，食补对调理脾胃十分重要，以甘淡饮食为主，注意缓调，持之以恒。

中医食疗是中医学的重要组成部分，并且有许多特色，在预防肿瘤、治疗肿瘤和肿瘤康复中起到许多重要作用。

(1)中西医营养学比较以及中医食疗的特色

中医食疗是建立在中医营养观基础上的，它认为药食同源，食物同药物一样具有四气五味。中医营养学十分重视食物的寒热温凉，这四气对机体体质和病情的影响，以及辛甘酸苦咸五味与五脏的关系。尤其重视食物的属性，将食物分为阳性、阴性和中性三大类。认为谷属及中性食物，阴阳比例大致平衡，是人类最主要的较好的食物，符合"阴阳平衡即健康"的中医基本观念。而蔬菜、水果及豆类等食物则属阴性食物；动物类食物(包括肉、蛋、乳、酪等)以及海产品(鱼、藻类、海制品等)等则属阳性食物。但阳中有阴,阴中有阳,如同属动物类的家禽,天上飞的鸽子及公鸡则属阳中之阳,而水中游的鸭子则性偏寒,属阳中之阴。同属鱼类的海鱼,由于很腥,属阳中之阳;淡水鱼微腥,则属阳中之阴。又如生活在水上层的鱼类,如鲫鱼、虾则较生活在水下层及泥土中的龟鳖、黑鱼、鳝鳅更辛散,故民间常用鲫鱼、虾米通乳发奶,而用龟鳖、黑鱼滋阴清热。如此类推,蔬菜水果也均可分为寒温阴阳两类,即气味浓烈辛散的葱、姜、大蒜、芹菜、韭菜、柑橘、荔枝等均属阴中之阳;而气味甘淡的萝卜、白菜、梨、苹果、西瓜等则均属阴中之阴。中医营养学认为,饮食在很大程度上影响人体的健康,它不是通过量起作用,而是通过质(食物的阴阳属性)起作用。

20 世纪 70 年代中期美国国家营养学会曾发表一项生理营养议案,就是根据中医的阴阳学说提出的

- 建议增加高分子糖类的摄取,特别是谷类、蔬菜及水果的摄取,减少食糖的摄取。
- 减少动物食品特别是饱和脂肪及胆固醇的摄取。
- 把盐的摄入从每日 15 克减少到每日 3 克。中医营养观正在逐步被世界广泛接受,并逐步改变单纯以热量计算和仅以蛋白质为唯一衡量食物营养价值的标准(即严格的物质定量分析),避免了西医营养学观念的片面性、也补充了其不足。

中医食疗具有以下几个鲜明特点。

● 平衡饮食原则。是指饮食的种类齐全,数量充足,比例适当。第一,要种类齐全,"食不厌杂"。《黄帝内经》说:"五谷为养,五果为助,五畜为益,五菜为充。气味合而服之,以补精益气"。第二,要寒热温凉阴阳平衡。寒凉之食可清热,但易伤阳,如过食、久食阴性食物,则可产生阳虚,或生内寒;温热之食可去寒,但易伤阴,如过食、久食阳性食物,则易产生阳亢,或生内热,所以饮食一定要保持寒热温凉的平衡。第三,要保持酸苦甘辛咸五味的平衡,五味都是人之所需,但是过偏就会损害健康。第四,要注意食物的合理配伍。中医认为,食物之间也同药物一样存在着相须相使、相畏相杀和相恶相反的关系,食物配伍一定要符合前两种关系,避免后四种关系。

●有利无害原则。中医食疗十分强调对身体有利无害原则,认为脾为后天之本,为人体水谷精微的主要来源,任何饮食尽量不要损伤脾胃功能,这是其一。中医比较重视不同生理状态下的饮食禁忌,首先是病中饮食禁忌。《金匮要略》曾指出:"所食之味,有与病相宜,有与身为害,若得宜则宜体,害则成疾"。所以在疾病发展的不同时期,就会有不同的饮食宜忌,尤其是肿瘤疾病,因易复发和转移,更需要注意饮食禁忌。

●三因施食原则。中医食疗主张因人、因时、因地制宜,饮食营养要与人的身体状况相适应。要因人施食。中医对于男女老幼有着不同的食养进补原则。认为男性属阳,阳常有余,阴常不足,平时可多食阴性食物。少女属阴,阳常不足,阴常有余,平时可多进食温热阳性食物;但中年产妇气血常不足,阴虚内热,又宜多食益气养血清热的食物。老年人要以健脾补肾的食物为主,儿童则宜以健脾养胃的食物为主。中医还十分注意因不同季节、不同地域所选食物亦不同。

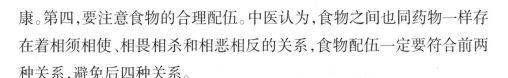

中医食疗在肿瘤预防中有哪些作用?

肿瘤是一类特殊疾病,尤其是消化道肿瘤与饮食密切相关。中医食疗在肿瘤预防及治疗中有着不可忽视的作用,同时,在肿瘤的康复过程中,中医食疗也起到一定的预防复发和转移的作用。

(1)中医食疗在肿瘤预防中的作用

1998年8月召开的第17届世界肿瘤大会上提出:"人们若想远离癌症,最有效的途径是彻底改变不良的生活和饮食习惯"。原因在于70%以上的癌症患者是因为不正确的生活方式及不良的饮食习惯引起的,特别是消化道肿瘤更是与不良饮食习惯息息相关。有资料表明:食管癌和胃癌与平时经常进热食、快食、辛辣食物、粗糙食物以及熏腊制品有关。中医认为,热久伤阴,津枯血燥,瘀热停聚,可造成食道及胃黏膜损害,最终恶变成肿瘤。城市中的大肠癌较农村明显增多,这与住在城市的人大多喜食肥甘厚腻及精细食物有关。

中医肿瘤病因学在饮食营养因素方面已提出四个观点

- 不吃饮食中自身存在有致癌物质的食物(如含亚硝酸胺类的腌制熏烤品)。
- 不抽烟,少饮酒,不吃过热,煎烤及坚硬粗糙的食物。
- 不过食肥甘厚味、高脂肪及高蛋白质的食物。
- 改变不良饮食习惯,以免诱发癌变。

能够坚持这四个方面,那么患消化道肿瘤的概率就会大大降低。

近十几年来国内外的研究资料还表明:蔬菜及水果中的多种维生素(主要为维生素 A、维生素 C、维生素 E 及 β－胡萝卜素等),十字花科蔬菜(主要为甘蓝、菜花、花椰菜、汤菜等)、大蒜(包括葱类)、茶叶(主要是绿茶)以及富含硒的食物对肿瘤均有较好的预防作用。维生素 A 是上皮细胞保护剂,对于皮肤和黏膜的化生及癌前病变,一方面可以防止其癌变,另一方面可以促进其恢复正常。β－胡萝卜素是维生素 A 的前体,比维生素 A 更适合预防肿瘤。维生素 C 和维生素 E 的作用相近,可抑制和阻断强致癌物亚硝胺在体内合成,具有病因学的预防意义。人们日常食用的十字花科类蔬菜、大蒜、葱和绿茶都有显著抑癌作用,其主要抑癌机制可能是调控致癌物的活化代谢,防止细胞的过氧化状态,保护生物大分子受损。硒也具有广谱防癌作用,如抗致突变作用、抗氧化作用、促进致癌物的体内灭活及抗细胞增殖作用等。癌症研究的根本目的是降低发病率及死亡率,降低发病率主要靠预防,降低死亡率主要靠治疗。

癌症的最好防治办法是预防。如果效果确实,预防是最少代价、最少痛苦、最合理的控制癌症的方法。目前欧美等发达国家已将肿瘤的防治重点逐步转到预防，已纷纷成立了肿瘤预防部门，并花大量精力来研制肿瘤化学预防药物。

中医食疗是中医预防医学的重要组成部分，中医预防医学充分体现了中医的整体观念和调整原理。

▌▌▶ 中医食疗在肿瘤康复中有哪些作用？

肿瘤食疗是希望通过饮食的调节增强体质，使各种治疗能正常进行，它能起到辅助治疗作用，并能提高身体免疫功能，防止复发和转移。饮食宜忌历来是中医传统理论中的组成部分。对肿瘤是否要忌口说法不一，西医认为无须忌口，想吃什么就吃什么，部分中医则主张非常严格的忌口，让患者无所适从。作者认为忌口符合中医理论，在中医文献中有不少关于忌口的要求。一些复发和转移肿瘤的病例也常因为饮食不慎而导致"食复"或病情加重、加剧。肿瘤和其他疾病一样，忌口是必要的，但又不是绝对的，它是可以变通的。肿瘤患者必须忌口，但不宜过分严格，某些医生对肿瘤患者一律施以苛刻的近乎吃素式的"忌口"，根本不符合肿瘤是消耗性疾病的认识，也无法保证患者"体虚进补"和营养的需求。营养不良和恶病质是恶性肿瘤特别是晚期肿瘤患者常见的临床表现，其发生率约占40%。因此，改善患者的营养，保持良好的营养状态，避免恶病质，增强免疫力，对保证患者顺利完成抗肿瘤治疗是十分必要的。针对肿瘤患者的合理营养支持已成为肿瘤治疗的重要组成部分，只有营养支持治疗与抗肿瘤治疗两者相辅相成，才能达到提高治疗疗效、改善预后的目的。

忌口要因人因病因治法而异,忌口的原则如下

● 因人而异,针对患者体质,如平素脾阳虚容易腹泻的患者,忌食生冷黏滑的食物;肺胃阴虚口干舌红的人,切忌食用辛辣香燥的食物。
● 因病而异,如肝癌有黄疸者应忌食大荤、大油以免加重肝脏负担,避免使其进一步损害肝功能;肺癌咯血者应忌食辛辣发散的食物,以免导致严重大出血。
● 因治法而异,如鼻咽癌放疗中和放疗后,热度伤阴,口干舌燥,应终生禁食辛辣的食物。

总之,肿瘤患者的饮食须依据患者的体质、病种及治疗方法而异,像药物治疗那样辨证施食。关于忌口的变通,凡是患者喜爱的食品或虽与辨证相反,但患者感觉吃了后心情舒适,能增进食欲,情绪好转的食物,也可以少食,因其可振奋胃气,促使患者情绪开朗,而这有利于身体的康复。

▶ 中医食疗有哪些原则?

中医食疗是保持身体健康的一个重要手段,中医食疗在实践中也总结出了一套属于自己的思想和经验。那么,中医食疗的基本原则是什么?

中医食疗的基本原则是:辨证施膳、全面膳食、饮食有节。

(1)辨证施膳

辨证施膳是中医治疗疾病的指导原则,即在临床治疗时要根据病情的寒热虚实,结合患者的体质以相应的施膳。只有在正确辨证的基础上进行选食配膳,才能达到预期效果。否则不仅于病无益,反而会加重病情。

中医认为,临床病症不外虚证、实证、寒证、热证。如神疲气短、倦怠懒言、舌质淡、脉虚无力等为虚证;形体壮实、脘腹胀满、大便秘结、舌质红、苔厚苍老、脉实有力等为实证;怕冷喜暖、手足不温、舌淡苔白、脉迟等为寒证;口渴喜冷、身热出汗、舌红苔黄、脉数等为热证。根据中医"虚者补之""实者泻之""热者寒之""寒者热之"的治疗原则,虚证患者以其阴阳气血不同之虚,分别给予滋阴、补阳、益气、补血的食疗食品治之;实证患者应根据不同实证的症候,给予各种不同的祛除实邪的食疗食品,如清热化痰、活血化瘀、攻逐水邪等;寒性病证,给予温热性质的食疗食品治之;热性病证,给予寒凉性质的食疗食品治之。

在辨证施膳的时候,必须考虑个人的体质特点。例如形体肥胖之人多痰湿,宜多吃清淡化痰的食品;形体消瘦之人多阴虚血亏津少,宜多吃滋阴生津的食品。春季万物始动、阳气越发,此时要少吃肥腻、辛辣之物,以免助阳外泄,应多食清淡的蔬菜、豆类及豆制品;夏季炎热多雨,宜吃些甘寒、清淡、少油的食品,如绿豆、西瓜、鸭肉等;秋季万物收敛、燥气袭人,宜吃些滋润性质的食品,如乳类、蛋类等;冬季天寒地冻、万物伏藏,此时最宜吃些温热御寒之品,如羊肉、狗肉、干姜等。

(2)全面膳食

所谓全面膳食,就是要求在饮食内容上尽可能做到多样化,讲究荤素食、主副食、正餐和零食等之间的合理搭配。现代营养学认为人体所需要的各种营养素主要包括蛋白质、脂肪、糖类、维生素、矿物质、水和纤维素七大类物质。这几大类营养素分别存在于不同种类的食物中,如粮食类食物主要含有丰富的糖类;蔬菜、水果中含有大量的维生素、矿物质和纤维素;鱼、肉、牛奶、鸡蛋类则是蛋白质的主要来源。如果一味追求素食,进食谷类、蔬菜类食物,摒弃或限制动物性食品的摄入,久则使蛋白质的供给不足,不能满足机体新陈代谢的需要,可引起低蛋白血症,也会影响脂溶性维生素 D、维生素 E 等吸收,并引起一系列症状。如果效仿西方的膳食结构模式,大量摄入动物性食品,势必使某些肿瘤如乳腺癌、前列腺癌、结肠癌、直肠癌等的发病率明显升高,也会使动脉硬化、冠心病、糖尿病、痛风等病的发生率升高。所以为了保持身体健康,必须平衡膳食。

全面膳食是现代营养学一个基本的观点，在中医食疗学中早有类似认识，《黄帝内经》中曾经明确提出膳食配伍的原则："五谷为养，五果为助，五畜为益，五菜为充，气味合而服之，以补精益气"。五谷，为米、麦及其他杂粮类食物的泛称，五果、五菜则分别指古代的五种蔬菜和果品，五畜泛指肉类食品。谷、肉、果、菜这四大类食物，分别为人体提供所需要的糖类、脂肪、蛋白质、矿物质、维生素、纤维素等，以满足人体功能活动的需要。

(3)饮食有节

饮食有节是指每天进食宜定时、定量，不偏食，不挑食。主要有两层含义，一是指进食的量，二是指进食的时间。

饮食定量，主要强调饮食要有限度，保持不饱不饥，尤其是不暴饮暴食。否则会使肠胃功能紊乱，导致疾病的产生。《黄帝内经》："饮食自备，肠胃乃伤"。《千金要方》明确指出饮食过量的害处："不欲极饥而食，食不可过饱；不欲极渴而饮，饮不可过多。饮食过多，则结积聚；渴饮过多，则成痰癖"。现代医学认为，人体对食物的消化、吸收和利用，主要靠脾胃的功能，若饮食过量，短时间内突然进食大量食物，势必加重胃肠负担，使食物不能及时消化，进一步影响营养物质的吸收和输布，从而产生一系列疾病。相反，进食过少，则脾胃气血化生乏源，人体生命活动缺乏物质基础，长时间会导致营养不良以及相应病变的发生。因此，饮食有节、食量有度是保证身体健康的重要条件。

进食时间，我国传统的进食方法是一日三餐，即早、中、晚。这与饮食在胃中停留和传递时间有关。研究证明，早、中、晚这三个时间内人体的消化功能特别活跃。按照相对固定的时间有规律地进食，可以保证消化、吸收功能有节奏地进行活动，脾胃协调配合，肠胃虚实交替，有张有弛，食物则可有条不紊地被消化、吸收和利用。若不分时间，随意进食，就会使肠胃长时间工作，得不到休息，以致打破肠胃消化的正常规律，久而久之可发生脾胃病变。

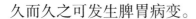 **食物有哪些性能?**

食物的性能简称食性、食气、食味等,是指食物的性质和功能,是认识和使用食物的重要依据。各种食物由于所含的成分及其含量多少的不同,对人体的保健产生的作用也就不同,从而表现出各自的性能。食物的性能主要包括四气、五味、升降浮沉、归经等方面。

(1)食物的四气

食物的四气,是指食物具有寒、热、温、凉四种性质,也称四性,因为凉仅次于寒,温与热性质相近,所以实际上是寒、热两个方面的性质。确定食物"性"的依据和药物是相似的,只是对象不同而已。也就是说,食物的性是从食物作用于机体所发生的反应中概括出来的,与食物的食用效果是一致的。一般而言,寒凉性质的食物,具有清热泻火、凉血解毒、平肝安神、通利二便等作用,如西瓜、苦瓜、萝卜、梨、紫菜、蚌蛤等,主要适用于热性病证,临床表现为发热、口渴心烦、头晕头痛、小便黄赤、大便秘结等,此类食物也是素体阳热亢盛、肝火偏旺者首选的保健膳食。温热性质的食物,有温中散寒、助阳益气、通经活血等作用,如姜、葱、韭菜、蒜、辣椒、羊肉、狗肉等,适用于寒性病证,临床表现为喜暖怕冷、肢体不温、口不渴、小便清长、大便稀薄等,此类食物是平时怕冷的虚寒体质者适宜的保健膳食。还有一类食物,其寒热性质不太明显,称为平性,具有平补气血,健脾和胃等功效,无论寒证、热证均可使用,也可供脾胃虚弱者保健之用。

(2)食物的五味

食物的五味,是指食物具有酸、辛、苦、甘、咸。它的实际含义不只是味觉的概念,更主要还含有功能的内涵。不同味道的食物,其功效各异。一般说来,酸味,包括涩味,有敛汗、止泻、涩精等作用,如梅子、胡颓子等,合理食用,可用于多汗、久泻、遗精、滑精等病症,多食则引起筋脉挛缩;酸味与甘味合用,能生津止渴,可用于津伤口渴;苦味,有清热泻火、止咳平喘、泻下等作用,如苦瓜、青果、枸杞苗等,用于热性病发热、烦渴、气逆、咳嗽喘气、呕哕等症状,多食则损伤脾胃阳气,导致滑泻;甘味,有补虚、和中、缓急止痛等作用,如栗子、甜杏仁、南瓜、葡萄、大枣、饴糖等,用于脾胃虚弱、气血不足引起的神疲乏力、饮食减少、脘腹疼痛等症状,多食则窒塞、滞气,使人满闷不适;淡味附于甘味,常甘淡并称,有利尿除湿作用,如薏米、荠菜、冬瓜等,常用于水湿内停水肿、小便不利等症状;辛味,包括芳香、辛辣味,有发汗解表、行气、活血、化湿、开胃等作用,如葱、生姜、薤白、玫瑰花、茉莉花、胡椒等,对于感冒恶寒、发热、鼻塞流涕、咳嗽,以及肝胃气滞、饮食不香、胃脘不适、胁肋胀痛等病症较为适宜,多食则散气耗津;咸味,主要有化痰软坚散结作用,如海带、紫菜等,用于痰瘀互结引起的病症,如痞块、瘰疬结核、瘿瘤等症状,多食则气血凝滞。除此之外,醋的酸、糖的甘、香料的辛、盐的咸,又是不可缺少的调味品,有增进食欲的作用。每种食物所具有的味可以是一种,也可以兼有几种。

(3)食物的升降浮沉

食物的升降浮沉,是指食物的作用趋向。在正常情况下,人体的功能活动有升有降,有浮有沉。升与降、浮与沉相互失调或不平衡,可导致机体发生病理变化。如脾气当升不升,则浊气下降,表现为脱肛、子宫脱垂等下陷的病症;胃气当降不降,可表现为呕吐、呃逆等气逆病证。利用食物本身升降浮沉的特性,可以纠正机体升降浮沉的失调。一般来说,食物的升降浮沉与食物的气与味有密切的关系,即食物的气味性质与其阴阳属性决定食物的作用趋向。凡食性温热、食味辛甘淡食物,其属性为阳,其作用趋向多为升浮,如姜、蒜、花椒等;凡食性寒凉、食味酸苦咸的食物,其属性为阴,其作用趋向多为沉降,如杏仁、梅子、莲子、冬瓜等。在日常食用的食物中,沉降趋向的食物多于升浮趋向的食物。

(4)食物的归经

食物的性能也表现在归经上。食物的归经是指食物主要对人体某些脏腑及其经络有明显选择性的特异作用,而对其他经络或脏腑作用较小或没有作用。它是根据食物被食用后反映出来的效果,并结合人体脏腑经络的生理病理特点概括得来的。如生姜、桂皮能增进食欲,萝卜、西瓜能生津止渴,而胃主受纳,又喜润恶燥、食欲减退、津少口渴之症属于胃,故以上四物归属胃经;柿子、蜂蜜能养阴润燥、缓和咳嗽喉燥,咳嗽咳痰之症属于肺,故以上二物归属肺经;枸杞子、猪肝能治夜盲、目昏,海蜇、茼蒿能治头晕目眩,而肝开窍于目,目得血而视明,肝热上升则目赤肿痛,诸症皆属于肝,故以上四物归属肝经。而如胡桃仁、甜杏仁、香蕉之类,既能润燥止咳,又能通利大便,且所治之肺燥咳嗽、肠燥便秘之症属于肺与大肠,故以上三物归属肺与大肠二经。

(5)以脏补脏

以脏补脏是指用动物的脏器来补养人体相应的脏腑器官,或治疗人体相应脏腑器官的病变,又称以脏治脏或脏器疗法。如用猪肝来补肝明目,用猪肾来补肾益精,用胎盘治疗不孕症等。前人在长期的医疗保健实践中,观察到许多动物的脏器不仅在外部形状和解剖结构上与人体相应的脏器形似,而且在功能上也与人体相应脏器相近,从而对相应脏腑有补益或治疗作用。各种动物脏器对人体脏腑器官的作用,各有偏重,如有的偏于补气,有的重在补血,有的偏于补阳,有的偏于养阴。因此,在具体应用时,应根据其特点和人体脏腑器官的具体情况来考虑。但需注意,并非所有动物脏器都可以用来补养人体的脏器,特别是一些动物的腺体和淋巴组织,如猪的肾上腺、甲状腺等,或对人体有明显的损害,或有比较严格的剂量限制,均不可作为食物使用。

(6)食物配伍关系及配方原则

在日常生活和临床实践中，单独应用一种食物来增进营养或治疗疾病的情况是很少的，为增强食物的效用和可食性，常常把不同的食物搭配起来应用，这种搭配关系，称为食物的配伍。与药物的配伍同理，食物的配伍基本分为协同和拮抗两个方面。食物的协同配伍包括相须、相使；拮抗方面包括相畏、相杀、相恶和相反。

【相须】同类食物相互配伍使用，起到相互加强的功效。如治疗阳痿可以食用韭菜炒胡桃仁，韭菜与胡桃仁均有温肾壮阳之功，协同使用，则壮阳之力倍增；再如治肝肾阴虚型高血压的淡菜皮蛋粥中，淡菜与皮蛋共奏补肝肾、清虚热之功。

【相使】以一类食物为主，另一类食物为辅，使主要食物功效得以加强。如治疗类风湿性关节炎的桑枝、桑葚酒，辛散活血通经的酒，加强了桑枝的祛风湿作用；治疗风寒感冒的姜糖水中，温中和胃的红糖，增强了生姜温中散寒的功效。

【相畏】一种食物的不良作用能被另一种食物减轻或消除。如扁豆中植物血凝素的不良作用能被蒜减轻或消除。某些鱼类的不良作用，如引起腹泻、皮疹等，能被生姜减轻或消除。

【相杀】一种食物能减轻或消除另一种食物的不良作用，实际上相畏和相杀是同一配伍关系从不同角度的两种说法。

【相恶】一种食物能减弱另一种食物的功效。如萝卜能减弱补气类食物（如山药、山鸡等）的功效。

【相反】两种食物合用，可能产生不良作用，形成食物的配伍禁忌。据前人的经验，食物的配伍禁忌比药物的配伍禁忌（十八反、十九畏）还多。如柿子忌茶、白薯忌鸡蛋、葱忌蜂蜜等。但对食物禁忌的经验，目前尚缺少科学结论，有待于今后加以重视和研究。

(7)食物的配方原则

食疗方不是几种食物简单地相加,而是在中医理论指导下,将两种或两种以上的食物按照一定的配方原则加以组合而成的,它与方剂学的配方规律一致,并与烹饪学中的配菜相联系。即必须遵循君、臣、佐、使的配方原则,同时与配菜中的主料、辅料和佐料相结合。概括为主料、辅助料和佐助料。

【主料(君)】根据食疗的需要而起主要作用的食物,可由一种或两种以上的食物所组成。如治疗老年性慢性支气管炎的猪肺粥中,猪肺益肺气,薏米健脾气,二者共同发挥补脾益肺之功,均为主料。

【辅助料(臣)】辅助主料以加强食物的功效,或治疗兼症的食物。如治疗肺结核的白木耳鸡蛋羹中,重用白木耳养阴润肺止咳为主料,配用鸡蛋养阴润燥,以增强白木耳的功效,为辅助料。

【佐助料(佐、使)】消除主料的毒性或副作用,或调味增色,或引导主、辅料归入人体某脏腑经络的食物。如各种菜肴类食疗的食物中,常用的姜、葱、黄酒等为佐助料。

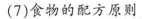 **中医有哪些饮食禁忌?**

中医所指的饮食禁忌包括广义和狭义两种概念。广义的饮食禁忌概念涉及食物与体质、地域、季节、年龄、病情,以及饮食调配、用法、用量等方面,狭义的饮食禁忌仅指饮食与病情方面的禁忌。

(1)患病期间的饮食禁忌

患病期间的一般饮食禁忌是根据病症的寒热虚实、阴阳偏胜,结合食物的五味、四气、升降浮沉及归经等特性来加以确定的。中医学在患者的饮食禁忌方面积累了很多经验,并有系统的理论指导。

根据中医文献记载,古代医学家把患病期间所忌食的食物概括为以下几大类

- 生冷。冷饮、冷食、大量的生蔬菜和水果等,为脾胃虚寒腹泻的患者所忌。
- 黏滑。糯米、大麦、小麦等所制的米面食品等,为脾虚纳呆,或外感初起患者所忌。
- 油腻。荤油、肥肉、煎炸食品、乳制品(奶、酥、酪)等,为脾湿或痰湿患者所忌。
- 腥膻。海鱼、无鳞鱼(平鱼、巴鱼、带鱼、比目鱼等)、虾、蟹、海味(干贝、淡菜、鱼干等)、羊肉、狗肉、鹿肉等,为风热证、痰热证、斑疹疮疡患者所忌。
- 辛辣。葱、姜、蒜、辣椒、花椒、韭菜、酒、烟等,为内热证患者所忌。
- 发物。指能引起旧疾复发,新病增重的食物。除上述腥、膻、辛辣等食物外,尚有一些特殊的食物,如荞麦、豆芽、苜蓿、鹅肉、鸡头、鸭头、猪头、驴肉等,为哮喘、痛风、皮肤病患者所忌。

　　不同病症的饮食禁忌。倚床上病症有寒热虚实之不同,因此,在运用食物疗法时必须考虑病症的具体性质,遵循"热者寒之""寒者热之""虚者补之""实者泻之"的治疗原则。

治则如下

- 寒证。治疗原则为益气温中、散寒健脾,宜食温性、热性食物,忌食寒凉、生冷食物。
- 热证。治疗原则为清热、生津、养阴,宜食寒凉性质的食物,忌食温燥伤阴的食物。
- 虚证。治疗原则为补益正气,阳虚者宜温补,忌用寒凉;阴虚者宜清补,宜用清淡凉润的食物,忌用温热。一般虚证患者忌吃耗气损津、腻滞难化的食物。阳虚患者不宜过食生冷瓜果、冷性及性偏寒凉的菜肴食物;阴虚患者则不宜吃一切辛辣刺激性食物,如酒、葱、大蒜、辣椒、生姜等。由于虚证患者多数有脾胃功能的减退,难于消化吸收,因此也不宜吃肥腻、油煎、质粗坚硬的食物,食物应清淡而富于营养为宜。
- 实证。是指邪气盛实而言,如热证、寒证中都有实证,在虚证中也有正虚邪实的。饮食宜忌也要根据辨证情况标本兼治,或者急则治其标,缓则治其本,抓住主要矛盾才能配合药物治疗而获得良好的效果。

　　(2)服药饮食禁忌

　　服药期间对某些食物的禁忌,前人称为服药禁忌,也就是通常所说的忌口。在古代文献上有甘草、黄连、桔梗、乌梅忌猪肉,薄荷忌鳖肉,茯苓忌醋,鳖鱼忌苋菜,鸡肉忌黄鳝,蜂蜜忌葱,天门冬忌鲤鱼,白术忌大蒜、桃、李,人参忌萝卜,土茯苓忌茶等记载。但对于这些内容不能绝对化,应灵活掌握,科学对待,有的内容有待于临床进一步证实。

▌▌▶ 肿瘤患者的饮食有哪些注意事项?

肿瘤患者不光需要服用中药治疗,饮食调理也很重要。要食药并重,合理忌口,科学进补。

● 食药并重:食疗膳食中的许多食品是药品的一部分,有一定的疗效,可提高免疫力。放疗、化疗等各种针对肿瘤的治疗手段在杀灭肿瘤细胞的同时,也会损害机体的正常细胞,导致正气亏损。

● 合理忌口:对于中医所提及的"发物"如鸡、鱼、虾等,是否能引起肿瘤复发,目前尚无定论,但这些物质均是人体蛋白质等生命物质的重要来源,而放疗、化疗后,患者机体消耗增加,每日所需蛋白质和热量都比正常人要高,所以过分强调忌口不利于康复。

● 科学进补: 有的患者家属或者亲朋好友送来了好多补品, 总觉得吃总比不吃好,这是错误的。具有食疗作用的食物与药物一样, 也有自己的偏性。有的补品偏凉,有的补品偏热,要根据个人的体质。有些接受放疗、化疗的患者脾胃功能受到影响, 消化吸收跟不上, 有的患者服用了补品后出现腹胀或食欲差,这就是中医所说的"虚不受补"。所以进补应循序渐进,在医生的指导下进行。

温馨提示

大量医学研究表明,饮食营养合理,选用食物得当,重视饮食保健,是完全可以预防和对抗癌症的。利用防癌抗癌的食物疗法,在癌症防治中是可取的。

选择时要注重以下几点

- 应进食满足人体所需的足够营养和维持患者良好的营养状态的食物，以增强机体的免疫功能进而支持肿瘤的治疗。
- 由于肿瘤患者所患肿瘤的性质、部位、治疗方式和所处的病程的不同，以及个体之间的体质差异，临床所见的症候差异也极大。因此，作为肿瘤治疗中重要辅助措施的食物疗法，其选择和配伍也要因人、因时、因病而异。
- 多吃新鲜的蔬菜和水果，以及各种豆类和菌、藻类食物。改变单纯以精白米、面做主食的习惯，适宜地调配一定比例的"粗粮"，如全麦面粉、玉米粉等。饮食中增加坚果类食物，如核桃仁、莲子、红枣、葡萄干、花生仁等。
- 食物来源中应多食用海鱼以及鱼类等水产品。作为日常膳食饮料应每日服食嗜酸乳杆菌制备的酸奶，最好用低脂或无脂的酸奶。
- 癌症患者应绝对忌烟、酒，少食辛燥生冷、油腻肥甘的食物。对于可以引起肿瘤细胞生长、导致旧病复发的食物，如虾、蟹等，应少食或忌食。

▶哪些食物具有防癌、抗癌的作用？

(1)芦笋

芦笋为百合科石子柏的嫩茎，俗称龙须菜，鲜嫩香郁，口味甘甜，不仅营养价值高，而且有防治癌症的特殊药用价值，被列入世界十大名菜，誉称为"长命菜"。芦笋中含有的微量元素硒已被认为具有防癌的作用，可有效地预防胃癌。

(2)甘蓝

甘蓝，俗称包心菜，异名卷心菜、洋白菜等，属十字花科。包心菜中含有丰富的维生素，每100g食物含维生素C 30～70mg，所含维生素P、U在绿色蔬菜中均名列前茅，还含微量元素锰、锌、钼等。近年来，科学家们应用现代研究方法发现，甘蓝具有防癌、抗癌的作用，并在实验动物的比较分析中得到了证实。

(3)莼菜

莼菜，又称水葵，属睡莲科，其鲜嫩茎叶含有黏多糖，叶背分泌类似琼脂的黏液中其含量丰富，经现代研究证实，对实验动物的某些移植性肿瘤有抑制作用。据报道,日本肿瘤专家在1977年出版的一部防治癌症的交流书刊中,明确指出莼菜可治疗胃癌。

(4)大蒜

大蒜,属百合科,不仅是广大群众十分喜爱的食药妙品,而且具有防癌功效,这已被众多实验研究和临床应用所证实。大蒜提取物可抑制小鼠肉瘤S180分裂,可完全抑制其乳腺癌的发生,对鼻咽癌、肝癌和宫颈癌细胞进行实验,结果均有一定的抑制能力。

(5)小茴香

小茴香,又名谷茴香,属伞形花科,既是芳香沁人的"怀香",又是药食兼用之妙品。近年来,药理研究结果表明,小茴香所含有的多聚糖等成分具有抗肿瘤作用,它对小鼠的实体癌有抑制作用,并能够提升白细胞的活性。

(6)草莓

草莓,又名野杨梅,属蔷薇科,原产于南美洲,是世界七大水果之一。草莓果实鲜红艳丽,柔嫩多汁,酸甜宜人,浓郁芳香,有"水果皇后"的美誉。更值得一提的是,草莓所含有的鞣花酸,经药理实验证实对致癌性化合物(多环芳香烃、亚硝胺盐、黄曲霉素、芳香胺等)均有较高的对抗活性。

(7)猕猴桃

猕猴桃,有仙桃、葡萄梨等异名,据测定,每100g猕猴桃的鲜果肉中,含维生素C 100～420mg,最高可达930mg,因而备受世界各国的重视,被誉为"品质超群的水果"。经现代医学研究证实,猕猴桃汁可阻断亚硝胺的生成,并可杀伤离体癌细胞的"多肽",其提取物对实验小白鼠肉瘤180及子宫颈癌均有较强的抑制作用。

(8)山楂

山楂,俗称胭脂果,属蔷薇科。对于山楂的独特功效,李时珍在《本草纲目》就记载，山楂可"消肉积、痰饮、痞满、吞酸、滞血痛胀"等症状。近代科学研究证实，山楂具有防癌的功效，山楂所含牡荆素化合物（即牡荆碱）具有抗癌活性。而且山楂提取液能够消除合成亚硝胺的前体物质，在防治消化道癌症方面具有重要作用。山楂核水煎液对人的子宫颈癌 JTC26 有明显的抑制作用，其抑制率高达 70%。

(9) 青果

青果，俗称中国橄榄，属橄榄科，是我国特有的珍贵水果。中医认为，橄榄味甘酸，性平，专攻清热解毒，利咽化痰，生津止渴，开胃降气，自古就入药。近代医学研究发现，青果的含钙量很高，钙、磷的比值远大于 2，经常食用可与脂肪酸、胆汁酸结合形成不溶性化合物排出体外，减少对肠道的致癌作用，而且含有丰富的维生素 C，可阻断 N- 亚硝基化合物的形成，具有一定的防癌作用。

(10) 罗汉果

罗汉果，亦称"长寿果"，属葫芦科。现代营养学资料表明。每 100g 罗汉果鲜果含维生素 C 平均为 400mg 左右，最高可达 510mg。实验研究证明，维生素 C 是合成透明质酸酶阻遏物（PHI）过程中必不可少的物质。PHI 可以使透明质酸酶丧失活性，从而抑制癌细胞的增殖。罗汉果具有特殊的清肺止咳及防癌抗衰作用，已经引起国内外医学专家们的关注。

(11) 无花果

无花果，俗称奶浆果，属桑科，不仅能补脾健胃，润肠通便，而且具有清热解毒、润肺利咽的功效。

(12) 番木瓜

番木瓜，又名乳瓜，属番木瓜科，未成熟果实的乳汁很多，不仅营养价值很高，而且有很强的消食功效，可滋补强身，解毒除腐。从番木瓜中提取的一种活性成分——番木瓜碱类物质，具有抗癌作用。番木瓜碱对淋巴性白血病细胞（L1210）具有强烈的抗癌活性，对淋巴性白血病

P388 细胞株和艾氏腹水癌细胞也有较明显的抗癌活性。

(13)荸荠

荸荠,又称"马蹄",属莎草科,其皮紫黑,肉洁白,具有脆、嫩爽、清及润中带甜的特色。祖国医学对荸荠评价很高,据《本草备要》记载,荸荠可"除胸中实热,治五种噎膈"。《本草汇编》也说,荸荠"入药最消癥积,与鳖甲同用最佳,亦不耗真气"。荸荠具有抗癌作用已被现代研究所证实。

(14)蘑菇

蘑菇,属黑伞科食用菌。在我国,自古以来就把蘑菇誉为"山珍妙品"。现代研究资料表明,蘑菇不仅富含各种维生素,而且还含有较多的矿物质元素,如钙、镁、钾、磷及铁、锌、铜、碘等,它们具有较好的防癌功效。科学家们已从蘑菇中提取出了有抗癌、活性的物质,该抗癌成分是一种类多糖化合物。

(15)猴头菌

猴头菌,又称猴头菇,属多孔菌科。猴头菌的营养十分丰富,对人体有良好的医疗保健作用。近代科学研究资料表明,猴头菌具有防癌、抗癌的作用,而且已为动物药理实验所证实。

(16)刀豆

刀豆,属豆科,其嫩荚食用,鲜美可口,清香素雅。中医认为,刀豆功能温中下气,益肾补元,历来被视为治呃逆的重要药品。现代医学研究发现,刀豆含尿素酶、血细胞凝集素、刀豆氨酸等活性物质,还含有微量元素钼、锌等成分,且经动物实验证实具有防癌作用。

(17)大豆

大豆系"青豆""黄豆""黑豆"的统称,属豆科,为"豆中之王"。中医认为,大豆有宽中下气、利大肠、消肿毒的功效,可捣烂涂疮拔毒。最新的科研成果表明,大豆及其豆制食品不仅可强身健体,对抗老化,而且具有很好的防癌、抗癌作用。经研究发现,大豆等豆类里硒的含量最多,而且含钼量也很高。科学家们誉称大豆,是抗老防癌的一朵鲜花。

(18)芝麻

芝麻,有胡麻、巨胜等异名,有白芝麻和黑芝麻两种,属胡麻科,为我国最早的作物之一。芝麻在古时就被列为美味食品,药用以黑芝麻为良,有滋补肝肾、养血生津、润肠通便等功效,且以久服能除一切痼疾而传世。现代医学研究发现,芝麻除含多种维生素与钙、磷、铁等矿物质外,也含丰富的维生素 E、卵磷脂,可抑制机体游离基因的形成,防止上皮细胞异化,具有防癌作用。

(19)牛肝

牛肝,为牛科动物黄牛、水牛及牦牛的肝脏。中医认为,牛肝味甘,性平,有补肝养血、明目清热的功效,临床上多用于肝血亏虚及肝亏虚热证候者。现代医学研究资料表明,牛肝含多种维生素(如维生素 A、B1、B2、B6、C、E 等),每 100g 鲜牛肝含维生素 A 18 300 单位。研究中还发现,牛肝中含有许多硒和核酸,所含这些物质经药理实验证实确有抗癌作用。

(20)鹅血

鹅血,为鸭科动物鹅的血。我国古代就有用生鹅血治噎膈、反胃的记载,值得一提的是,鹅的免疫器官胸腺极为发达,这提示鹅血中的抗癌成分可能为一类免疫抗原物质,通过激发人体抗癌免疫因子而发挥其抗癌作用。

(21)泥鳅

泥鳅,属鳅科,是我国人民非常喜爱食用的水产品。中医认为,泥鳅味甘性平,专攻暖中益气,解毒祛湿;其滑黏液,有解毒消肿的作用。近代医学研究资料表明,泥鳅也是防癌的食品。

(22)田螺

田螺,又称大田螺、黄螺,不仅肉质细嫩,而且还能医治许多病症。祖国医学认为,田螺味甘性寒,专攻清热利水,解毒消肿。我国古籍医案中,有用田螺为主药治疗"肠风下血"症者,肠风下血与近代临床上大肠癌(包括结、直肠癌等恶性肿瘤)的临床症状相类似或相近。在饮食中,多吃或经常适量吃些田螺、虾皮等含钙量丰富的食品,可以预防大肠癌。

(23)龟

龟类是一个大家族,经历史考证和科学验证,寿命最长的是乌龟,乌龟能活100~300年。明代李时珍说:"龟,能通任脉,故取其甲以补心、补肾、补血,皆以养阴也。"现代科学研究分析,龟肉是营养价值很高的滋补品,而且还证实,乌龟所含的龟蛋白具有一定的抗癌作用,能抑制肿瘤细胞生长。

(24)甲鱼

甲鱼,学名鳖,为鳖科动物中华鳖、山瑞鳖的统称。中医认为,鳖肉滋补肝肾,益气养血,清热散结;鳖甲滋阴潜阳,软坚散结,消脾肿,祛痞块。现代研究资料显示,甲鱼具有防癌、抗癌的作用。现代药理实验证实,鳖甲用亚甲蓝(美蓝)法试验对肝癌、胃癌、急性淋巴性白血病的细胞有抑制作用,用细胞平板法试验亦有效;鳖甲能抑制人体肝癌、胃癌细胞的呼吸。

(25)螃蟹

螃蟹,即河蟹,属方蟹科。《本草经疏》说蟹"味咸气寒……咸走血而软坚,故能解结散血。"中医认为,蟹壳可清热解毒,破瘀消积,活血止痛。其中所论,已有不少与近代所说的防癌作用一致。现代医学研究发现,螃蟹具有一定的抗癌作用。

(26)鲨鱼

鲨鱼,别名鲛鱼。明代《本草纲目》记载,鲛鱼"其皮可疗心气鬼痊、吐血等多种恶病。"此处所述病症,相似于现代医学所称的胃癌。鲨鱼具有抗癌作用,已为现代医学研究所证实,而且动物药理实验进一步肯定了这一点。

(27)海带

海带,又称大叶藻,中药名为昆布,属海生植物,味咸性寒,功能软坚散结,清热利水,其药用历史在我国已有2000多年。晋代《肘后方》中,就有伍用海带入药治疗瘿病的"海带酒方"。海带营养非常丰富,是食药兼优不可多得的妙品。海带及其他藻类中具有抗癌作用的有效成分,经研究分析为岩藻多糖类物质,可诱导癌细胞内的染色体以自身拥有的酶将其分解。

(28)海藻

海藻,俗称乌菜,属马尾藻科。早在我国《神农本草经》中就有记载,认为海藻专攻软坚散结、消痰利水,"主瘿瘤气,颈下核,破散结气,痈肿照痕坚气,腹中上下鸣,下十二水肿。"历代医学家常用本品作为治疗肿瘤的药物,其历史已有2000多年。

(29)菱

菱是果、粮、蔬兼用的水生作物。菱,不仅营养价值很高,而且有重要的药用价值。近代医学研究发现并证明,菱具有防癌、抗癌的作用。据现代药理实验报道,菱对抑制癌细胞的变性及组织增生均有效果,菱所含的活性抗癌物质,对小鼠腹水型肝癌有明显的抑制作用。

(30)酸奶

酸奶,是以新鲜的牛奶(或羊奶)为原料,加入一定比例的蔗糖,经过高温灭菌,冷却以后加入标化的纯乳酸菌种,经发酵而制成的乳制品。近代医学研究发现,无论是用牛奶或是用羊奶所制成的酸奶,都有抗癌作用,而且为实验研究所证实。

癌症食物疗法中以防为主,还有很多,本书就不再详细介绍了,在这里选列部分品名,以供采用时参考。这些食物是:猪肉、猪血、猪肝、牛肉、牛骨、鸡肉、蛇肉、蚌肉、乌骨鸡、鸡蛋、青鱼、带鱼、章鱼、牡蛎、干贝、海参、紫菜、韭菜、苦菜、莴苣、金针菜、茄子、胡萝卜、白萝卜、番茄、苦瓜、南瓜、冬瓜、黄瓜、西瓜、香菇、平菇、草菇、金针菇、木耳、银耳、葫芦、芋头、百合、莲子、甘蔗、沙棘、刺梨、苹果、香蕉、柑橘、柚子、李子、白瓜子、扁豆、蚕豆、豆腐、米皮糠、小麦、麦麸、玉米、红薯、土豆、姜、葱、菜椒、黄酱、花粉、蜂蜜、红茶菌、矿泉水等，还有部分调味品如川椒、胡椒、八角、桂皮等，也可适量食用。

▐▶ 怎样烹调有利于防癌？

● 先洗后切，留住维生素C。维生素C又称抗坏血酸，广泛地存在于新鲜蔬果中，对食管癌和胃癌的防治效果较好。要减少维生素C在烹调中的损失，应注意先洗后切，切好即炒，炒好即吃。

● 急火快炒，留住叶绿素。绿叶蔬菜中的叶绿素是一种很好的化学保护物质，可以阻碍致癌物的吸收，降低致癌物的生成，减少各组织癌前病变的风险。想要留住叶绿素，一种方法是做到烫漂，就是用开水烫数秒，让蔬菜内的酶失去活性，起到保护叶绿素不被分解的作用；另一种方法是急火快烹，用猛火快速把菜肴做熟，叶绿素也不会损失太多。

● 十字花科蔬菜要蒸、炒。十字花科蔬菜主要有甘蓝、菜花、卷心菜、西蓝花、芥蓝等，这类蔬菜含有芳香性异硫氰酸脂等植物化学物质，这是一种以糖苷形式存在的抗癌成分。要想最大化地发挥十字花科蔬菜的抗癌作用，洗菜时不要浸泡太久，避免损伤细胞，切好后马上下锅烹调。如果生吃，一定要细细咀嚼，令抗癌物质充分释放。蒸、炒的方法传热效率高，且不会让活性物质损失于水中，比煮的方法更能保留抗癌物质。

● 鱼要清蒸和烧烤。鱼本身就是肉食中最好的蛋白质来源，有些海洋鱼类不仅味道鲜美，营养价值高，还具有抗癌作用。鱼肉中含有丰富的 B 族维生素，如维生素 B1、维生素 B2、维生素 B6 等，还有少量的维生素 A 和维生素 E。为保留营养素，做鱼最好的方式是清蒸和烧烤，最差的方式是油炸。

● 食用油的烹调要点。实验结果显示,单纯用食用油烹调(也就是油干烧),比加入食物烹调产生的油烟浓度要大。不同的烹调方式所产生油烟的大小,顺序排列为煎鱼＞油干烧＞炒菜＞炸鱼与炸上排＞炸蔬菜＞煮菜。

癌症是消耗性疾病,癌症患者的治疗多是损伤性治疗,必须有足够的营养摄入,宜多吃些优质蛋白质食品,以增强机体免疫力,如蛋类、牛奶、豆制品等,多吃"白肉"如鱼肉、鸡肉等,少吃"红肉"如牛肉、羊肉等。过多的热量和肥胖会导致乳腺癌、大肠癌、胰腺癌的发生率增高,饮食结构和饮食习惯对癌症患者有着直接的影响。我国传统的饮食习惯有一定优点,如多食蔬菜、碳水化合物、豆类等。中医非常重视"治病求本"的思想,在肿瘤论治方面,中医治疗四大原则是"坚者削之""结者散之""留者攻之""损者益之",对癌症患者宜扶正祛邪,应多吃些养阴补气、滋补强身的食物。

▶▶ 放疗期间宜采用什么样的饮食调理？

患者常因放射线的损害,出现厌食、恶心、呕吐等不良反应,应针对患者的具体情况,加强营养。如鼓励多吃富含维生素 A 的蔬菜、多喝牛奶、鱼肝油、鸡蛋和其他高蛋白易消化的食物,以利于机体修复损伤的组织。重要的是不要让患者在接受放疗期间有明显的体重下降。经验表明,食欲好、进食多对肿瘤治疗及副作用的克服都有益处。放疗期有些患者还伴有嗅觉和味觉的改变,如口发苦、吃糖不甜、受不住烹调的气味等,所以在食物的调配上,注意色、香、味,少量多餐,餐前适当控制疼痛,饭前散步等。同时应禁烟酒,避免辣的煎炸等刺激性食物和过硬食物,鼓励患者多喝汤,加速体内毒素的排泄。

放疗期间的饮食注意事项如下。

● 放疗一开始,就要注意调整饮食结构。宜清淡可口,易消化、富营养,最大限度地利用食欲,食欲较好时多,食欲减退或厌食时,味美可口加精神鼓励往往会收到食欲增加的效果。

● 根据高热量、高蛋白、高维生素的原则安排患者的膳食;要尽量做到饮食多样化,要在食品的花样和菜肴的色、香、味上下功夫。特别是接受头部治疗的患者,常有"口盲"症,舌部丧失味觉,此时应充分利用患者的嗅觉以"香气扑鼻"的食物来刺激他的食欲。饮少量的酒,喝咖啡或茶,对有些患者也有增进食欲的功效。

● 要少食多餐,并多喝开水,以利积存于体内的肿瘤代谢毒素尽快排出。进食少的人,可按 1 天 5~6 顿来安排饮食。进食疼痛剧烈的,餐前可服适量止痛片或漱麻药。有恶心、呕吐的患者,适当服用维生素 B6,或甲氧氯普胺等药物口服;或在烹饪时放入 1~2 枚砂仁,均可止呕。

● 大米粥、煮挂面、软米饭、蒸蛋羹、豆制品等容易消化,枸杞子、百合、绿豆等滋润清凉,花生、红枣、赤豆等有利于生血,可常服食。

● 过甜、油腻、热烫、辛辣、气味难闻、含纤维素过多、坚硬不易嚼烂的食物,常会加重恶心,力求尽量少吃或最好避免不吃。纤维素多的麦片粥、麸皮面以及过冷过热的食物,易加速肠蠕动而引起腹泻,日常生活中的苜蓿、韭菜、竹笋、山芋、香蕉等也要少吃。

● 放疗患者常造成"津液亏损"及"内热",因而最好不吃羊肉和狗肉等热性食物,蔬菜可以挑选嫩叶,用量不宜过多,煎炸食物容易使人"上火",也不宜多吃。

● 要注意食物的加工。放疗容易使患者发生严重口干、咽干、口腔糜烂,从而造成咀嚼困难、吞咽疼痛。故最好把食物加工成容易咀嚼和吞咽的状态,如把肉类和蔬菜加工成肉酱和菜泥,并配以美味而营养丰富的汤,以助于患者吞咽。饭菜温度以偏凉为好。有些患者吃蔬菜和水果也会感到困难,不妨改喝果汁和蔬菜汁。

● 放射治疗会影响唾液腺的分泌功能,不仅使唾液分泌减少,而且变得稠厚,从而引起口中干燥。而甜味食物可减少唾液分泌,使口中更为干燥,因此,要少食甜食。一般酸性食物可以增加唾液分泌,可常吃山楂片;如用中药石斛(鲜者)煎汤替代茶,则能滋润生津,对缓和口干颇有良效。西洋参煎汤或泡茶更佳。

● 要观察患者放疗期间的体重变化,这是衡量营养摄入是否足够的最简便方法。患者体重下降5%以上时,应报告医生检查原因,以便重新制订营养计划,否则患者将难以坚持治疗。

● 放疗结束后,患者的"口盲"要持续一个月或更长时间才能恢复食欲,口干症也许还会较长时间存在下去,因此多汤水饮食是必要的。患者还应避免吃过烫食物及冷饮,避免对牙齿的损伤。平时常用淡盐水或3%硼酸水溶液漱口,预防口腔炎症和溃疡的发生。放疗后,牙齿非常容易龋蛀,务必经常用双氧水擦牙。

▮▶化疗期间宜采用什么样的饮食调理?

化疗期间需要注意的饮食要点

● 少吃或不吃富含饱和脂肪和胆固醇的食物,包括猪油、牛油、肥肉、动物内脏、鱼子等。
● 植物油限制在每人每日20~30g(2~3汤匙)。
● 不吃或少吃油炸食品。
● 每日补充膳食纤维素35g以上。
● 多吃富含膳食纤维素的食物,如魔芋、大豆及豆制品、新鲜蔬菜和水果、藻类等。
● 用部分粗粮替代细粮。大网膜全子宫双附件盆腔及腹主动脉旁淋巴结切除术。
● 多吃新鲜蔬菜和水果,以补充胡萝卜素和维生素C。
● 适量食用核桃、花生、奶制品、海产品等,以补充维生素E。
● 注意摄取麦芽、鱼类、蘑菇等富含微量元素硒的食物。
● 平时多吃果蔬,如红薯、花菜、蓝莓、猕猴桃等,还要注意营养,适时进补,以增加自身免疫力。

　　化疗,目前是治疗癌症的首要方法之一。化疗对于患者有一定身体伤害,化疗期间除了注意以上饮食外,还要注意如何减轻其副作用。化疗的副作用是不容忽视的,对身体的伤害必然也是不可忽视的。

　　如消化道反应、血常规、肝肾功能异常,甚至会影响化疗的正常进行。临床上除了必要的药物预防外,饮食治疗是十分重要的,下面分类列举化疗毒副反应的饮食调理和方法。

　　(1) 血象下降的膳食调理

　　化学治疗可造成骨髓再生不良,尤其以白细胞下降最为明显。为有效预防血象下降,在化学治疗时患者应补充高蛋白质饮食,如牛奶、大豆、瘦肉、猪蹄、海参、鱼、动物肝脏及红枣、花生、核桃、黑木耳、胡萝卜、赤小豆等。河蟹、黑鱼、牛肉、动物熬制的胶冻如驴皮胶(阿胶)、猪皮胶(肉皮冻)等也有助于提升白细胞。中医重视以脏补脏,因此在化疗期间也可适量增加动物骨髓,如炖牛、羊、猪的骨髓汤,或用鸡血、鸭血、鹅血、猪血制作的食物。同时也可多吃一些五黑食品,如黑芝麻、黑米、黑豆、黑枣等。中医认为"黑可入肾",五黑食品可以补肾填髓,有助于血象的提高。

　　(2)消化道毒性反应的膳食调理

　　化学治疗可引起口腔黏膜炎,表现为黏膜充血、水肿、溃疡、疼痛等。此时要保持口腔清洁,进食后刷牙,补充高营养流质或半流质饮食,如莲子羹、雪耳羹、牛奶、豆浆、鲫鱼汤等。进食时避免过热、过酸及刺激性食物,急性炎症可口含冰块以减少炎性渗出,出现溃疡可用 20mL 蜂蜜加入研碎的 0.1g 维生素 C,口含,每日 2~4 次。

　　化学治疗损伤胃肠道黏膜,可出现恶心、呕吐、上腹疼痛、纳差等。此时可进食开胃食品,如山楂、扁豆、山药、白萝卜、香菇等,同时要少食多餐,避免饱腹感。进食要细嚼慢咽,饭后 1 小时不要平卧,可以散步以助于消化食物,化疗前 1 小时不要喝水。进食时,如恶心、呕吐可口服鲜姜汁 3~5mL。

(3) 肝肾损伤的膳食调理和预防

一些化疗药物可以引起肝损伤，出现转氨酶升高。此时应多吃苦瓜、绿豆芽、茶、香菇、木耳、猴头蘑等菌类食物，多吃富含维生素的水果，如猕猴桃、水蜜桃、苹果、葡萄等，多喝绿茶、乌龙茶、蜂蜜水。

一些化疗药物还可以引起肾损伤，如顺铂等。临床上在使用此类药物时要多喝水，多吃新鲜蔬菜和水果(碱性食品)。一旦出现肾功能损伤要限制蛋白质的摄入。如果合并水肿要少吃盐，多吃动物肾脏、乌鱼、菠菜和红苋菜，也可多吃一些富含水分又有利尿作用的食物，如西瓜、黄瓜、冬瓜、丝瓜等。

▌▶ 肿瘤患者治疗期间的营养摄入原则有哪些?

(1)治疗期间的营养原则

身体的良好运转需要健康饮食。如果罹患肿瘤，健康饮食尤其重要。保持健康饮食，患者可以顺利进行治疗，并可保持体能，防止机体组织分解、重建机体组织并具有对感染的抵抗力。那些饮食健康的人们能更好地克服治疗出现的副作用，甚至可以耐受更大剂量的药物治疗。

● 主食品种的合理选择。主食的品种应更加丰富，推荐食用完整的谷类，尽量避免精细加工和过度加工的食物。推荐大米、全麦、燕麦、玉米、紫米等五谷杂粮，这些食物含有的碳水化合物，非常有利于体内激素水平，尤其是胰岛素的稳定;同时粗加工的谷类含有大量的有利于人体的维生素。避免或少吃精制糖，因为肿瘤患者本身就存在胰岛素抵抗，而导致高血糖，尤其是中、晚期肿瘤患者。同时建议合理配餐，比如吃些掺有豆类的米饭，可在提供碳水化合物的同时提供更加优质的蛋白。

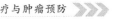

◗ 蔬菜水果的营养配比。

推荐每日食用 500g 以上的蔬菜,主推十字花科蔬菜

- 白菜类:小白菜、菜心、大白菜、紫菜薹等。
- 甘蓝类:椰菜、椰菜花、芥蓝、青花菜、球茎甘蓝、西兰花等。
- 芥菜类:叶芥菜、茎芥菜(头菜)、根芥菜(大头菜)、榨菜等。
- 萝卜类:尤其是胡萝卜。
- 还有蘑菇、香菇等菌类。

推荐每日食用 300g 以上的水果,包括苹果、梨、猕猴桃、橙子、浆果类(草莓、黑莓、蓝莓等)。

这些蔬菜、水果不仅含有大量的维生素 C、E,同时也含有大量的植物化学物,包括类胡萝卜素、花青素、生物类黄酮、叶黄素、番茄红素、植物性雌激素、姜黄素等,这些都是非常好的抗氧化剂。

◗ 油脂的营养和安全选用。推荐摄入富含单不饱和脂肪酸、n–3 多不饱和脂肪酸、n–6 多不饱和脂肪酸的食物,能抗氧化、维持正常的细胞膜功能、维持炎症平衡等。这类食物主要来源于种子和鱼类。

推荐间断用橄榄油做菜。

推荐每周吃 3 顿鱼,深海鱼亦可,比如三文鱼、沙丁鱼、金枪鱼等。

限制食用腌制类、熏类、油炸类、烧烤类及泡菜类食物。

建议维持健康体重,坚持适度运动,如果体力允许,每日至少 30 分钟以上的慢跑或走路。治疗期间,体重小幅波动是正常的,但总体趋势要保持稳定,如果体重持续下降,一定要咨询临床医师或营养师。

(2)治疗期间的按需加餐

◗ 为什么要加餐? 肿瘤治疗期间,身体经常需要额外的热量和蛋白质来帮助维持体重并尽快康复。如果体重降低,加餐会帮助肿瘤患者满足额外的热量和蛋白质需求,增加体力,提高能量水平,并使患者感觉良好。治疗期间肿瘤患者可能不得不依赖加餐来满足需求,即使加餐的食物不是很健康。

这种情况是暂时的,一旦副作用消失,就可以恢复到健康的饮食模式。为了日常饮食加餐更加便捷,建议试试以下方法。

● 每天随时都吃小点心。储存多种富含蛋白质的点心以方便食用。如果有腹泻,避免食用生水果和蔬菜。如果有口干,不要食用干、硬和粗的点心。如果能正常饮食并能在不需要加餐的情况下维持体重,就不需要考虑这些了。

● 增加热量和蛋白质的诀窍。除了正常的三餐,经常加几次餐。可随时吃自己喜欢的食物。隔一小段时间就用餐,不要等到感觉饿了再吃。把最大份放在最饿的时候,例如,如果早晨感觉最饿,早餐就可吃得最多。尽量每次正餐和加餐都食用高热量、高蛋白的食物。适度活动或在餐前散步以促进食欲。饮用高热量、高蛋白的饮料,如罐装液体补充剂。补充液体要在两餐之间而不是在用餐时,用餐时喝水会有饱腹感。

(3)适度的体力活动

体力活动益处很多。它既有助于维持肌肉质量、力量、体力和骨骼强度,也有助于减轻抑郁、压力、无力、恶心和便秘,同时也能促进食欲。因此,如果还没开始锻炼身体,可与医师沟通确定一个至少 150 分钟的适度活动目标,如每周散步的目标。如果医生同意,可先从每天 5~10 分钟开始,力所能及的话,逐渐达到 150 分钟。感受身体,在需要休息时马上休息,不能强迫自己运动。运动需要在身体状况适合的时候进行。

放疗会消耗大量的体力、能量及营养。因此,在放疗中应注意营养的补充,保证足够的蛋白质及能量。除照射腹部时可能有食欲缺乏,甚至还会出现恶心、呕吐,其他部位无明显的食欲缺乏。膳食不必过多限制,可少食多餐,供给营养丰富的食物。放疗可引起食管黏膜充血水肿、吞咽困难,应根据患者吞咽情况,配以清淡、少油的厚流质,如牛奶冲鸡蛋、藕粉冲鸡蛋、面糊冲鸡蛋、碎烂面条等,或用管喂食。总之,使食物经过加工烹调变得极细软、易吞咽,并易消化吸收。患者应注意维生素、矿物质和微量元素的补充。辐射损伤对营养代谢的影响涉及能量、糖类、脂类、蛋白质、维生素、矿物质和微量元素，影响的程度与放射损伤轻重有关，应注意补充。

膳食营养：使用化疗或放疗时，上消化系统症状常较化疗前明显加重。常有厌油、恶心、呕吐、食欲降低、进食量减少等。故宜在进行放疗、化疗前先调整膳食营养，增加营养贮备，使营养达到较好的状态。为了增加机体抵抗力，可适当补充要素膳或大分子蛋白的营养制剂。应给予清淡、少油、容易消化吸收的饮食（根据患者情况给予厚流质、半流质、软食、普食）以维持营养，使患者能耐受化疗。

不同肿瘤放疗、化疗膳食原则可适当调整，临床常见的有以下几种。

● 胃肠肿瘤。胃部肿瘤术后应注意选用细软、清淡、容易消化吸收的食物，如鸡蛋羹、面糊汤、藕粉、豆腐脑等。为了预防下消化管肿瘤食物中应含适量的食物纤维，如结肠或直肠肿瘤等，术后膳食配制应注意平衡供给，防止缺乏营养。维生素应供给充足，每天需进食适量的新鲜蔬菜和水果；矿物质和微量元素的摄入量应能满足机体的需要，并注意锌铜和钙磷比值。

● 结肠肿瘤。直肠和肛门手术前 4～5 天采用少渣或无渣膳食，可用米、面、瘦肉、鱼虾、鸡肉、鸡蛋等，也可采用肠内营养制剂，减少粪便中的残渣，有利术后伤口愈合。术后第 2 天起给予无渣流质，可用米汤、藕粉、麦乳精、豆腐脑、蒸蛋羹等，患者尽量不解大便，使伤口保持清洁，减少感染及疼痛，有利伤于口愈合。术后 4～5 天可给予少渣半流食或软饭，并多喝水，以保持粪便软而通畅，防止粪便干燥引起伤口疼痛或出血。膳食治疗给予患者高能量、高蛋白、高糖类、低脂少渣。开始给予流质，随着病情好转逐渐改为半流质及软饭。

● 肝胆胰肿瘤。肝肿瘤患者的膳食应以高蛋白、高维生素、高能量为主。但肝功能障碍、肝功能失常的患者应遵医嘱，限制水、盐及蛋白质等摄取。应戒烟酒，不食油煎油炸、辛辣刺激性食物。多食用富含维生素、矿物质及微量元素和食物纤维的食物，如新鲜的蔬菜、水果、冬菇及海产品等。胆囊切除后应限制脂肪的摄入，选用低脂肪膳食，少食多餐，每天脂肪控制在40g以下。胰腺肿瘤术后会有脂肪消化吸收障碍和血糖增高，应选用低脂肪摄入高食物纤维膳食。多吃绿叶蔬菜和新鲜水果，忌食刺激性食物及强烈的调味品；忌烟戒酒，多喝水和茶。

● 泌尿系统肿瘤。选用平衡膳食，制定合理的能量供给量，以达到既能满足人体的需要，又能避免能量过多。蛋白质、脂肪和糖类的分配比例应分别占总能量 12%~14%、25%~30% 和 55% 左右，其中动物和豆类蛋白最好占蛋白总量 50% 左右。食物应含适量食物纤维，维生素应供给充足，每天进食新鲜的蔬菜和水果，如番茄、胡萝卜、十字花科类蔬菜、猕猴桃等及豆类及其制品、蕈菇类食品；矿物质和微量元素的摄入量应能满足机体的需要。选用低脂高食物纤维适量蛋白质膳食，多吃绿叶蔬菜和新鲜水果，忌刺激性食物及强烈调味品；忌烟限酒，多饮水，多喝茶。

● 鼻咽部肿瘤。膳食宜均衡，多吃蔬菜、水果，少吃或不吃咸、腌、熏的食品。膳食宜清淡，不宜吃辛辣刺激、生冷及肥腻的食物。不宜过量饮酒。尤其是在放疗、化疗期间的患者，应选用容易消化、营养丰富、新鲜美味的食物。应改变不良的膳食习惯应尽量少吃或不吃罐头、腌腊制品，添加剂、熏烤等含有致癌物质的食品，应特别强调从婴儿起就开始食用健康食物，不食咸鱼、腌菜等易致肿瘤的食物。多吃预防肿瘤的天然食物，如经常喝茶，尤其是绿茶，能阻止致癌物质亚硝胺在体内的合成。另外，葡萄、番茄、白萝卜、大蒜、香菇、薏米等食物有预防肿瘤的作用，可以常吃。重视补充具有防肿瘤作用的微量元素，如铜和硒，蛋黄、贝壳类、甲鱼、黑木耳等铜含量较为丰富；动物肝、肾、蛋、豆类、芝麻等硒含量丰富。

● 肺部肿瘤。应尽量少吃或不吃罐头、腌腊制品、添加剂、熏烤食物等含有导致肿瘤疾病的食品，少吃辣椒、生葱、肥肉、虾蟹等刺激性食物。多吃富含维生素 A 及 C 的食物及清肺润肺食物，如胡萝卜、葡萄、百合、香菇、炒杏仁、白果、核桃仁、芦笋、罗汉果、松把、梨等。

● 多发性骨髓瘤。膳食宜清淡，选用海带、紫菜、裙带菜、海蛤、杏仁等能抑制骨髓过度增生的食品，多食用富含维生素、矿物质及微量元素和食物纤维素类的食物，如新鲜的蔬菜、水果、冬菇及海产品等。注意膳食卫生，不接触石棉、苯及有毒、有害物质。多发性骨髓瘤在临床上表现不一，有贫血为主者，有出血倾向者，有并发感染者，食疗亦可针对不同的临床表现，选取合适的食疗处方。

● 白血病。由于接受化学药物治疗，患者唾液分泌往往减少，消化酶亦相应减少，味觉较差，常出现胃口不好、腹胀等症状。故应选择色、香、味俱佳、且易消化的食物，多喝汤如瘦肉红枣汤、洋白菜猪骨汤等。为促进食欲，应常变换饭菜的花样。需要长期服用激素的患者，容易发生消化性溃疡和骨质疏松，每天早餐喝 600mL 牛奶，可中和胃酸，对防止发生消化性溃疡有一定好处。另外，为了预防骨质疏松，可选择含钙高的食物，如牛奶、虾皮、豆制品等。如接受骨髓移植，则按骨髓移植膳食治疗处理。

● 骨髓移植。应根据所受照射剂量的大小、病情轻重、病程阶段及个体差异进行膳食配制。供给足够营养，给予高能量、高蛋白、高维生素膳食，注意生热营养素分配比及氮热比。给予细软易消化的食物，避免机械性和化学性刺激的食物，少食多餐，膳食要逐渐加量，以保护胃肠功能。供给无菌膳食，骨髓移植前后患者的白细胞数目明显减少，吞噬能力下降，抗体减少，免疫功能降低，极易发生感染。因此，所进食的食物需经消毒处理后再食用。

要注意食物用量，不应超过患者的耐受量，否则易引起消化吸收不良,特别是假愈期患者食欲较好,膳食量更应注意逐渐增加。同时要注意膳食性质,以少渣极细软的高蛋白半流质为宜,可给予牛奶、鸡肉泥、蒸蛋羹、小肉丸等。各种食物均应切碎煮烂,不吃易产酸产气的、生冷的、油煎炸的以及食物纤维多的食物,以减少对消化管的刺激。烹调方法采用蒸、煮、氽、烩、焖、炖等。匀浆膳呈糊状,极易消化吸收且渗透压合适,对胃肠黏膜无刺激,可起到保护胃肠的作用。在选择食物方面可选择具有抗氧化活性及对辐射损伤有防治作用的食物,如牛奶、蛋类、动物肝、花菜、卷心菜、茄子、扁豆、胡萝卜、黄瓜、番茄、香蕉、苹果、酵母等。

● 造血干细胞移植。移植患者在预处理后早期多发生胃肠反应如恶心、呕吐、食欲缺乏及腹泻等,食物摄入量减少,消耗则增加,致使患者的营养状况有所恶化,不利于造血的重建和机体的恢复。因此,维持患者的营养是重要的治疗环节。患者如能进食,宜给予易消化的高蛋白、高能量、高维生素膳食;不能进食时,宜给予静脉营养、输注血浆、氨基酸注射液、脂肪乳、葡萄糖及电解质等。

▶▶ 与肿瘤患者吃饭需要隔离吗?

经常会有一些患者问医生,您看我父亲的肿瘤会传染吗? 我们还能和他一起生活吗? 甚至有一个胃癌患者的儿子和儿媳,不允许小孙子与老先生在一起吃饭。问这样问题的人不是一两个,有这种顾虑的人确实不少。而在医生的日常工作中,或许这个问题太简单了,或许由于工作太繁忙,很少向患者及其家属回答这个问题。在此,我想提醒广大患者及其家属,或那些非常关心自己健康的人们,恶性肿瘤不会传染,即使你和他们共同生活,吃同一碗饭,喝同一碗汤。没有人是因为接触了肿瘤患者而换上肿瘤的。在家庭生活中不要刻意把肿瘤患者隔离起来,这些肿瘤患者需要大家的关心和关爱。